実践訪問口腔ケア

下巻

こんな時どうする!?

監修

高江洲義矩

編集

北原　稔，白田チヨ

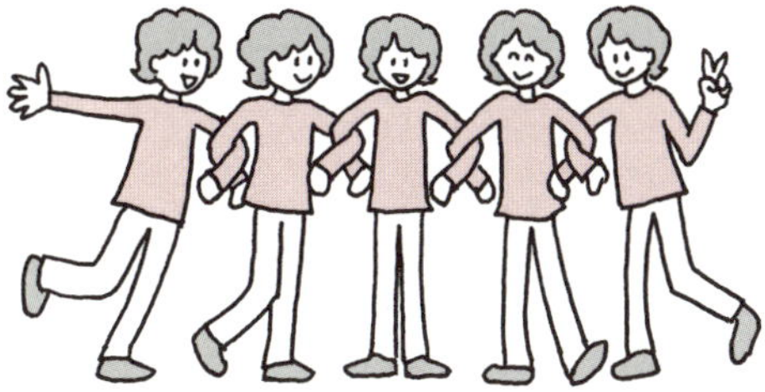

クインテッセンス出版株式会社　2000

Tokyo, Berlin, Chicago, London, Paris, Barcelona, São Paulo, Moscow, Prague, and Warsaw

実践訪問口腔ケア 下巻 こんなときどうする!?

2000年3月 1 日第1版 第1刷
2009年4月10日第1版 第4刷

監　修　高江洲義矩（たかえすよしのり）

編　集　北原　稔（きたはら みのる）　白田チヨ（はくたちよ）

執　筆　北原　稔（きたはら みのる）　白田チヨ（はくたちよ）
長島聡美（ながしまさとみ）　茶山裕子（ちゃやまひろこ）
植田耕一郎（うえだこういちろう）　井下英二（いのしたえいじ）
石山直欣（いしやまなおよし）

発行人　佐々木一高

発行所　クインテッセンス出版株式会社
東京都文京区本郷3丁目2番6号 〒113-0033
クイントハウスビル 電話 (03) 5842-2270（代表）
(03) 5842-2272（営業部）
(03) 5842-2275（編集部）

印刷・製本　横山印刷株式会社

定価はカバーに表示してあります。ISBN978-4-87417-640-5 C3047

序

わが国でもいよいよ今年から、本格的な介護保険制度がスタートすることとなった。

高齢者や障害者の介護のあり方として、どのような介護がもっとも適切であるのか――現在、世界各国で絶えず議論されているテーマである。特に、国や地方自治体レベルでの介護費用（介護報酬）の支払方法や、その財源確保が問題となっている。さらに踏み込んだ難問として、「診療報酬」と「介護報酬」という２つの異なった支払い方式と、オーバーラップするところ、つまりその複合体となるところが、現実には議論を呼ぶところである。したがって、高齢者や障害者の介護は、果たして保険方式でいいのか、それとも租税方式がよいのか、あるいはその２つの方式をどのように組みあわせたらよいのかなど、今後も検討されていくことだろう。

いずれにしても、わが国の介護制度が、先進諸国の中でかなり遅れていることは明らかな事実である。もっとも困惑しているのは、要介護者本人か、あるいはその家族であろう。ここでいう「遅れている」ことの背景には、国単位で見ての総人口の相違によるもので、欧米諸国が対象としている介護人口の規模と、日本の介護人口の規模が相当に異なることにもその原因の１つとしてあげられよう。

＊　＊　＊　＊

本書は、診療と介護にまたがる口腔ケアを、できるだけわかりやすく解説することに編集の主旨が貫かれている。昨年出版した上巻に引き続き、応用技術編として下巻を刊行した。上巻については、利用して下さった多くの方々から、大変わかりやすい、何をどうすればいいかということが流れるように解説されており、その捉え方に多くのヒントが示されている、とのコメントを頂戴した。しかし同時に、もっと実技編・応用編を入れて欲しいとの要望も頂戴した。そこで、それに応えるために生み出されたのが、この下巻である。例えば下巻では、実際にこんな時にはどうすればいいのかと急いで確認したいときに役立つような評価指標や判定基準など、多くの介護情報が「付録」としてまとめられている。

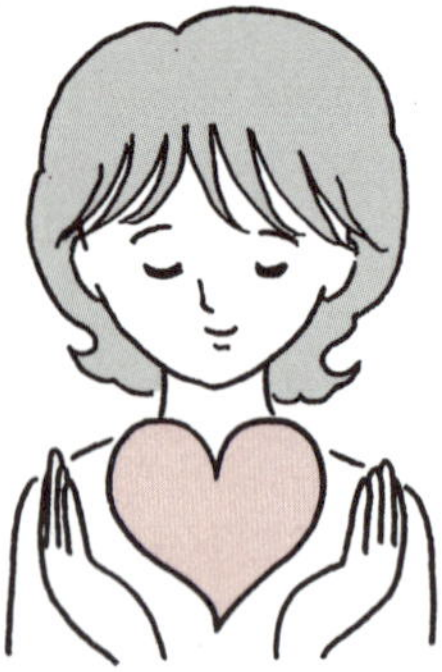

上巻に引き続き下巻では、神奈川県下の保健福祉行政で活躍されている北原稔先生（歯科医師）がユニークな解説を展開している。また上巻同様、東京都中野区の保健福祉業務で活躍されている白田チヨさん（歯科衛生士）、上下巻を通して楽しいイラストを描いて下さった長島聡美さん（歯科衛生士）をはじめとする執筆陣の、豊富な経験と実績をもとに下巻はまとめられた。なお、本書の出版に際しては、クインテッセンス出版の畑めぐみさんと木村明さんに大変お世話になった。

最後に、本書をご利用いただいた方からのご感想やご叱正などを頂戴できれば、幸いである。

2000年3月

高江洲義矩

執筆者一覧

監修（敬称略）

高江洲義矩（東京歯科大学・教授）

執筆（敬称略）

北原　稔（歯科医師・神奈川県秦野保健福祉事務所・保健福祉課長）

白田チヨ（歯科衛生士・中野区南部保健相談所）

長島聡美（歯科衛生士・神奈川県平塚保健福祉事務所）

茶山裕子（歯科衛生士・神奈川県在住）

植田耕一郎（歯科医師・新潟大学歯学部加齢歯科学・助教授）

井下英二（歯科医師・滋賀県健康福祉部健康対策課・副参事）

石山直欣（歯科医師・東京都老人医療センター歯科口腔外科）

イラスト（敬称略）

長島聡美（歯科衛生士・神奈川県平塚保健福祉事務所）

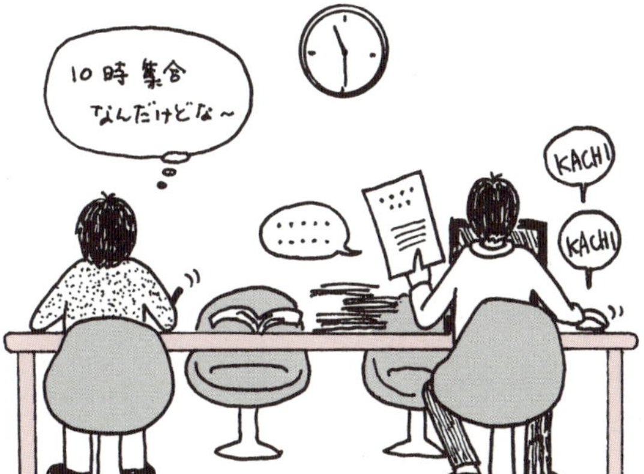

CONTENTS

第6部

再考・訪問口腔ケア

第7部

病気・障害に対応した口腔ケア

第 8 部

ケア技術充実のための奥義

第 9 部

ケア充実のための周辺技術・知識

付録

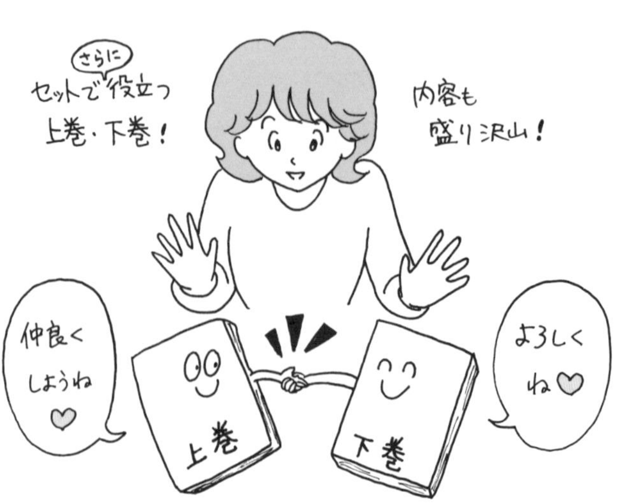
さらに
セットで役立つ
上巻・下巻！
内容も
盛り沢山！
仲良く
しようね
よろしく
ね
上巻
下巻

本書の特徴

1．上巻に引き続き本書は、主に行政や一般開業医で「訪問口腔ケア」に従事しようとする歯科衛生士を対象としています。同時に実践する看護や介護の専門職、さらに、ケア内容を指示する歯科医師や訪問事業の管理者などに必要な知識や情報など、幅広く網羅してあります。

2．上巻「わかるからできるまで」では、訪問口腔ケアにすぐに必要な事前知識、事前準備、基本展開、基本技術を、下巻「こんな時どうする!?」では、訪問口腔ケアを行うに当たり関連する疾患などとの関連やケアの周辺技術、さらに実践を深めていく上で必要となる科学的根拠や幅広い情報など、現場で困ったときに役立つ知識・技術を盛り込みました。

3．最初から読めば、訪問口腔ケアの基本概念から実際までが体系的に理解できます。また、同時に必要なところだけを読めば、自分の知りたい項目、困っていることの答えやヒントがわかるよう構成しました。

4．各項目左ページの縦書き文章は、その項目でもっとも伝えたい心を、おもしろく、かつ意味深く簡潔にまとめています。また、下巻の各項目右ページにある㊒技知困深広マークは、本文の内容が、

心……訪問口腔ケアの心構え

技……現場で必須の口腔ケア技術

知……現場で必要な知識

にポイントをおいて、

困……困ったときの対応

深……一歩踏み込んだ口腔ケアのノウハウ

広……他職種との幅広い連携に必要なこと

を重点的に記述していることを示しています。どうぞご活用下さい。

第 6 部

再考・訪問口腔ケア

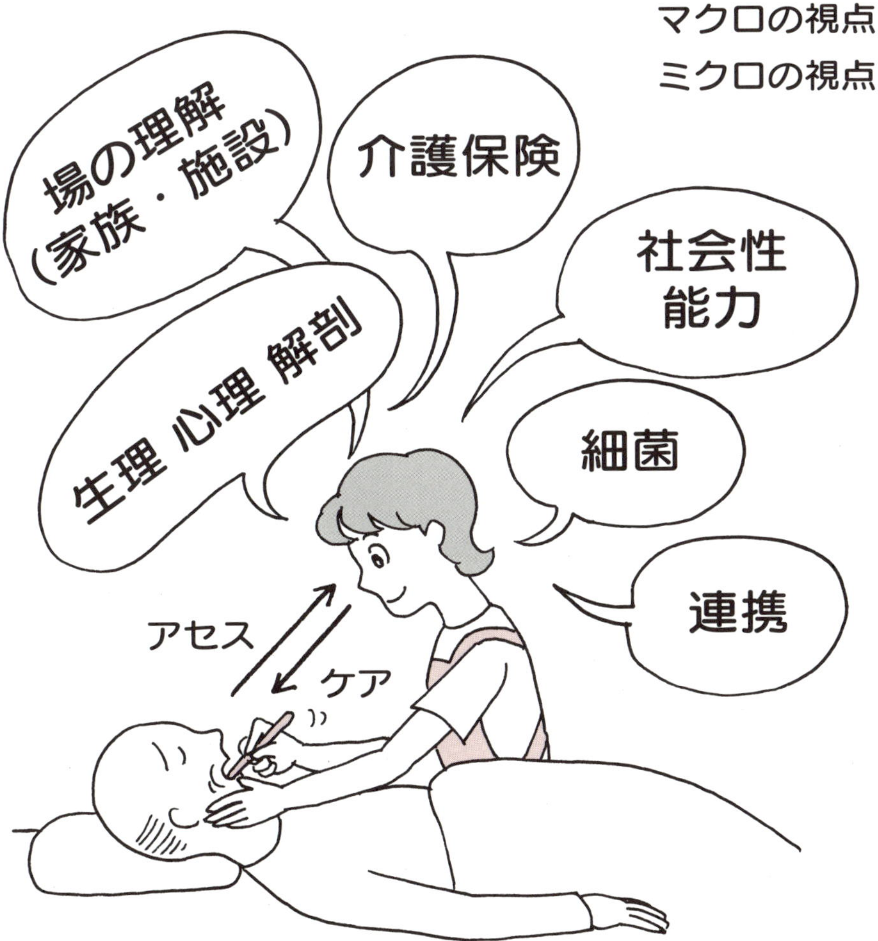

訪問に不安を抱くあなたに（訪問は意志疎通過程）

訪問口腔ケアも、慣れてくれば全体の流れが見えてくる。忘れてはならないのが、歯科医療施設で患者を待つのと大きく違い、対象者の生活への介入ということだ。そこでは気難しい高齢者や痴呆などの療養者、家族や介護者と織りなす十人十色の人生が待っている。訪問口腔ケアは、そんないろいろな心の扉を開きケアを受け入れてもらうために、さぐり合い、見せ合い、確かめ合う、まさに意志疎通の過程だ。お互いに見えなかった問題に気づき、お互いに成長して口腔ケア従事者自らも磨かれていく。難しいケースほど学びが大きいのだ。

復習！訪問口腔ケアの流れ（全体図）

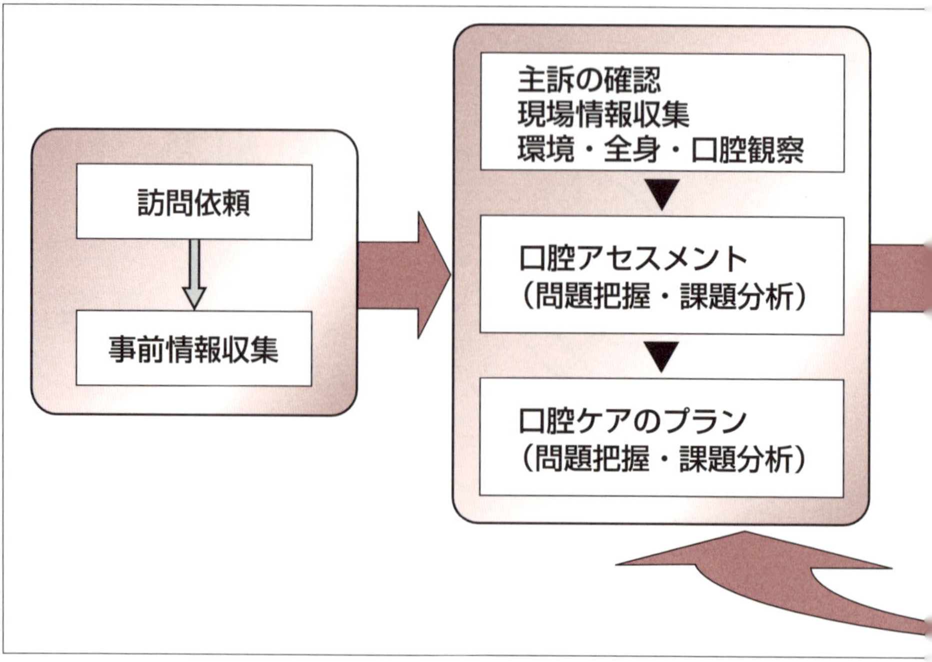

3重構造の視野で器質機能の両面からのケア （☞1-1）

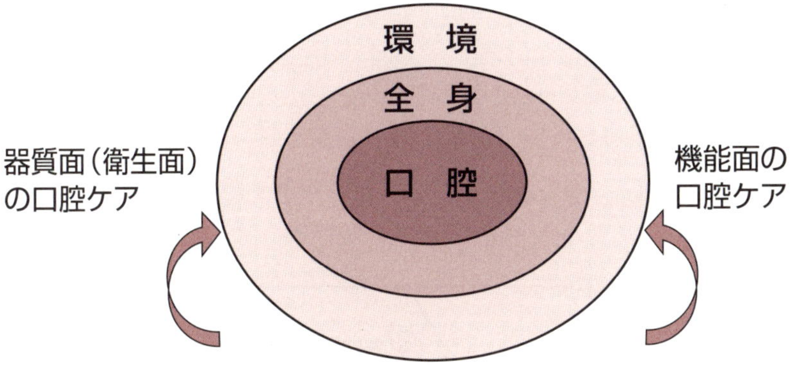

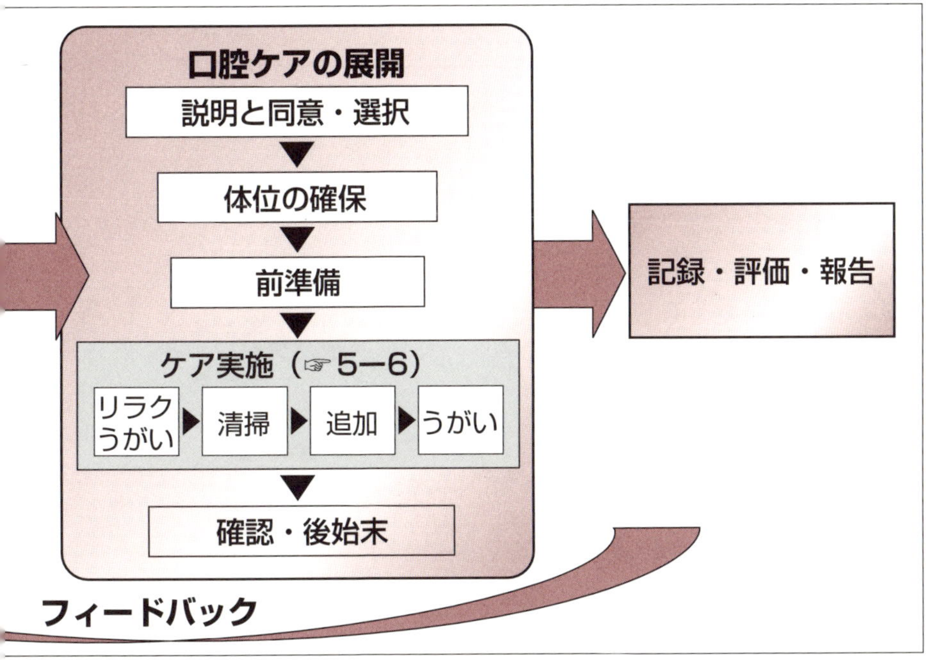

6－1

意志疎通過程としての見直し

○ややもすると、口腔内の問題や、ケア技術だけに目が走りがちだ。

○逆にケアが受け入れられなかったり、失敗して初めて、訪問ケアとは何だったのか目が開かれることも多い。

○気難しい療養者や痴呆の療養者の場合、話をあわせてから相手のニーズを探る。ひとつの決め手として、その人の生き方、人生、過去を知る。

○相手の世界に入ってから、そこからヒントを得るとよい。

○介護者と療養者の別々の愚痴聞きケアがある（☞1-8、1-10、3-4）。

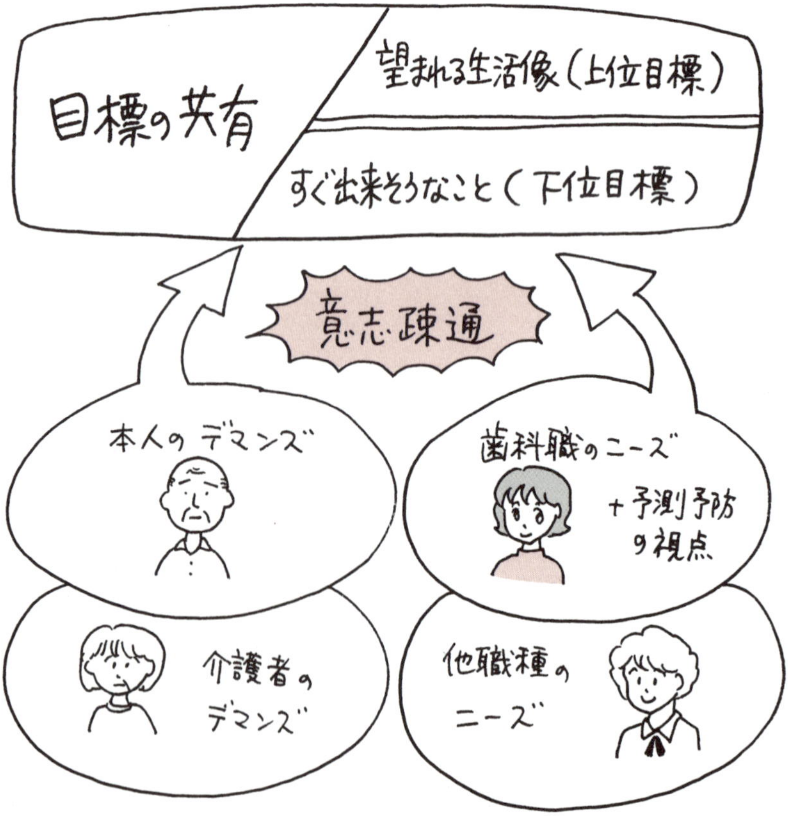

家族や療養者にあなたのケアが受け入れられない時

○口腔疾患は生活習慣病、すなわち私たち歯科職が思っている以上に相手は自尊心を傷つけられている 。

○口の中の問題は、生活習慣に関わる病気ゆえ、「だらしないと思われる」心理が働く。また、患者は歯科職から「怒られる」という感覚が強い。

5つの原因チェック!

①信頼関係はできているか？

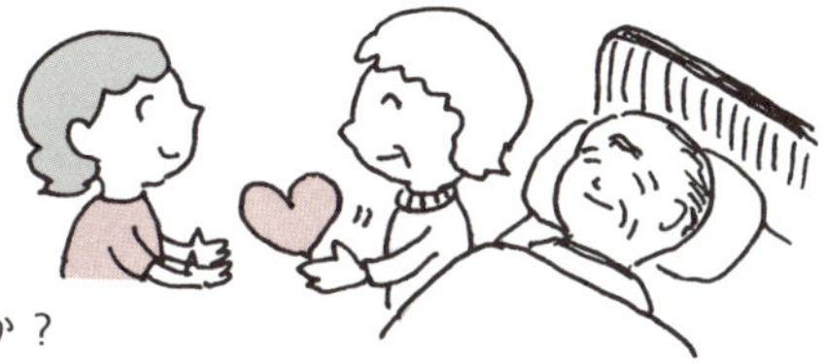

②価値観を押しつけていないか？

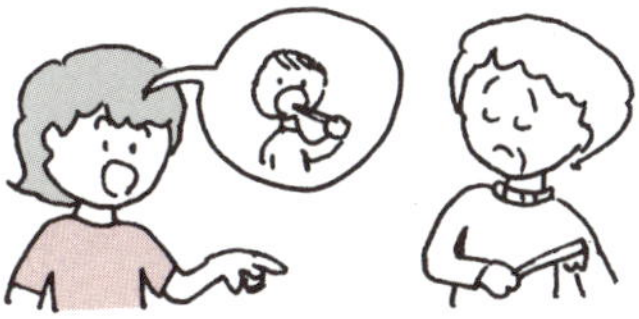

③自尊心を傷つけていないか？

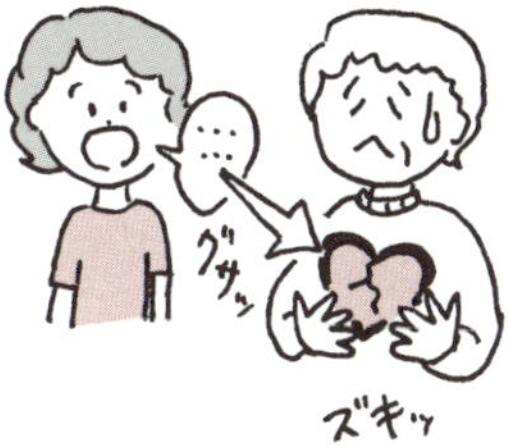
グサッ
ズキッ

④身体的・精神的な苦痛や負担になっていないか？

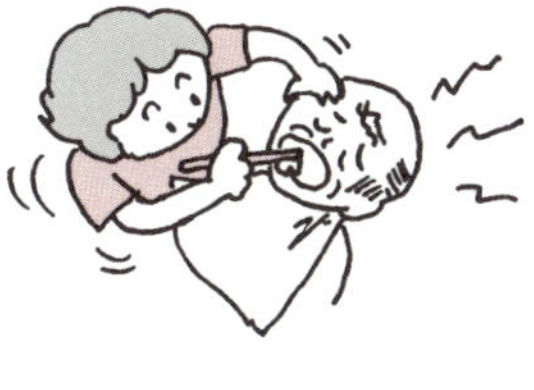

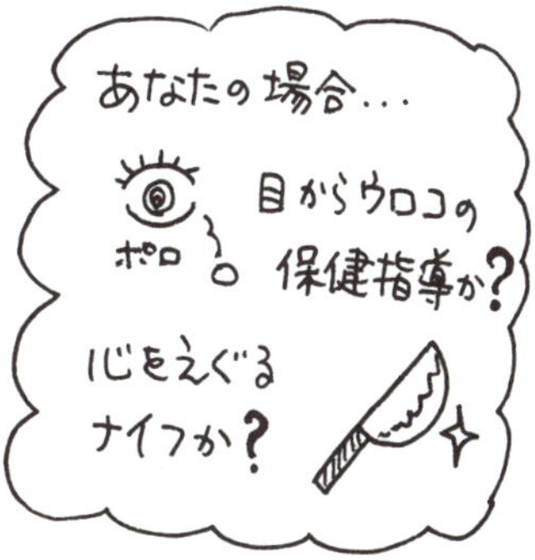
あなたの場合…
ポロ
目からウロコの保健指導か？
心をえぐるナイフか？

⑤経済的な負担になっていないか？

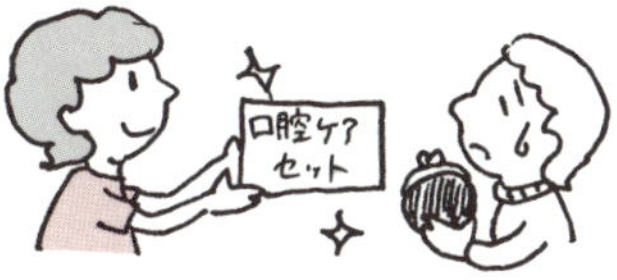
口腔ケアセット

6―2

口腔ケアは 生理的・社会的意味を考えて

口腔ケアも慣れてきて、てきぱきと仕事をこなすようになってくると、熟練者が陥りやすいのが、ついロボットのような機械的な介護や指導になっていくことである。口腔は、呼吸や会話など幅広い機能をつかさどる領域でもある。この領域の持つ生理的、そして人間的・社会的意味を考える原点に戻って、口腔ケアを展開していこう。

社会行動・整容行動としての口腔ケア

○在宅療養者（施設療養者）の口腔清掃習慣や口腔の審美的要求は、単に健康目的の行動というよりも、個々に特有な社会行動・整容行動として生じやすい。

○歯科医院で義歯を作成・修理する直接的な動機に多いのは、結婚式など社会的な場に出るときである。

○口腔の介護やケアは、医療的側面の必要性があるとしても、療養者の社会的行動や人間的意味をとらえてアプローチしていこう（☞4-4）。

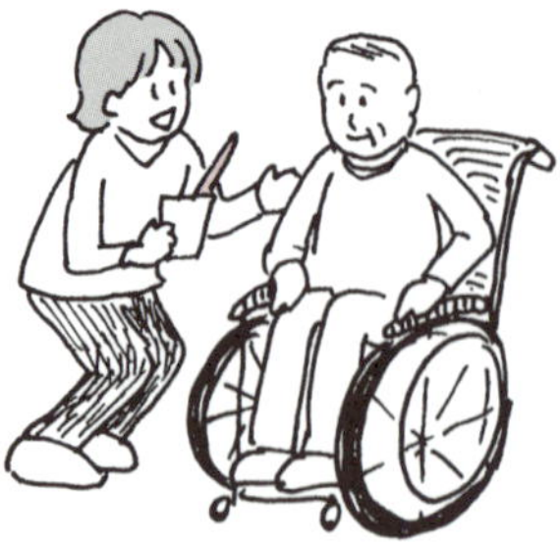

さあ、デイサービスよ！
口の中をきれいにして行きましょう。

今日は訪問看護婦さんが来る日。
「ぼさぼさ頭じゃ恥ずかしいわ！」

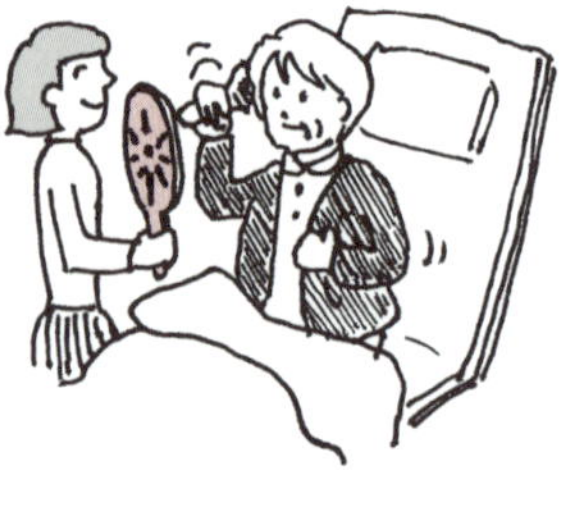

口腔領域は羞恥心の固まり

○口腔や顎顔面領域に審美的要求が生じるのは、そこがたえず人が目にするところであり、他人と違う自分を意識するところであるからだ。

○義歯が入ったり、矯正治療で歯並びが整ったり、歯が美しくなったりすることで生き生きとなるように、自我存立や社会性の回復に通じてくる。

○不用意に触られたくない部位で、心理的な距離を敏感に反映する部位でもある。

複雑で敏感な口腔

○口腔は、身体の中でもっとも敏感な部位のひとつ（２点弁別閾）。

○大脳皮質の感覚野・運動野で、口腔の占める割合が広い（ペンフィールドの図）。

○硬組織と軟組織を有すも、会話、食事、呼吸などを営む。

◎２点弁別閾◎

部　位	縦（mm）	横（mm）
舌　尖	0.80 ± 0.55	0.68 ± 0.38
口　唇	1.45 ± 0.96	1.15 ± 0.82
口　蓋	2.40 ± 1.31	2.24 ± 1.14
頬	11.08 ± 2.49	7.83 ± 4.97
前　腕	19.00	42.00
指　先	1.80	0.20

※数値が小さいほど敏感である。

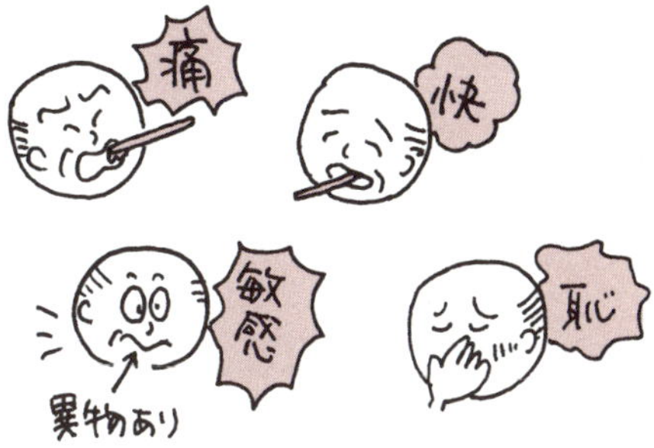

◎ペンフィールドの図（左：運動野　右：感覚野）◎

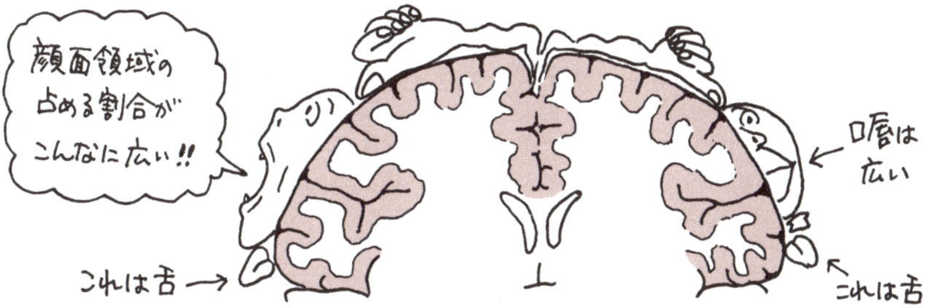

摂食行為は主体性の発露

○食べるという行為は、発達的にも神経機能的にも実に複雑な行動で、さらに精神的・人間的行為である。何をどのように食べるか、姿勢や道具、環境や心身の状態など、主体的な選択の上に成り立っている。

○平素では当たり前の食事行為でも、その一部の機能が障害されただけで、さらにその複雑さは増していく（特に咀嚼嚥下機能の低下したような場合）。

○摂食の機能面に精神性や人間性を把握した支援が非常に重要である。味覚や好み、食べる順番やタイミングなど、まさに脳のなせるもっとも精神的で主体的な作業であることを忘れてはならない（☞7-3）。

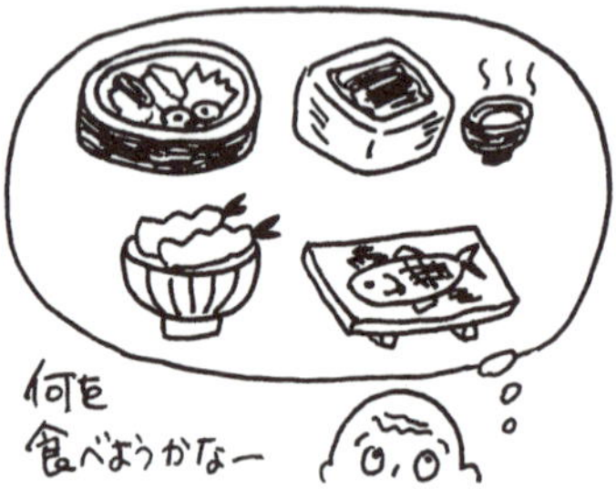

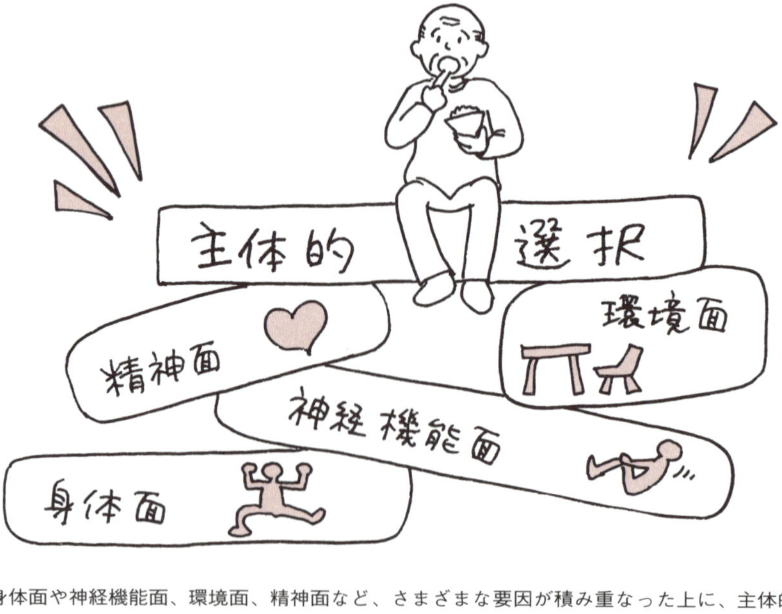

身体面や神経機能面、環境面、精神面など、さまざまな要因が積み重なった上に、主体的選択がバランスをとっている（すなわち食事をしている）。

情緒交流を図る基礎としての口腔機能

○療養者の「生きがい」にとって、意志疎通すなわちコミュニケーションが重要な意味を持つ。ここでいう生きがいとは、コミュニケーションそれ自体ではない。言語や非言語（表情、合図など）を通して意識疎通をすることで、療養者の人間的存在に欠かせない「情緒交流」を図るための手段としての意味が重要となる。

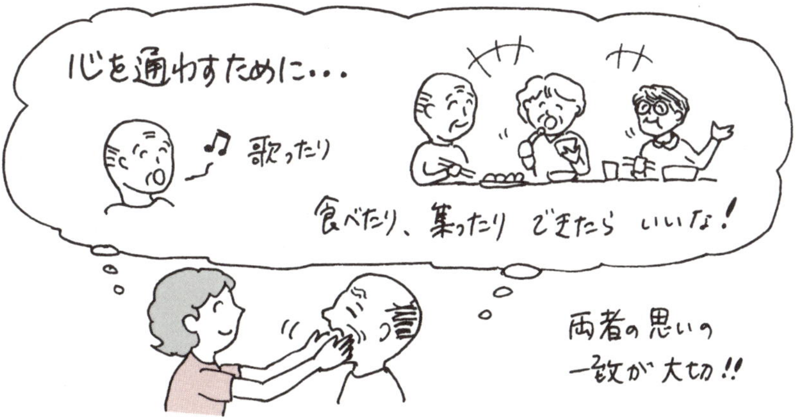
心を通わすために・・・
歌ったり
食べたり、集ったり できたら いいな！
両者の思いの
一致が大切!!

○したがって、口腔ケアは摂食・嚥下機能、言語機能の維持回復であると同時に、その先に仲間との意志疎通の場、つまり**心を通わす場**があって初めて、意味のある介護となっていくことを忘れてはならない。

・イベントなど（☞5-28）とつながって、機能維持回復を図ることが大切。

ポイント

！口腔は身体の中でもっとも敏感。そして人間としての尊厳がそこにある。

！目先のケアでは人は動かない。その人にとって何のための口腔ケアか？
口腔機能訓練か？　心を通わせて共有しよう。

6—3

バイオフィルム概念で口腔ケアの理解を広げよう

医科領域の感染症では、細菌の遺伝子や抗原性の変化による薬剤耐性と並んで、細菌が凝縮して薬剤に抵抗性を発揮する「**細菌性バイオフィルム**」形成が問題視されている。しかしこのバイオフィルムの典型は、歯科領域でおなじみの歯垢やデンチャー・プラークに他ならない。感染予防に口腔の機械的清掃がいかに重要かを、医師などに理解してもらう絶好の概念でもあり、またわれわれ自身も口腔細菌叢の視点から、より深く広く口腔ケアを理解することに通じる。口腔細菌叢と感染症の理解は、質の高いケア実践に欠かせない。

バイオフィルムとは

○菌体周囲に粘性の多糖体を産生する菌が、隣接した菌と互いに凝集してフィルム状の“**鎧**”を形成する。この細菌生息の生活層をバイオフィルムと呼ぶ。

○バイオフィルム内の細菌は、周辺の多糖体により外界から保護され、生体の抗菌物質、食細胞、免疫グロブリンなどの直接攻撃からも守られ、抗菌剤に強い抵抗力を発揮する。

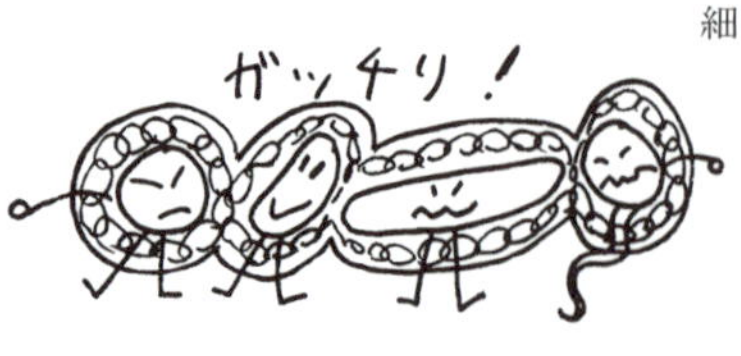
ガッチリ！

細菌多糖体の鎧で抵抗性を示す。

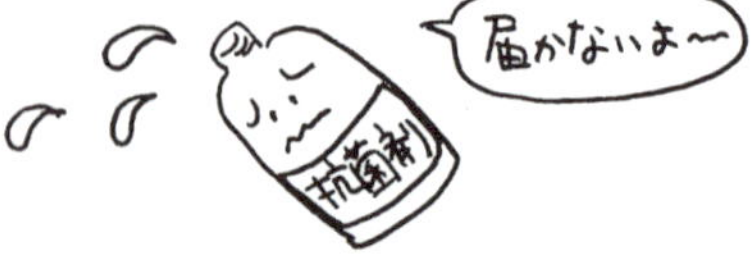
届かないよ〜
抗菌剤

安定した生息の大地は歯や義歯、カテーテル（大地からの攻撃はないので安心）。

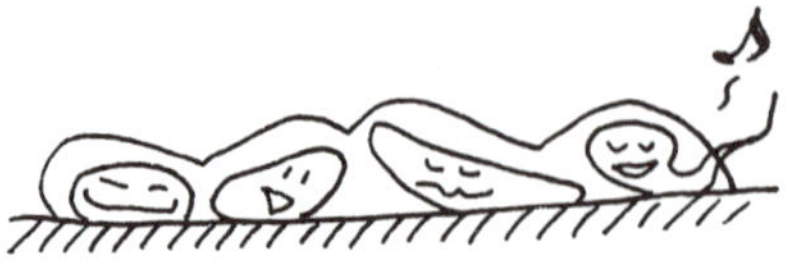

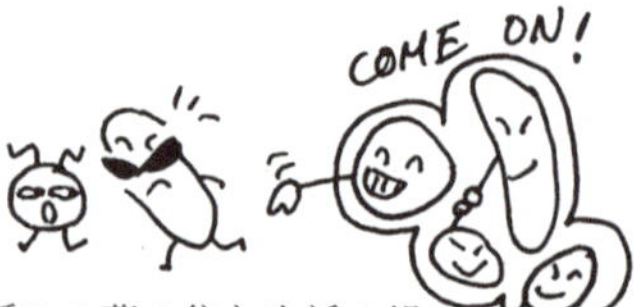
COME ON!

種々の菌の住む生活の場となる（悪い菌も呼ぶ）。

病原性菌バイオフィルムの脅威

○カテーテルや歯牙の硬組織などに形成されたバイオフィルムは、粘膜表面とは異なり除去されにくく、足下からの攻撃（軟組織から出る抗菌物質など）もなく、薬剤への抵抗性を示す。

○バイオフィルムの細菌叢の怖い点は、常在細菌だけでなく病原性細菌（ヘリコバクターピロリやMRSAなど）を取り込み、その細菌の**リザーバー（貯蔵庫）**として働くようになることだ。

○多糖体を産生する緑膿菌や表皮ブドウ球菌は、バイオフィルムによる呼吸器感染や尿路感染で著名である。これらが、生体に挿入されたカテーテルやペースメーカーなどの周辺でバイオフィルム感染すると、いくら抗菌剤を投与しても、それらの挿入物を除去しない限り感染は治癒しないといわれている。

口腔内バイオフィルムの全身影響

○口腔内の病原性細菌が誤嚥性肺炎の起炎菌たり得る（歯や義歯のバイオフィルムの細菌が肺の中に存在するという報告や、口腔ケアにより高齢者施設での熱発が減少する報告など）。**口腔ケアは呼吸器感染予防**でもあるのだ！

○歯周ポケット内の嫌気性グラム陰性桿菌は、内毒素としての細菌刺激で歯周疾患を引き起こす。歯周ポケットという粘膜の潰瘍面（深いポケットなら手のひら大の潰瘍に相当）を通じ、血行性に細菌およびその生理的活性物質（サイトカイン）が全身的な影響（心臓、子宮など）を及ぼすともいわれる。

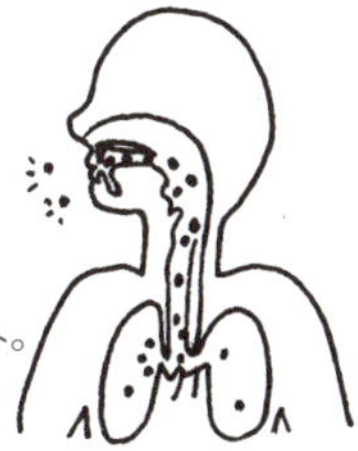

咽頭から
気道・肺へ。

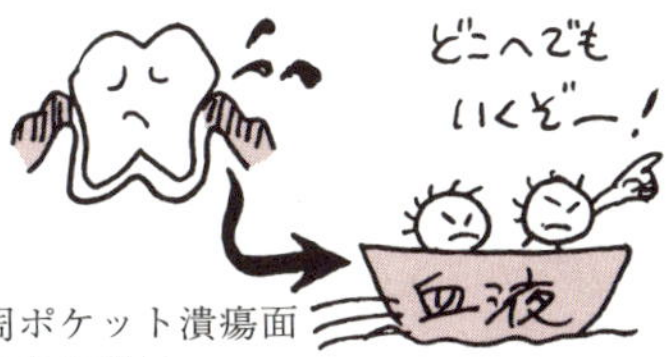

歯周ポケット潰瘍面
から血行性に…。

6－3

歯牙・義歯のバイオフィルム除去効果

○虚弱老人の咽頭細菌の減少も、歯や義歯の口腔ケアによって可能になる！

・そのため、高齢者施設での口腔ケアにより熱発・呼吸器感染が減る。

○バイオフィルムは抗菌剤に抵抗を示すゆえ、口腔ケアでも化学的清掃より機械的清掃が優位なのだ！と他の医療スタッフに理解してもらおう。

・嚥下障害者への口腔ケアといえば、抗菌剤の処方を第一にあげる医師も少なくない。

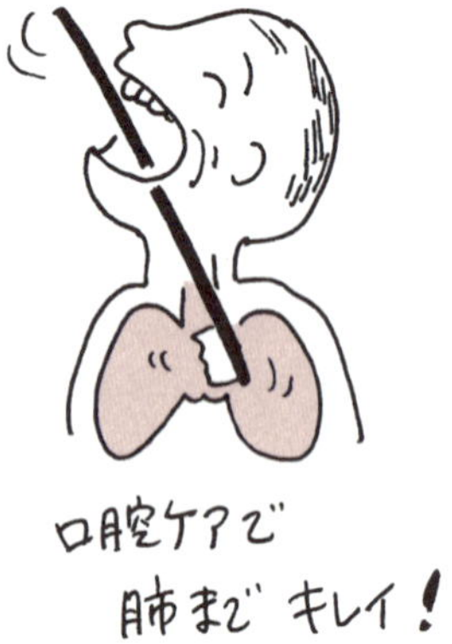

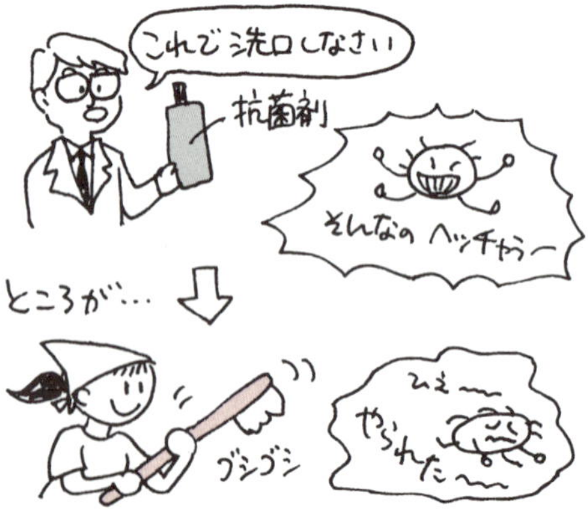

ポイント

！呼吸器の入口で歯や義歯に形成されるバイオフィルムを、機械的に科学的に取り除き、減らしていくことが口腔ケアなのだ。

！義歯が入っていると、病原性細菌の隠れ家のバイオフィルム形成面が大きくなるのだ。

口腔感染症の考え方

◎2つのタイプの感染◎

1）特異的病原体の伝染性感染症

齲蝕原因菌であるミュータンス連鎖球菌、歯周組織に悪影響を及ぼすA. a.[※1]菌やP. g.[※2]菌などは、口腔常在菌ではなく、生まれたばかりの子供にはいない。特にミュータンス連鎖球菌は、歯垢形成し酸産生する遺伝子を持つ病原菌との説が有力だ。しかし病原性細菌が現れても常在菌が多ければ、感染は成立しない。問題なのはその比率である。

2）常在菌の日和見感染症

全身の抵抗力が弱れば、口腔内の常在菌によっても感染が成立しやすくなる（エイズ患者の末期など）。

[※1] A. a. 菌＝　アクチノバシラス・アクチノミセタムコミタンス
Actinobacillus actinomycetemcomitans
[※1] P. g. 菌＝　ポルフィノモナス・ジンジバーリス
Porphyromonas gingivalis

◎成人の口腔各部位の細菌叢◎

	歯垢	歯肉溝	舌背	唾液
グラム陽性球菌	40.8	36.2	49.0	59.2
連鎖球菌	27.9	27.1	46.5	45.6
腸球菌	-	7.2	n.d.	1.3
ブドウ球菌	0.3	1.7	6.5	4.0
グラム陰性球菌	6.8	11.1	19.4	17.1
グラム陽性桿菌	18.4	21.4	11.4	7.1
グラム陰性桿菌	10.4	17.3	11.4	7.1
嫌気性短桿菌	4.8	10.3	5.3	2.4
紡錘菌	4.1	1.9	0.7	0.3
運動性短桿菌	1.3	3.8	2.2	2.1
スピロヘータ	n.d.	1.0	n.d.	n.d.

単位＝％　n.d.＝検出不能（Socransky SS, Manganiello SD. 1971）

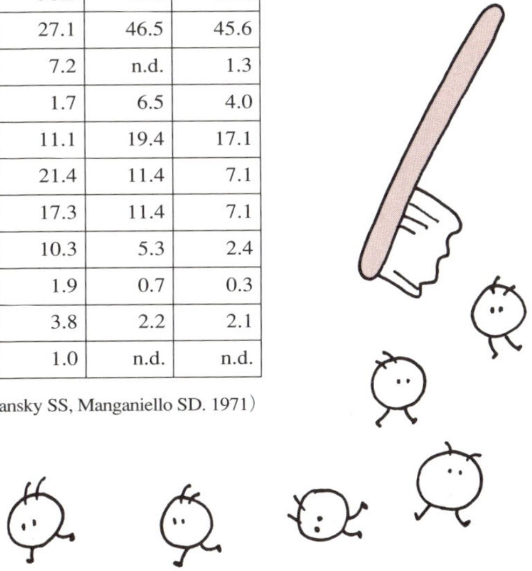

6－4

介護支援専門員（ケアマネージャー）と口腔ケア

介護支援専門員、俗称ケアマネージャーは、要介護認定を受けた居宅の被保険者の居宅介護サービス計画を立案する職種だ。介護保険の居宅療養管理指導として、他のサービスと連携した口腔ケアを提供するためにも、歯科医師の指示とともに、ケアマネージャーの理解と連携が不可欠となる。ケアマネージャーの特長をよく知って、サービス担当者会議などを通じ口腔ケアを理解してもらおう。

介護支援専門員（ケアマネージャー）の資格

○介護保険法（第79条）によって定められた資格。医師や保健婦などの国家資格（歯科医師、歯科衛生士も入っている）を持ち、かつ一定期間（省令で５年）以上の実務経験を経たものが、実務研修受講資格試験を受け合格し、実務研修を修了すると資格が与えられる。つまり、ケアマネージャーのベースはいろいろな職種の人である。

◎受講試験の受験資格◎

医師、**歯科医師**、薬剤師、保健婦・保健士、助産婦、看護婦・看護士、准看護婦・准看護士、理学療法士、作業療法士、社会福祉士、介護福祉士、視能訓練士、義肢装具士、**歯科衛生士**、言語聴覚士、あん摩マッサージ指圧師、はり師、きゅう師、柔道整復師、栄養士または精神保健福祉士など

○居宅介護支援事業者や介護老人施設（指定された療養型医療施設、老人保健施設、特別養護老人ホーム）では、ケアマネージャーが必置とされている。

○歯科医師、歯科衛生士でケアマネージャの資格を持っている人はいるが、実際にケアマネージャーの仕事をしている人は少ない（だろう）。

◎介護支援専門員（ケアマネージャー）の養成◎

講習会 → 試験（実務研修受講資格試験） → 実務研修 → 修了証

口腔ケアの介護の砦はケアマネしだい

ケアマネージャーの仕事

①療養者（利用者）の生活全般の課題分析（☞3-3）

②課題に基づき介護サービス計画（ケアプラン）を作成

③各種サービスの仲介や実施のための連絡調整

④サービスの継続的な管理と評価（モニタリング）

これらにより、介護生活をトータルに支援して、その人らしい生活を実現する専門職のまとめ役が、ケアマネージャーである。

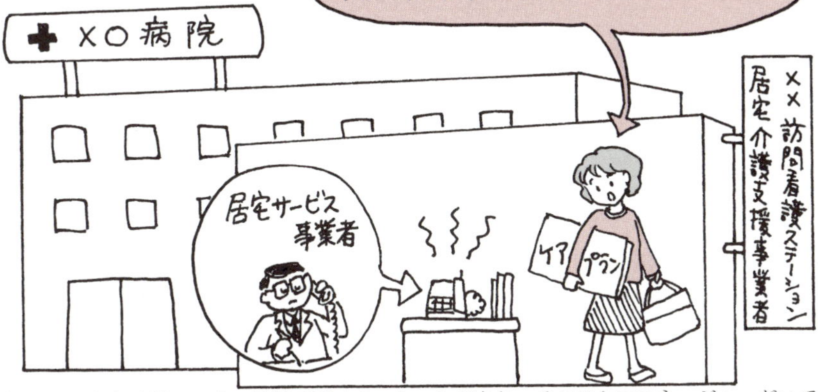

〈よくある例〉病院の一角に訪問看護ステーションがあり、そこにケアマネージャーがいて、居宅介護支援事業者を兼ねている。

○介護に必要な保健医療福祉の各方面の専門分野に明るく、利用者の課題に沿って必要なサービスや提供機関を結びつける役割を担う（☞1-3）。

○各種サービスの仲介や実施についての連絡調整のために、ケアマネージャーは関係者を症例検討会として「サービス担当者会議」（☞4-9）に召集する。

○居宅介護支援事業者は、市町村より要介護認定の申請手続きの代行や認定調査（訪問調査）も委託されることが多い。

ケアマネージャーが口腔ケアを理解するには

○利用者の課題を分析するアセスメント方式（MDS-HC、日本訪問看護振興財団など）がある。これらにより多少なりとも歯科口腔の問題が浮き彫りになり（☞3-3）、それを受けて歯科職としての口腔アセスメントをすることになる。できれば、ケアマネージャーに3-3のような口腔アセスメント票を活用してもらおう。

○口腔ケアに関する知識や情報を得てもらい、次に実際の結果を体験してもらうことが大切。療養者の口腔まで目に入らないケアマネージャーも多い（歯科医療関係者が啓発すべき）。

○対象者に応じた口腔内の観察のポイントや、個別にアセスメントした口腔ケアの課題（☞6-7）など、その都度わかりやすく示してゆこう。

※サービス担当者会議が大切。ここで情報発信を！

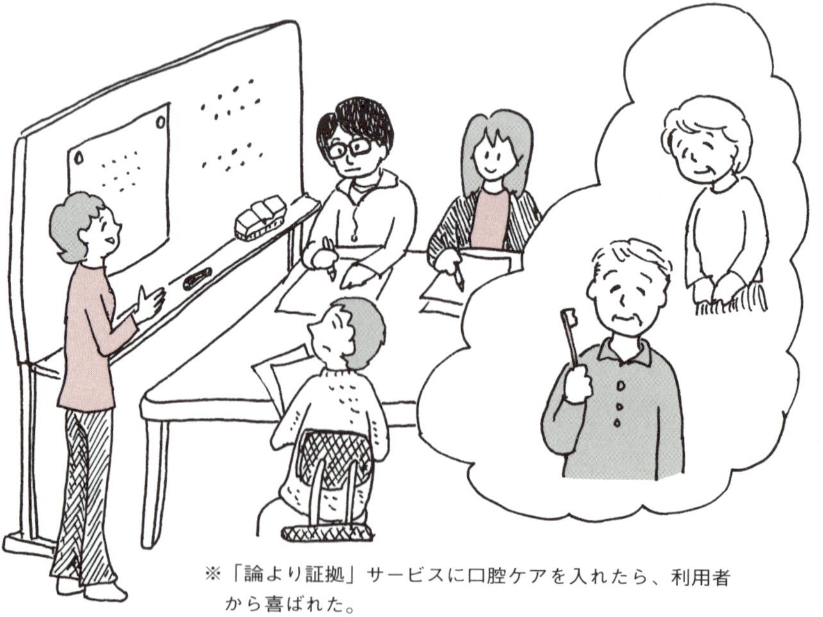

※「論より証拠」サービスに口腔ケアを入れたら、利用者から喜ばれた。

ケアマネージャーとの連携

○幅広い視点から口腔ケアを実施するために、療養者とその家族が抱えている問題と、ケア全体の援助方針や内容について、情報を得よう。

○他の職種とのサービス内容の調整が必要になったとき（医師との連絡など)、療養者本人や家族に口腔ケアが受け入れられないようなときなど、相談してみよう（必要に応じて、サービス担当者会議を開いてもらう)。

○サービス担当者間で情報提供を行う場合も、あくまで主体者である本人・家族への確認を忘れない（プライバシーの保護や、情報が一人歩きしないようにも注意する)。

口腔ケアが理解されない一因に、歯科界が比較的他の保健医療分野とは分離して発展してきた歴史もある。ケア・ミックスの始まろうとしている今日、保健医療福祉の壁が取り払われ、共通の言葉を持ち概念を共有していくことで、歯科口腔の理解も高まるだろう。

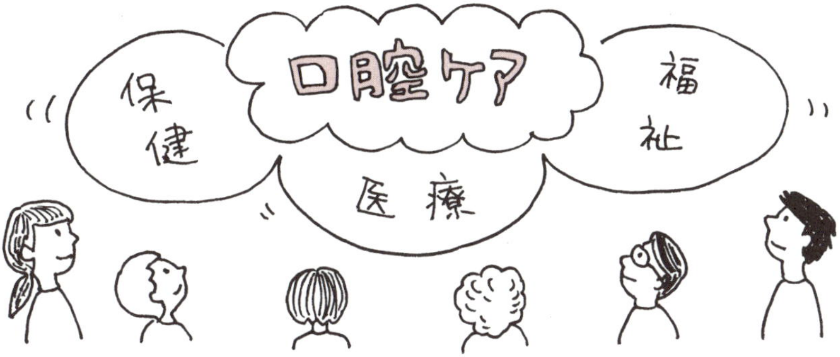

ポイント

！口腔ケアの成果「論より証拠」で、その大切さをしっかり動機づけよう。

！ケアマネージャーからは、口腔ケアのための貴重な情報を得よう。

！情報を得るだけでなく、こちらからも歯科保健情報を返そう。さらに訪問口腔ケアを通じて（こそ）得られる、利用者の生きた情報を添えて……。

介護保険給付としての訪問口腔ケアは

医療機関からの訪問診療や訪問歯科衛生指導には、公的なサービスとして医療保険と介護保険がある。通常、介護の必要性に対応する医療サービスは、介護保険から給付される。要介護認定を受けた療養者への訪問口腔ケアは、主治医や介護支援専門員（ケアマネージャー）などからもその必要性が示され、原則として、歯科医療機関（指定介護サービス事業者）からの居宅療養管理指導として提供される。ただし、介護サービス以外の歯科疾患に対する訪問診療（その診察を含む）などは、要介護者であっても従来のような医療保険の給付になる。

医療保険と介護保険の区分けについて

○介護保険法第１条に「入浴、排せつ、食事等の介護、機能訓練並びに看護及び療養上の管理その他の医療を要する者等について、これらの者がその有する能力に応じ自立した日常生活を営むことができるよう、必要な保健医療サービス及び福祉サービスに係る給付を行う」とある。

○しかし、介護保険の被保険者は医療保険の被保険者でもあるので、介護サービス以外の急性期の医療などが必要になれば、医療保険から給付を受けることになる。

（平成12年4月現在の推定）

介護保険	医療保険
歯科医師の居宅療養管理指導（月１回まで） 通院困難な要介護者などについて訪問して行われる継続的な歯科医学的な管理に基づく ・介護サービス利用上の留意事項、口腔衛生などの相談指導 ・ケアプラン策定機関などへの情報提供	歯科訪問診療料 具体的疾患に関する指導料 検査、投薬、欠損補綴など
歯科衛生士などの居宅療養管理指導 訪問歯科衛生指導（月４回まで）	要介護以外の者に対する 訪問歯科衛生指導（月４回まで）

※居宅療養管理指導は医療保険と同様の回数制限で、要介護区分に応じた給付限度額とは別枠に扱われる（利用者の１割負担は同じ）。

介護保険下における歯科訪問への流れ（想定）

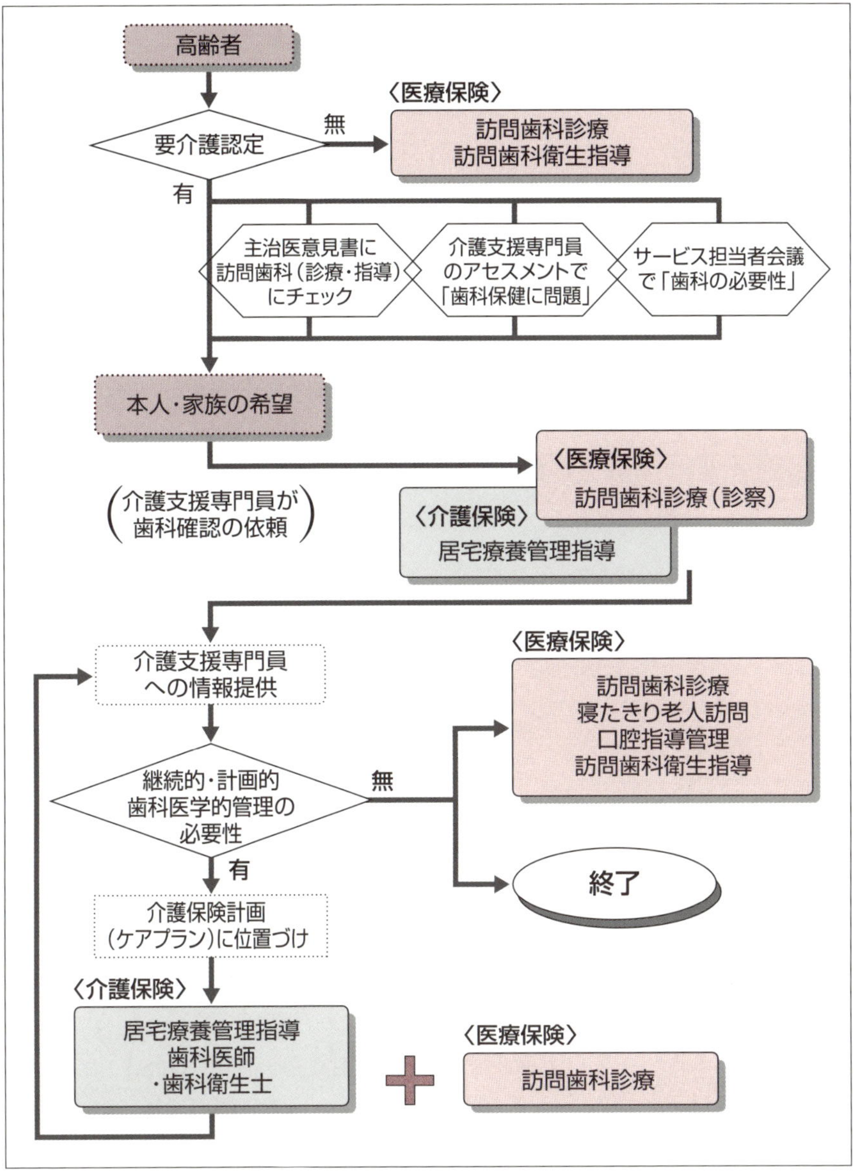
高齢者
要介護認定
無
〈医療保険〉
訪問歯科診療
訪問歯科衛生指導
有
主治医意見書に
訪問歯科（診療・指導）
にチェック
介護支援専門員
のアセスメントで
「歯科保健に問題」
サービス担当者会議
で「歯科の必要性」
本人・家族の希望
（介護支援専門員が
歯科確認の依頼）
〈医療保険〉
訪問歯科診療（診察）
〈介護保険〉
居宅療養管理指導
介護支援専門員
への情報提供
継続的・計画的
歯科医学的管理の
必要性
無
〈医療保険〉
訪問歯科診療
寝たきり老人訪問
口腔指導管理
訪問歯科衛生指導
終了
有
介護保険計画
（ケアプラン）に位置づけ
〈介護保険〉
居宅療養管理指導
歯科医師
・歯科衛生士
〈医療保険〉
訪問歯科診療

種々のアセスメント方式と口腔アセスメント票

介護支援専門員（ケアマネージャー）が介護サービス計画を作成するための課題分析（アセスメント）に使う分析手法には、さまざまな方式がある。これらのアセスメント方式は地域またはケアマネージャーに、その選択が任されている。これらを使用することは、要介護者のデマンズやニーズを的確に把握し、一定のケアマネージメントのレベルを確保するのに役立つが、口腔ケアの面では十分とはいえない。代表的なアセスメント方式について知っておくと同時に、できるなら歯科口腔領域のアセスメント項目を追加してもらうとよい。

5つのアセスメント方式

○現在、5つの団体から5つのアセスメント方式が提案されている。これらを、以下の視点で比較してみたのが右表である。

・ケアマネージメントに関わるすべての職種が利用可能か？
・口腔ケアのニーズにつながる7つの領域（①口腔清掃、②口や粘膜の状況、③歯の状況、④義歯の状況、⑤咀嚼・摂食嚥下機能の状況、⑥構音機能の状態、⑦口腔保健行動の自立状況）の内5領域について、適切な口腔ケアにつながるニーズの把握ができるか？

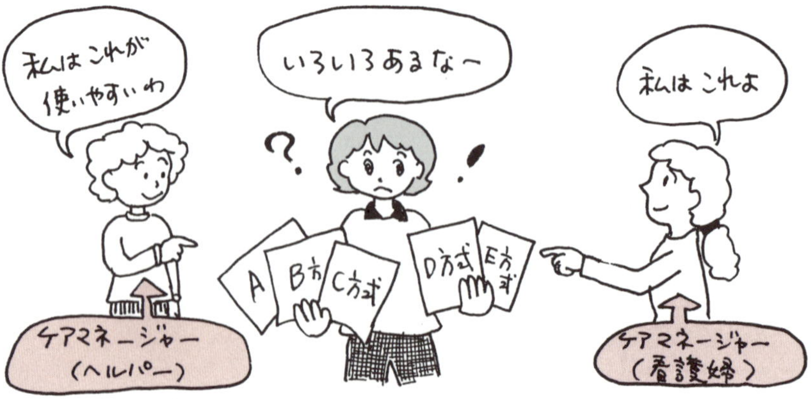

アセスメント方式	口腔アセスメントチェック項目	清掃	口粘	歯	義歯	自立	評価
三団体ケアプラン策定研究会方式	・口腔清掃自立度 ・口腔清潔の必要物品準備 ・口腔清掃の使用物品後始末 ・口腔清潔 ・うがいの介助 ・入れ歯の手当て ・口唇の乾燥を防ぐ	△	△	×	×	◎	自立度については的確に把握可能
MDS-HC 開発グループ方式	・咀嚼ないし嚥下に問題 ・食事中に口の中が「乾いている」と感じる ・歯磨きや入れ歯磨きに問題 ・上記のいずれでもない	?	△	×	×	△	口腔乾燥は把握可能
日本訪問看護振興財団方式	・日常生活動作能力　歯を磨く ・自分の歯や入れ歯がない ・治療をしていない虫歯がある ・歯が折れている、ぐらぐらしている ・歯茎の炎症、腫脹、出血、口腔内の膿、発疹、痛みなどがある ・食べカスが口腔内に存在する ・歯または入れ歯を毎日磨かない、口臭、うがいをしない	◎	○	?	×	△	専門職以外が利用できるか疑問
日本介護福祉士会方式	・保清	×	×	×	×	×	口腔に関するチェック項目なし
日本社会福祉士会方式	・口腔の炎症　虫歯　義歯不良 ・口臭　口腔の不潔　その他　問題なし	?	?	?	?	×	歯科職以外の適切な評価は無理

口粘：口腔粘膜　◎：的確に把握できる　○：ほぼ把握できる　△：チェック項目はあるが不十分
?：把握できるか疑問　×：把握できない

○この他にも、竹内氏や白澤氏からケア・パッケージを組むためのより本質的なアセスメント手法が提案されている。

○比較表からも、歯や義歯の状態については、問題が顕在化しないとあまり把握されない可能性がうかがえる。

口腔ケア用の追加アセスメント票

○介護給付を受ける療養者にとっては、どの職種の者がケアマネージャーになっても、適切な介護サービス計画（ケアプラン）が作成されるのが望ましい。そこで、多くの職種にも利用でき、かつ的確な口腔アセスメントが可能なチェックポイント票を作成することで、口腔ケアニーズの見逃しを防ぐこともできる。

①清掃状態について	1．歯や義歯を磨いていない	□
	2．食べカスや汚れが、歯や義歯に大量についている	□
	3．舌が汚れている	□
	4．口臭が強い	□
②口、粘膜の状態について	1．口内炎、口角炎がある（よくできる）	□
	2．歯磨き時に著しい出血がある	□
	3．歯肉や粘膜に痛み、腫れ、膿がある	□
	4．食事中に口の中が「乾いている」と感じる	□
③歯の状態について	1．う蝕がある	□
	2．ぐらぐらした歯がある	□
	3．歯に痛みがある	□
	4．噛むと、歯や歯ぐきに痛みがある	□
④義歯について	1．義歯を外さない	□
	2．義歯が外れない	□
	3．義歯があたって痛い部分がある	□
	4．義歯が壊れている	□
	5．義歯がないために、よく噛めない	□
⑤口腔保健行動に関わるADL	1．うがい　（0：自立　1：半介助　2：全介助）	
	2．歯磨き　（0：自立　1：半介助　2：全介助）	
	3．義歯の着脱　（0：自立　1：半介助　2：全介助）	
	4．義歯の清掃　（0：自立　1：半介助　2：全介助）	

（☞付録5）

○同様の趣旨で、日本歯科医師会の作成した12項目の口腔アセスメント「歯および口腔状態に関するアセスメント票」（右表）もある。

ポイント

！介護支援専門員のアセスメントで歯科医療や口腔ケアの必要性が浮き彫りになってから、歯科職の個別のアセスメントを実施することになる（☞3-3）。

歯および口腔状態に関するアセスメント票

入所者ＩＤ		記入者ＩＤ	

平成　　年　　月　　日

1．口腔疾患状況について　　該当するものにすべて○をつけて下さい。
　1．歯が痛む　　2．歯がぐらぐらする　　3．歯ぐきに炎症がある
　4．顎の関節が痛む　　5．歯が抜けたままになっている　　6．口の中に炎症がある
　7．入れ歯が合わない　　8．その他（　　　　　）

2．口腔衛生状態　　該当するものにすべてに○をつけて下さい。
　1．歯こうや食べかすが付いている
　2．歯石が付いている
　3．入れ歯の内側に食べかすが多く付いている（入れ歯を使用している場合）
　4．口臭がある

3．歯ブラシの使い方についてあてはまるものに１つだけ○をつけて下さい。
　1．一人でできる　　2．観察，誘導があればできる
　3．一部介助が必要　　4．全面介助が必要　　5．不可能

4．ぶくぶくうがいができますか。あてはまるものに１つだけ○をつけて下さい。
　1．一人でできる　　2．観察，誘導があればできる
　3．水を間違って飲み込む　　4．水を吐き出せない　　5．不可能

5．入れ歯の所有の有無について，あてはまるものに１つだけ○をつけて下さい。
　1．ある（総入れ歯，部分入れ歯）　2．ない

6．入れ歯の装着の有無について，あてはまるものに１つだけ○をつけて下さい。
　1．入れ歯を装着している　　2．時々装着している　　3．装着していない

7．入れ歯の着脱について，あてはまるものに１つだけ○をけて下さい。
　1．一人でできる　　2．はずすか入れるかどちらかはできる
　3．自分では着脱できない

8．入れ歯の清掃について，あてはまるものに１つだけ○をつけて下さい。
　1．一人でできる　　2．一部介助が必要　　3．全面介助が必要

9．摂食時の姿勢について，あてはまるものに１つだけ○をつけてください。
　1．食卓に座って　　2．ベッド等をギャッチアップして　　3．寝たまま

10．摂食の自立度について，あてはまるものに１つだけ○をつけて下さい。
　1．一人でできる　　2．観察，誘導があればできる
　3．一部介助が必要　　4．全面介助が必要　　5．不可能

11．水分摂取について，あてはまるものに１つだけ○をつけて下さい。
　1．コップから水を飲める　　2．吸い飲みなどを使用すれば飲める
　3．口からは飲めない

12．嚥下状況について，あてはまるものに１つだけ○をつけて下さい。
　1．できる　　2．困難であるができる　　3．できない

アセスメント力充実で きらっと光る個別プラン

口腔ケア担当者は、訪問の度に療養者の抱える種々の問題と向かい合う。この場合、全体のケアプラン（介護サービス計画）を変更するまでには至らない身体状況の変化など、その度に、その状態をどのように把握し、どう対応するのか、たえず「**問題の分析・意味づけ**」という口腔領域のアセスメント作業を行うことになる。

アセスメントの結果、何が問題で、その解決に必要とされる具体的援助は何かを、要領よく（必要なら口腔ケアプランに）記録しよう。多くの症例をこなしながら、このアセスメントの力をより深く広く進化させていくことが、その専門性の力量に通じてゆく。

直線的・平面的なアセスメントからの脱皮

○歯科職の行う個別のアセスメントでは、主訴や情報収集の結果に対して「汚れている→歯磨き」「舌苔がある→舌苔磨き」など、問題とケア技術とを単一的、直線的に考えがちになる。

○しかし、療養者の口腔内の問題にはその背景に複数の要因が交錯している。例えば、汚れていたり舌苔があるのなら「麻痺はないか？　認識・意識はどうか？　嚥下障害はないか？　介護状況はどうか？　体調変化はないか？　価値観や過去の習慣はどうか？」など、より充実したアセスメントのためには時々刻々の変化に応じ、さらなる観察や情報収集の必要が生じる。

○ケアマネージャーや保健婦などと共に、幅広い視点からさらに情報収集し、要因間のつながりを見抜こう。解決可能な要因（ケアや支援の課題、解決すべき問題点）を見つけ、優先順位をつけてアプローチしていくことが重要だ。それが、全人的なケアにおける専門職としての力量だ。

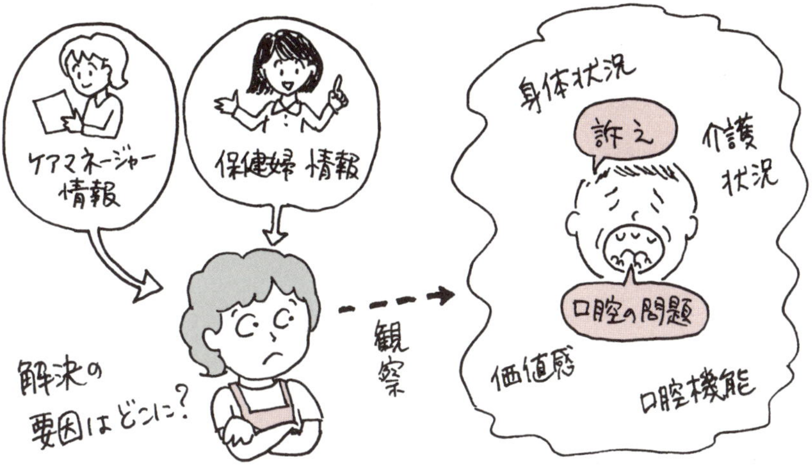

○本書でいう「アセスメント」とは、単なる「観察」に留まらない。まして、単純にアセスメント・チャート（課題分析方式のアスメント票）や診査票を埋める作業ではない。つまり、「ケアの課題、解決すべき問題点を明確にすること」が重要だ。しかもミクロ的、個別的口腔ケアに行き詰まったら、平面的問題収集だけでなく、なぜそのようになったのか種々の角度から意味づけをして、解決の要因をさぐることである。

※「アセスメント」（介護保険では「課題分析」）という用語の使われ方は、書籍や分野により微妙な差異がある。

ポイント

！口腔領域の汚れや疾患レベルに留まらず、幅広いアセスメントはケアマネージャーらと共有しよう。

！アセスメントの力量は、豊富な経験とたゆまぬ精進研鑽により、徐々に進化すべきもの。最初から焦る必要はない。

立体的アセスメントのために　～検討フレームの応用～

○口腔領域のアセスメント作業をグレードアップするために、上巻をヒント（3-4 などページをパラパラめくって見て欲しい）にして、現在の結果がもたらされた要因を**検討フレーム**にあるような種々の視点から分析し、意味づけしてみよう。

※特に、4-3 の目標設定の各レベルに入れてみると、対象者全体の姿が見えてくる。

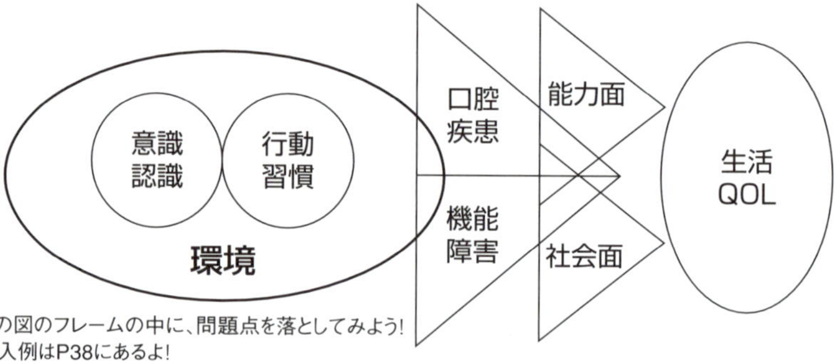

※この図のフレームの中に、問題点を落としてみよう！
記入例はP38にあるよ！

カンファレンス（担当者会議）の実施も、この視野を広げることに通じる。

5つの目標レベル	例	解決法
意識認識レベル	関心ない	デイケアで歌を歌い、お化粧に歯磨きを入れたら習慣化した。
行動レベル	歯磨きしていない	
疾患機能レベル	左片麻痺、義歯不潔、誘導されれば自立も可能	
能力、社会性レベル	孤立している	
全身問題、QOLレベル	生活全体が低下している	

○こうではないか、ああではないかと、目的を持って意図的に観察し、表面に出ている問題から、ミクロ（口腔内）とマクロ（生活ケア）の視点で、解決要因となる問題の背景、誘因、原因を探ろう。

○例えば、直線的・平面的ケアだけでは見落としがちな個々の療養者の価値観に即した「人との交流」などの生活改善で、口腔保健行動が変化した結果、口腔内状況までも変化することがある。

口腔アセスメントからケア項目への展開例

次第に幅広く見て・・・

例 1 歯ぐき腫れている、出血ある、歯を磨いていない→（アセス結果）**歯肉炎** →（ケア項目）本人の歯磨き習慣方法指導

例 2 歯肉炎、歯を磨けない、意志はあるが手が届かない→（アセス結果）**自立度低下** →（ケア項目）用具改善、部分介助

例 3 口腔内不潔、指導後も歯も磨かない、意志疎通は可、過去の習慣あり→（アセス結果）**歯磨き意欲低下** →（ケア項目）意欲獲得の工夫 → 施設体験、専門的口腔清掃の体験的実施

例 4 歯磨き習慣再獲得、腫れがひかない、たえず出血する、消炎鎮痛剤、多発性脳梗塞患者 →（アセス結果）**血液抗凝固剤と消炎鎮痛剤併用による出血傾向** → 鎮痛剤種類の検討、抗凝固剤服用時の専門的口腔清掃の追加実施（☞8-12）

○さらに、この作業の中で現在生じている問題のみならず、近い将来起こりうる問題を明確に描き、予防的なケアを組み込むことが重要となる。

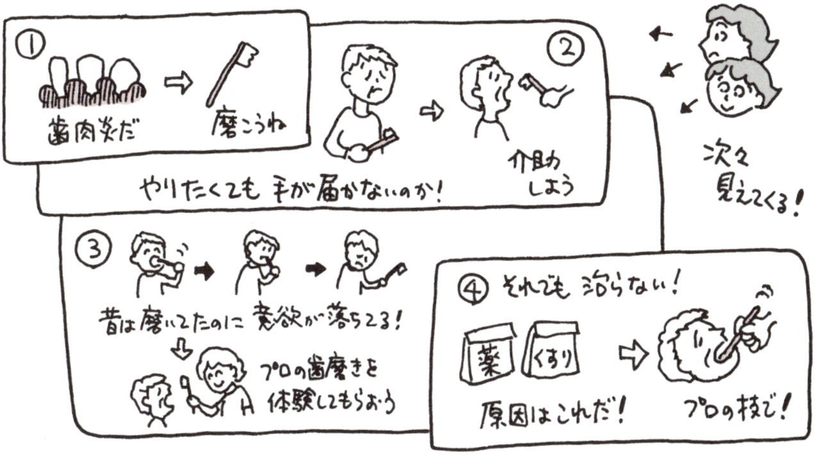
①
歯肉炎だ
磨こうね
②
介助しよう
やりたくても手が届かないのか！
次々見えてくる！
③
昔は磨いてたのに意欲が落ちてる！
プロの歯磨きを体験してもらおう
④ それでも治らない！
薬
くすり
原因はこれだ！
プロの技で！

アセスメントとケアは繰り返す

○ケアの結果を踏まえて、次なるアセスメントになり、さらなるケアの展開に。

※優れたケアは、同じことの繰り返しであってはならない。

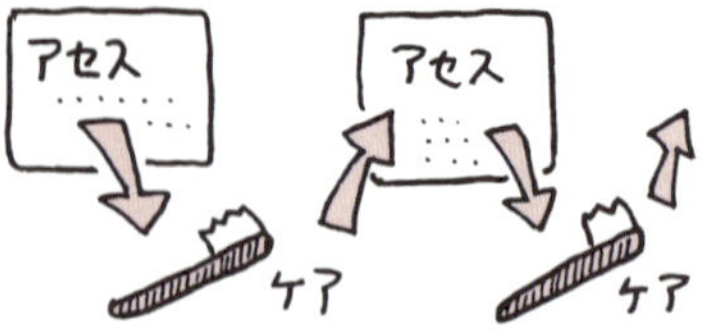

初期の（仮）プラン	狭義のパターン	救急対応や理解教育がケアの中心

↓

移行期のプラン	教育やケアへの反応に応じて再アセスメント

↓

安定期のプラン	ある程度固定化したパターン	ケアの持続

個別アセスメントの結果をどう記録する？

○ 全体のケアプラン（介護サービス計画など）の変更にならない範囲では、口腔領域の個別アセスメント結果による細かいケア内容の変更は、個別の口腔ケアプランや業務記録に記載しよう。

○ 把握した情報（療養者の訴え Subjective と客観的観察事実 Objective）と、その結果の判断（アセスメント Assessment）と計画（Plan）を分けて表記するよう習慣づけよう。これを SOAP という（看護で使われてきた言葉）。

※右の記載例のように、SOAP に合わせて問題とすべき要因とその解決に必要とされる援助方向（ニーズ）や具体的援助内容、さらに新たな浮かび上がった課題や今後の方針をを整理してみよう。

○ ここで大切なのは、アセスメントの結果、どのように判断したかの是非ではない（最初から完璧なケアができる人はいない）。むしろその判断のプロセスがわかる記録が大切なのだ。

記入方法例　（付録に記録票）

（アセス＝アセスメントのこと）

月 / 日	状況・所見（S・O） #解決要因・ケア課題（A）	ケア・援助内容（P'） ＊今後の方針（P）
○ / ×	歯肉炎、歯を磨けなくなった、口腔清掃（ヘルパー）ほぼ良好、意志はあるが手が届かない ＃（アセス結果）口腔清掃自立度低下 舌苔増加、１週間ほど風邪、やや口臭、最近水むせやすい、RSST は６回、熱発なし ＃（アセス結果）体調低下による舌苔、嚥下機能低下の疑い	用具改善（電動ブラシ） ＊疲労度確認、ヘルパーとの協議、サービス計画内容一部変更 舌苔ケア追加（ヘルパー毎日） 舌体操、嚥下体操（ヘルパー誘導） ＊１ヵ月後再評価

＃は解決要因（課題としてのニーズ）、援助内容は短期目標（計画実施）、＊は長期目標

○このような個別計画（毎回の業務記録）は、担当者が変わっても継続したケアができるため、後で判断内容の報告や実施結果の評価の目安として、非常に重要になる。

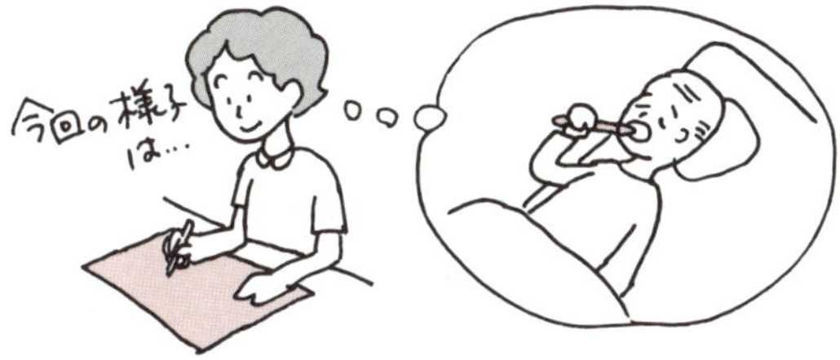

ポイント

！介護サービス計画や長期的口腔ケア計画には、最初からあまり細かい目標を入れないこと。

！日頃の記録（個別のアセスメント結果）では、SOAP 習慣で問題リストと援助内容を具体的にかつ簡潔に記載しよう。

！どのように判断したのかの記録が、歯科医への報告のキーポイントであり、ケア技量の進歩の糧になる。

療養者の家族への口腔保健

療養者を抱えた家族の、介護負担やストレスは大変なもの。療養者のみならず、介護負担を始め多くの問題を抱えている家族構成員自身の歯の問題も見過ごされがちだ。訪問口腔ケアに従事する歯科職としては、介護者家族の口腔保健にも目を向け、総合的な歯科の窓口としても積極的に相談にのり、必要に応じて市町村や保健所の歯科保健事業などにつなげよう。それは家族の口腔ケアの理解に通じ、ひいては療養者への口腔保健の充実にも反映されてゆく。

口腔ケアへの家族の関心：３つのタイプ

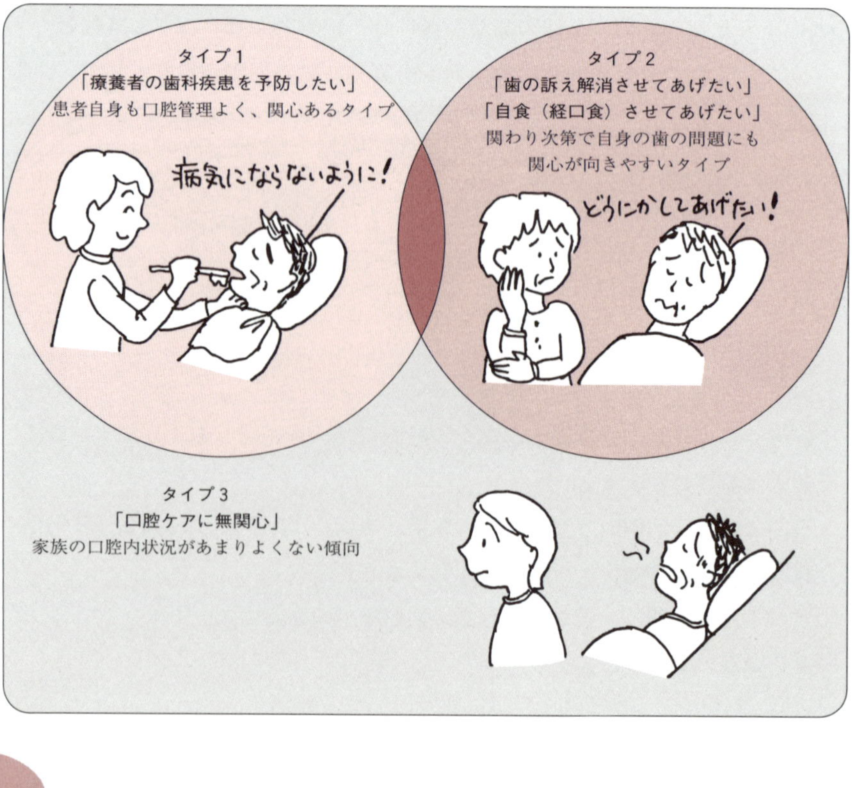

タイプ１
「療養者の歯科疾患を予防したい」
患者自身も口腔管理よく、関心あるタイプ
病気にならないように！
タイプ２
「歯の訴え解消させてあげたい」
「自食（経口食）させてあげたい」
関わり次第で自身の歯の問題にも
関心が向きやすいタイプ
どうにかしてあげたい！
タイプ３
「口腔ケアに無関心」
家族の口腔内状況があまりよくない傾向

問題は家族重積性がある

○在宅ケアを支える種々の社会資源は整いつつあるが、それでも介護する家族の負担は大きい。要介護者を抱えた家族は、介護者自身の病気や心身のストレス・経済的な困窮など、問題が相互に連携し重積した状況を抱えていることが多い。

○多くの問題にさらされた家族ほど、家族構成員の口腔内の問題は、痛みや不自由などはっきりと目に見える形とならない限り、見過ごされがちだ。たとえ気づいたとしても、手が回らないことも多い（特に左図のタイプ2とタイプ3）。

親の介護に追われ、子は虫歯を多発している。

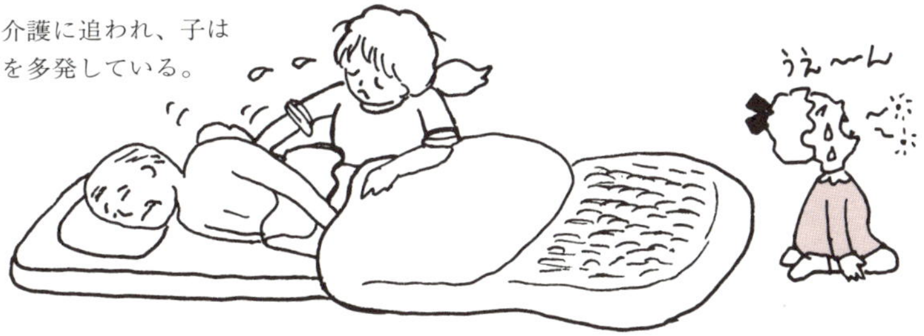

夫の介護に追われ、自身の歯どころではない。

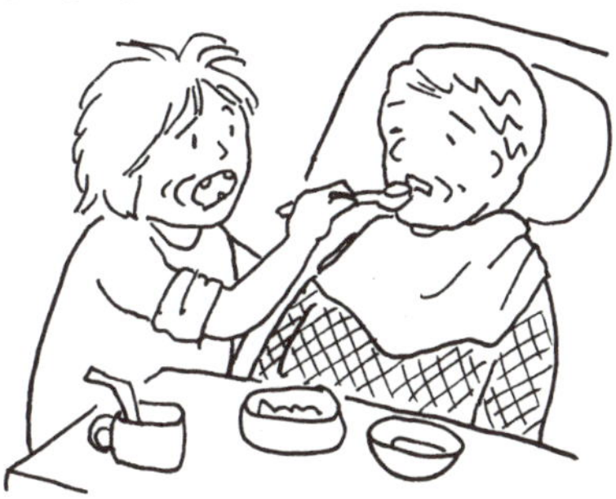

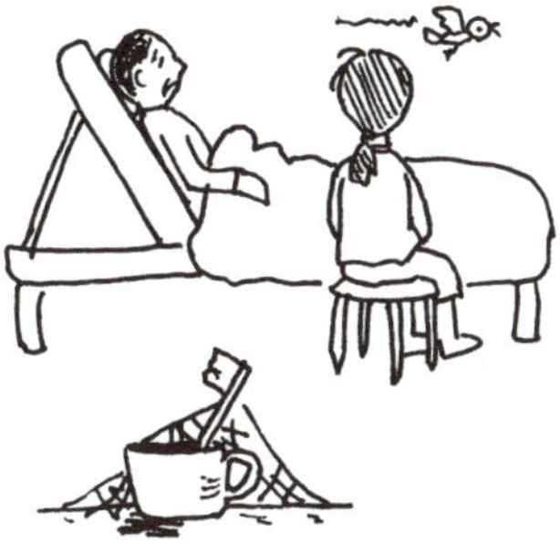

片麻痺の夫を、自分の歯も磨かない痴呆傾向の妻が介護している。

訪問時にできる家族への歯科保健指導

○タイプ３の家庭でも、専門職のケアの効果を見せ（腫脹や出血のある歯肉が美しくなった写真など）、「あなたの歯肉もこのように改善しますよ」などと徐々に水を向けていくとよい。

○多問題の家族に対して、介護の負担増となる指導は要注意だ。前ページのタイプ１と２ならば、療養者への専門的口腔清掃（快感ブラッシングなど ☞8-3）を目にすると、自分の介護に取り入れようという心が動くはず。

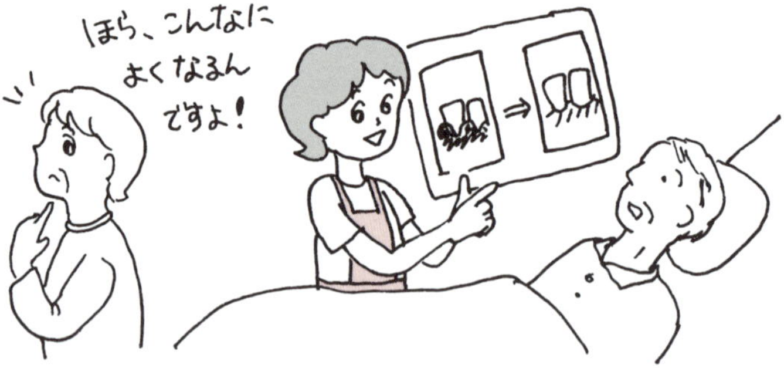

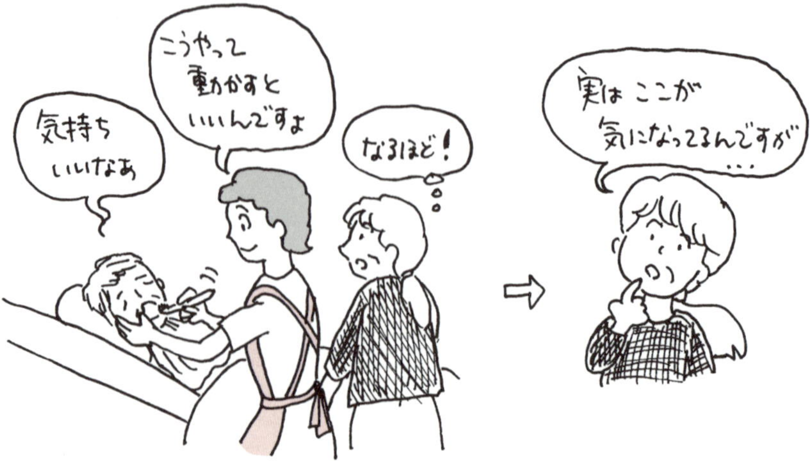

地域の歯科保健事業を把握して活用しよう

○訪問ケアは歯科保健の「ご用聞き」の役目もある。潜在的な問題にも積極的に市町村や保健所の歯科保健事業と連携して、家族の口腔の健康問題への視点も忘れてはならない。

○継続的な訪問口腔ケアは、医療保険や介護保険での実施が一般的だ。しかし、家族支援などが中心なら、市町村などの訪問事業（保健事業）も平行した実施が可能だ。（☞1-5）

○歯科保健への理解や関心を高めた上で、種々の歯科保健事業への参加を促進しよう。

○他の歯科保健事業に従事する歯科衛生士とも連携して、小児や成人までハイジニスト・サマリー（☞4-13）などの普及を図っていこう（歯科衛生士の社会的地位も高まるぞ！）。

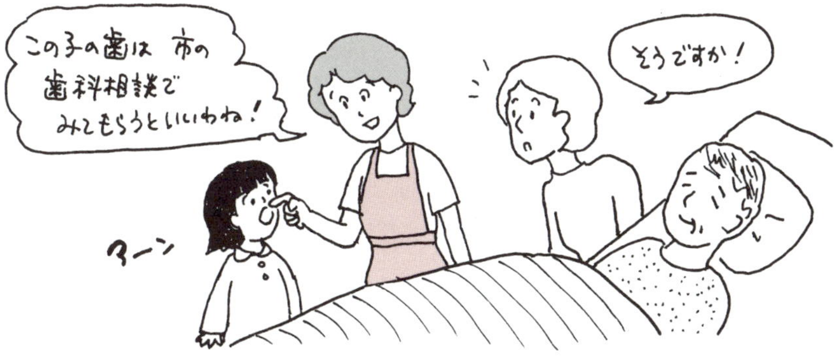

ポイント

！訪問対象者だけではなく、家族の中の問題を見抜く視点が必要だ。

！自分の行っている訪問事業だけでなく、市町村や保健所の小児・成人などの歯科保健事業もよく知っておくこと（必要に応じて連携がとれること）。

施設への訪問口腔ケア

施設から、入所者への訪問診療や訪問口腔ケアの依頼を受けることがある。この場合、施設側から対象者への全身的状況などの情報収集が必要になり、施設での生活や介護環境を踏まえ、施設職員への情報提供などの口腔ケア指導が求められる。またその成果をベースに、個々のケース訪問にとどまらず、入所者全体や施設職員への集団指導、施設全体の集団管理や環境整備まで、口腔ケアを支援する活動や連携体制に発展できれば理想的だ。

歯科特有の訪問診療体型

○特別養護老人ホームや老人保健施設など社会福祉施設への訪問歯科診療・訪問歯科衛生指導は、診療報酬制度上（平成6年の改定）で可能になっている。

※ただし、医療保険制度・介護保険制度における訪問指導の給付としては、個別で行われるものが対象である（介護保険でも生活の場としての施設へは居宅療養管理指導となりうる）。

○特別養護老人ホーム・老人保健施設では、協力歯科医療機関を定めている。

施設口腔ケアに特有の5つの鍵

～これらを踏まえて口腔ケア充実への作戦を立てよう！～

1．施設長

○施設内の口腔ケアにもっとも影響ある要因。

○意識や理解度により、職員や環境、費用などの問題を変革するポイントとなる。

○「あの施設では口腔ケアをよくやる」という利用者およびその家族からの評判や、口腔ケアの結果をわかりやすいデータ値で示すことが重要。

2．施設職員

○その質（意識、理解、技術）と量（人手）。

○口腔ケアを担う職員、いつ、どこで、だれが、どのように？（マニュアルあるのか？）

○口腔ケアによる介護負担・看護負担の軽減（熱発減少、食事介助の負担減）や介護職・看護職としての満足度の向上で、口腔ケアをモチベートする必要。

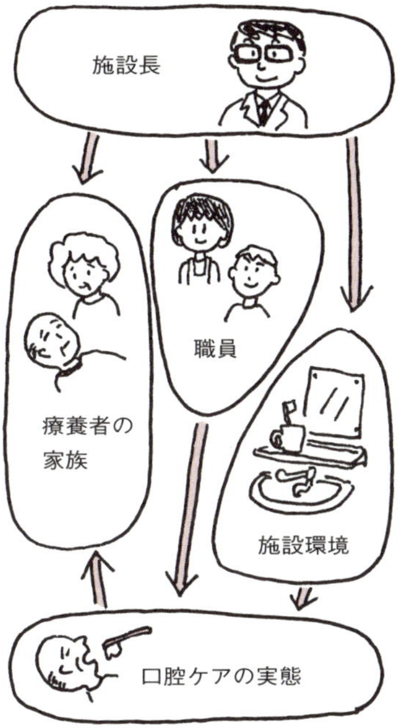

3．療養者（利用者）の家族

○その場にはいないことが多いが、施設選択の意志決定にもっとも影響する。

○療養者本人だけでなく、施設を介して家族との意志疎通も不可決である。

4．施設環境整備

○よりよい口腔ケア実施面から、変えられる部分と変えられない部分がある。

○口腔ケアのための洗面所は（位置、利便性は）？　歯ブラシや義歯の保管場所は？

○歯科診療用の設備（ユニットなど）を持つ施設も少なくない。

5．費用負担

○個別の訪問事業としては、医療保険や介護保険の給付がある。

○現状では集団指導や施設管理は制度にはない。道義的なサービスか、施設負担か、利用者負担かになる。

今後、口腔ケア全般についての歯科医療機関と施設との日常的な連携体制づくりが重要になる。両者の円滑かつ継続的な協力関係のためには、契約関係に基づく（契約約款）体制整備が望まれる。

施設口腔ケアの情報把握と指導の勘所

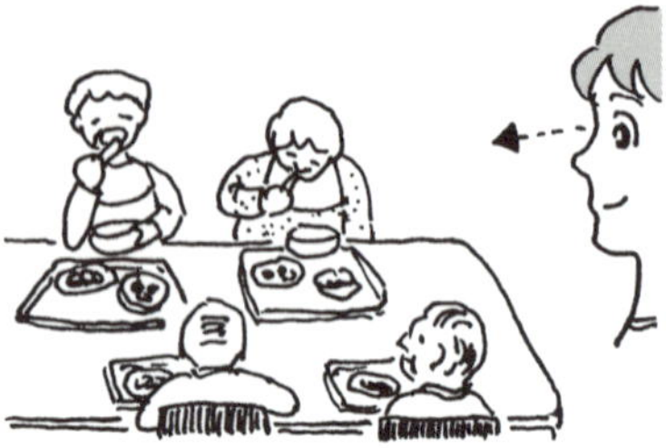

1．全身状況（特に熱発日数）

○効果的な口腔ケア実施で、呼吸器感染（熱発日数）の減少は？

○メリハリや覚醒の効果は？　口臭減少効果は？

2．食事状況、摂食嚥下状況（☞7-5、8）

○むせているか？　丸飲みは？　食事時間は？……など

○姿勢は？　食卓の高さは？　食具は適切？　食事介助の方法は適切？など

3．いつ、どこで、誰が、どのように口腔ケア（口腔清掃）

○口腔清掃の方法？　口腔ケア用具の選択と使用方法？

○本人にやる気を起こさせる方法は？（☞4-4、5）

○口腔衛生面、口腔機能面から**口腔ケア必要度**を。

※口腔ケア集団管理のためのランキングも便利。

◎口腔ケア・ニーズランク◎

ランク1：	現状維持
ランク2：	介護・看護職の日常口腔ケアの強化
ランク3：	ときどき専門的口腔ケアが必要
ランク4：	当分頻回の専門的ケアが必要

4．歯ブラシの管理状況・義歯の保管管理状況

○経口感染の危険性……口腔内バイオフィルム（歯垢、デンチャープラーク）に多いMRSAが、義歯や歯ブラシを介して感染する可能性。

○義歯への名前入れが問われる（痴呆性老人など間違える）……本人家族以外の者が技工物に加工すると、法的には問題（歯科技工行為）になる。歯科医に依頼するのがよい。

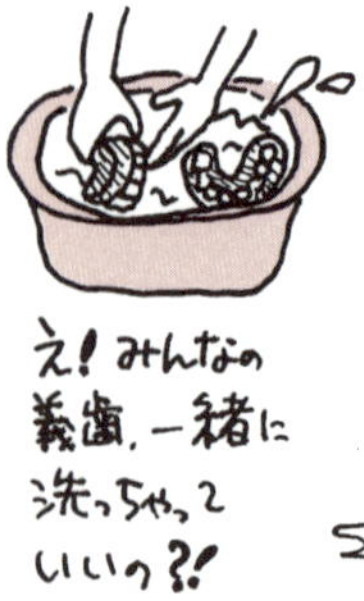

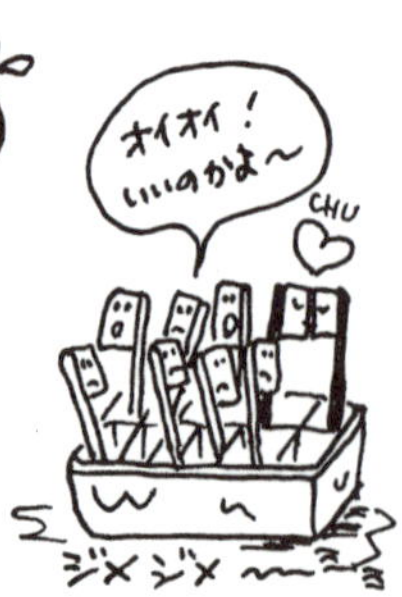

○就寝時の義歯の取扱い……外すか、外さないか（☞5-13）。

5．口腔ケアを生活ケアに組み込むか？

○入浴時に、傍らで義歯洗浄も（入れ歯の入浴）。

○口腔ケア重点週間などの設定（呼吸器感染の増える冬に有効）。

○食前の健口体操（舌体操）の替え歌（☞8-11）や食後の歯磨き音頭など、組織的な取り組み、集団力学の活用が、施設ならではの利点。

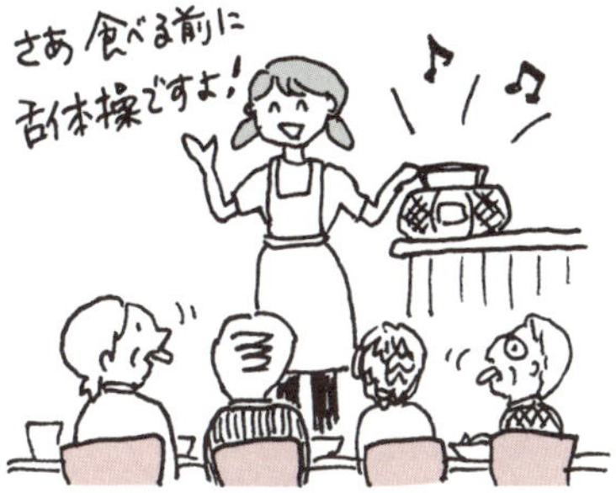

6．口腔内観察の習慣づけ

○施設職員に口腔内の見方を教えておこう。

7．口腔ケア設備環境への対応（☞9-5）

○水場の工夫……洗面台の高さや蛇口の開閉、鏡の角度などの使いやすさは？

○固定式義歯用ブラシの設置など機能低下に対応した工夫など。

8．集団生活としての事故防止

○洗口剤や義歯洗浄剤など、個人利用のものでも職員に管理してもらう（☞1-13）。

※痴呆老人が、他の入所者の洗口剤などを誤飲する事故もある。

ポイント

！家族や施設長への情報提供には、口腔内写真も有効である（☞8-10）。

！施設は、口腔ケアの効果を集団的に評価できる場として貴重だ!!（評価指標は、口臭、熱発、食事内容、食事時間など）

！口腔ケアの結果を療養者（施設利用者）の家族に返せるような、わかりやすい「口腔ケア結果票」を作成しておこう。

！施設職員用の口腔ケア用マニュアル作りを積極的に支援しよう。

立体アセスメント
～検討フレーム活用・応用例～

●使用例1●

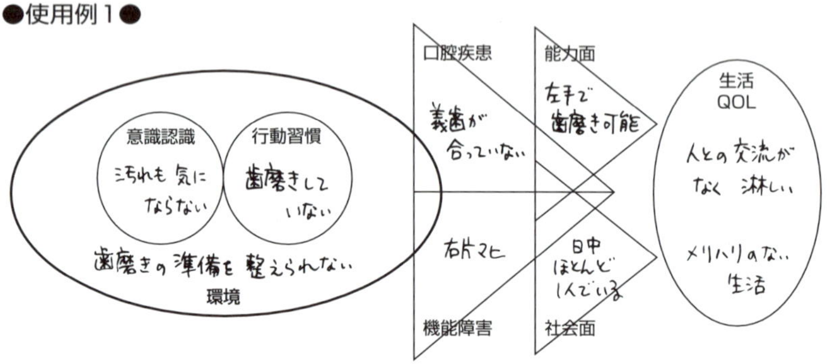

この人が歯磨きをしていないのは、脳血管障害の後遺症で右手が使えないことだけが原因ではない。今までどんな人生を送ってきたかを知り、そこから解決要因を見いだそう。

●使用例2●

環境	意識認識	口腔疾患	能力面	生活QOL
居室が2Fのため、1日中ベッドで過ごす	はっきりしている	義歯ない	高齢のため上手には磨けない	入浴したいができない
	行動習慣	機能障害	社会面	
	一応自分で歯磨きする	歩行不可	妻と2人暮らし	外出もずっとしていない

ほとんど歯はないが、高齢のため、本人に義歯作製の希望はない。残存歯のケアを妻にしてもらうのが望ましい。またデイサービスを利用すれば、外出の機会が生まれ入浴もできる。この時に合わせ、専門的口腔ケアを実施しよう（デイサービスセンターへの訪問）。

第 7 部

病気・障害に対応した口腔ケア

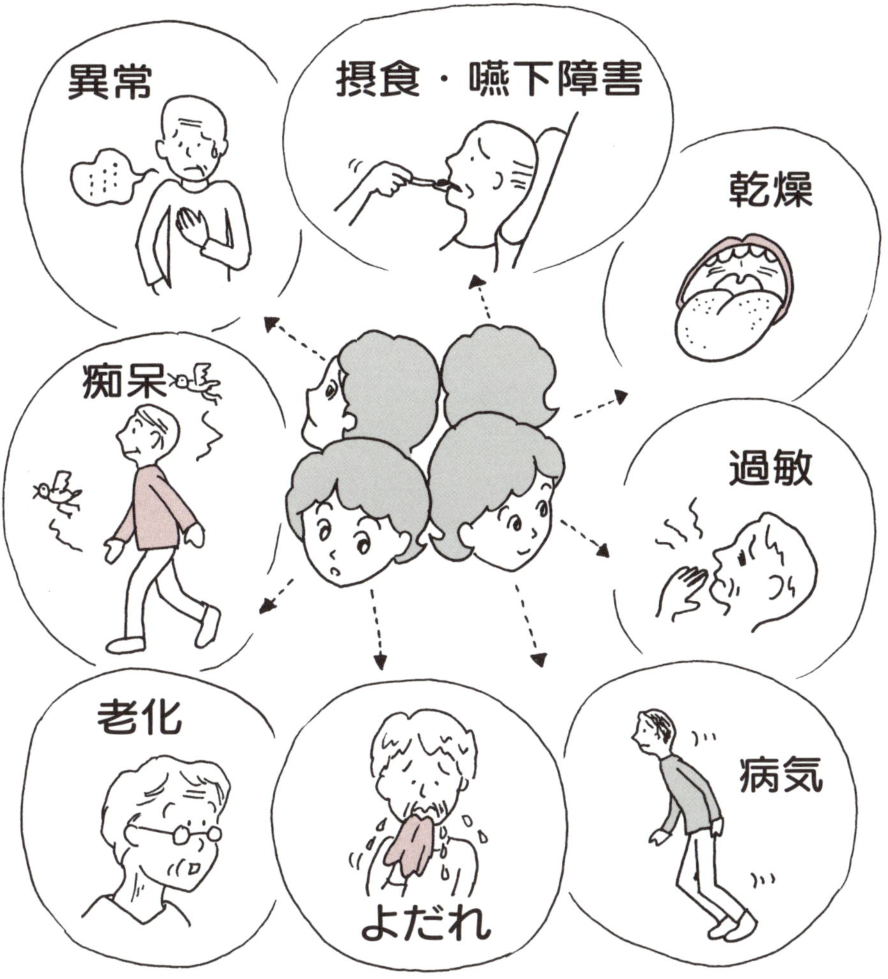
異常
摂食・嚥下障害
乾燥
痴呆
過敏
老化
よだれ
病気

加齢に伴う口腔変化

加齢とは、時間経過に伴って生体に起こる形態的、機能的変化をいう。口腔諸組織においては、普遍的に起こる加齢変化の他に、長年にわたる生活の中で経験した病的変化や後遺症などが複雑に絡み合っている。そのため、加齢変化と病的変化を明確に区別することは難しいが、加齢とともに口腔に生じる一般的な変化については知っておこう。

唾液分泌量の加齢変化

○加齢に伴い唾液分泌量は減少するといわれているが、これは安静時における分泌唾液で、刺激を加えたときの流量には、成人と高齢者とでは変化はない。

○高齢者が口腔内乾燥を訴えるのは、主に薬剤の副作用、頭頸部への放射線療法、全身疾患などが考えられる。

○口腔乾燥が生じると、感染防御能の低下、口腔痛や味覚異常が引き起こされる。

○唾液分泌量が少ない場合は、まず服用薬剤を見直し、感染症の予防や義歯の安定、粘膜保護の目的で抗菌性洗口剤の使用も視野に入れ、機能面を含んだ口腔ケアを徹底させる（☞5-20、21、22、23）。

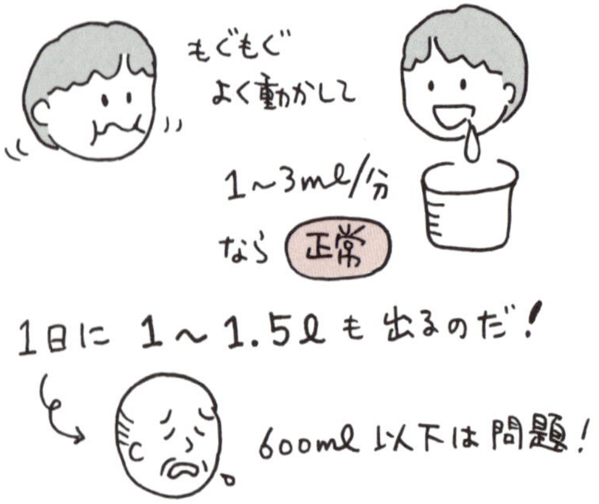
もぐもぐ
よく動かして
1～3ml/分
なら 正常
1日に 1～1.5l も出るのだ！
600ml 以下は問題！

口腔粘膜・味覚の加齢変化

○口腔粘膜では、上皮層は薄く角化傾向が強くなり、弾性が消失する。舌粘膜は薄くなり、舌乳頭、味蕾の数が少なくなる。

○味覚も加齢により感受性が低下するといわれている。実際には、**右図**のように酸味・甘味の低下はわずかだが、塩味・苦みの低下が著しい。

○味覚の低下は、食事性、薬剤性、全身疾患などにより、味蕾細胞の新生交代が円滑に行われないようなときに生じる。味蕾細胞の交換には亜鉛が必要であるが、特に降圧剤、利尿剤、糖尿病治療薬には亜鉛の働きを阻害する物質が含まれている（☞7-13）。

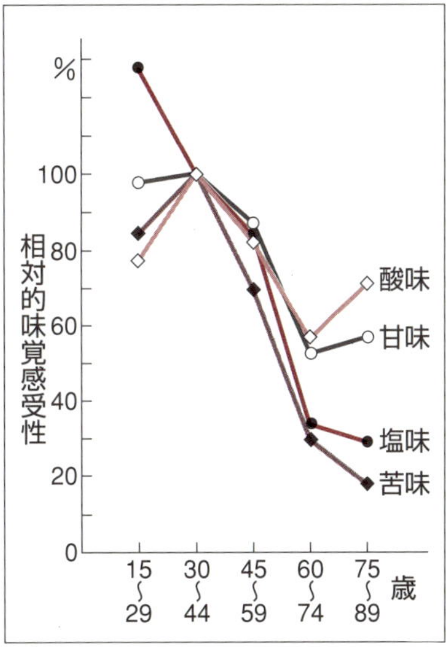

酸味・甘味に比較すると、特に塩味・苦みの低下が著しい（船越正也. 歯科生理に強くなる本. 東京: クインテッセンス出版, 1983; 85. より引用改変）。

嗅覚の加齢変化

○加齢に伴う嗅覚の低下も著しい。

○老人の「何を食べても美味しくない」といった訴えは、嗅覚に依存するところも大きいかもしれない。

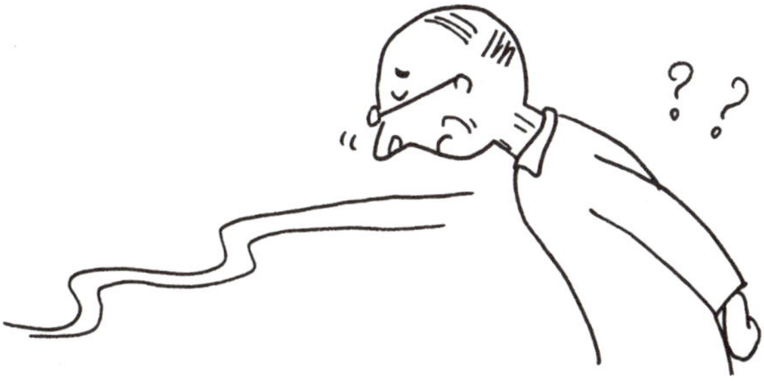

歯の加齢変化

○歯肉の退縮、唾液の停滞と相まって、歯頸部う蝕が発生しやすくなる。長期間放置されたう蝕では、加齢とともにセメント質の添加が起こり、歯根が肥大したり骨と癒着していることが多い。

○歯槽骨は、歯の喪失が大きく影響してくる。歯を喪失することにより骨芽細胞が減少し、歯槽骨の改造現象が低調になる。

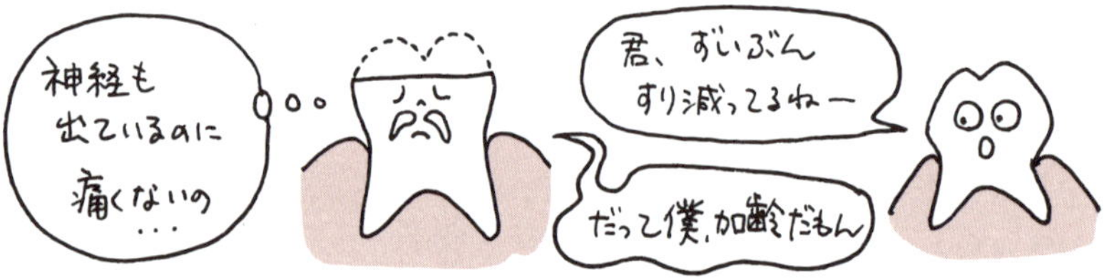

嚥下機能の加齢変化

○口唇、舌や咽頭の筋力は低下する。咽頭腔は拡大し、そのため鼻咽腔閉鎖も不完全になりやすい。したがって、嚥下時に口腔内圧が瞬発的に高まりにくく、嚥下力は低下する。

○喉頭の位置は、年齢とともに下降する。したがって、喉頭挙上がしにくくなるために、嚥下時に喉頭の閉鎖が不完全になり、“むせ”が生じやすい。また、喉頭蓋谷や梨状窩の貯留も目立つようになる。

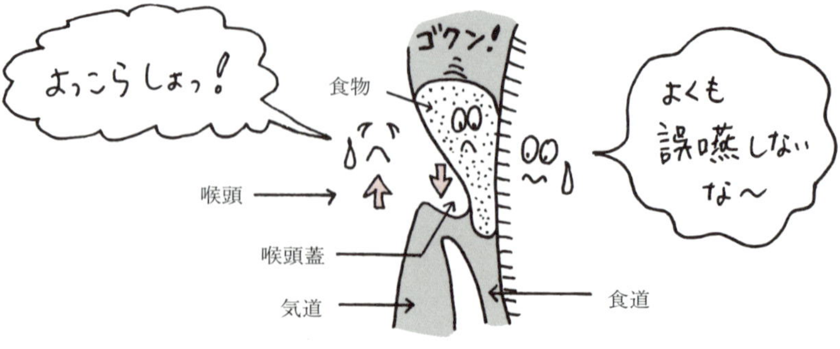

○これらは、嚥下器官も筋力、持久性、瞬発力などが若年時に比べて低下したために生じる。嚥下しやすい量が変化し分割嚥下が見られたり、嚥下反射が誘起されるまでに時間がかかったり、咽頭期の時間が短縮されたり、あるいは食事時間が長くなったりといったことは、ある程度までは加齢とともに獲得された代償的手段であると解釈できる。

加齢に伴う口腔領域の諸変化一覧

部位	諸変化
歯	色調の変化、咬耗、歯髄腔の狭小化、歯の喪失
歯周組織、口腔粘膜	歯肉の弾性低下、歯肉退縮、乾燥や退行性に起因する弾性の喪失、角化症、口角症
歯槽骨と顎骨	吸収添加、骨粗鬆症
咀嚼筋など	筋線維の萎縮、収縮力の低下
唾液腺	薬剤作用による口腔乾燥症、感染防御能の低下や味覚異常を引き起こさせる。
舌	共有ビタミンB複合体の欠乏と思われる退行性舌炎、舌筋の萎縮、舌突出力の低下

ポイント

！口腔という器官ひとつをとっても、加齢現象は機能面、形態面の変化がお互いに関連し、影響を与えている。

！加齢変化は疾患ではないが、全身疾患や障害による病的変化の特異性と併せて勉強する必要がある。

！徐々に生じる加齢変化を踏まえて、代償方法、日常生活上での注意などのケアを組み立てていこう。

高齢者・療養者に よくある病気や異常

歯科衛生士は、病気や異常を診断する必要はない。しかし療養者の口腔ケア領域以外でも、また口腔領域から見て全身症状の一部として、何かおかしいという状況がわかる（発見者たる）ことが大事である。もし、口腔領域に関連することであれば歯科医師に、またはっきり全身状況に関わるようなことならば医師や看護婦に連絡して、その状況を確かめてもらおう。

基本的に心得ること

○急性症状か？　慢性症状か？

○高齢者の現れ方は違うぞ！　若者と違い、胃が痛いといっても、胃の疾患でないかも？（高齢者の症状病気の特徴を知ろう）

○問診の大事………以下の13項目でチェック。

○医療との連携……平素からの連携が大切。（☞4-13）

問診は13項目で

	問診13項目（竹内孝仁　☞ 付録13）	考えられること
見通しつけにくい 全身状態に広がっている	①元気がない	
	②気分すぐれない	
	③食欲ない	
	④夜眠れない	何か心配事
	⑤熱がある	風邪や肺炎、高齢者は脱水
	⑥咳や痰が出る	心や肺の異常に起因*
	⑦頭が痛い	偏頭痛から血圧、風邪など
	⑧胸や腹が痛い	心臓と消化器の問題
	⑨動悸や息切れがする	心臓疾患か肺の喘息
	⑩下痢や便秘をしている	消化器の病気
	⑪身体がかゆい	老人性の皮膚掻痒症
病気のターゲットが はっきりしている	⑫手足や腰が痛い	神経痛、関節炎、腰痛
	⑬その他	

*風邪や気管支炎が多い

高齢者の病気・異常の特徴

◯典型的な局所症状は少ない……『何となく息苦しい』でも注意しよう！

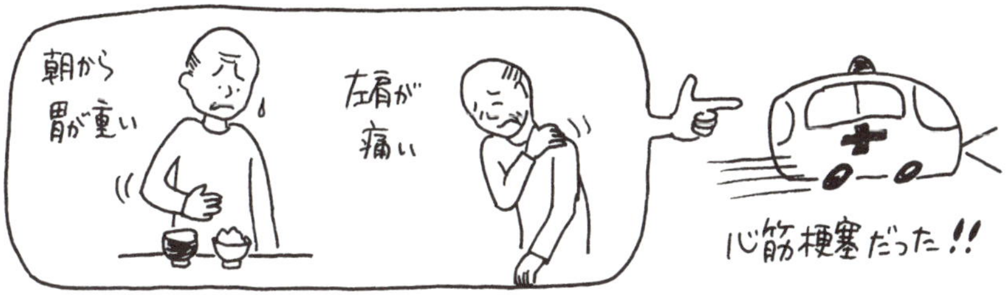

◯全身症状となって現れる……局所にはっきりとした症状が少ない。全身的に活動性が低下してきたら注意が必要だ。元気さは重要な目安だ。

◯意識障害を併発しやすい……身体に病気や異常があると、その影響として意識が乏しくなったり、言葉が少なくなったり、痴呆症状を呈しやすい。

◯合併症を起こしやすい………同時に多くの病気を持っていたり、合併症を次々起こすこともある。

◯脱水が思わぬ生命取り………水分摂取管理を結構気をつけなければいけない（猛暑の日の脱水などよくあるので注意　☞9-3）。

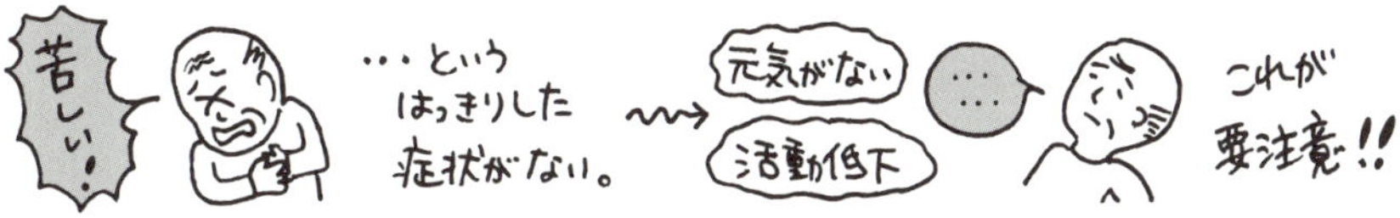

ポイント

！高齢者では、「元気がない」がもっとも病気をキャッチしやすい。こんなありきたりのことが、もっとも大事である。

！問診時は、必要に応じて血圧や脈拍などバイタルサインのチェックを行なおう（☞3-5）。

よくある病気・疾患と問題行動

よくある症状・病気		よくある問題行動	
転倒	脳血管障害（脳卒中）	物忘れ	錯誤
めまい・ふらつき	脳出血	徘徊	異色行動
尿失禁	脳梗塞	不眠	大声
便秘・下痢	脳循環不全	暴力	介助に抵抗
床ずれ	脳虚血性発作	被害的	帰りたがる
高血圧	パーキンソン病	収集癖	場所失見
動脈硬化	骨粗鬆症	火の不始末	幻聴・幻覚
脱水	変形性膝関節症	迷惑行動	異性に興味
耳鳴り	狭心症・心筋梗塞	物の破損	意識希薄
不眠	心不全		感情不安定
精神障害	肺炎		
痴呆	白内障・緑内障		

◎よく出会う疾患ミニ解説◎

○脳卒中

- ３つの種類があり、症状は障害される場所によってさまざま。
- **脳出血**：高血圧が原因で、脳の中の血管が破れ出血する。急に片麻痺や意識障害が生じる。
- **脳梗塞**：脳の太い血管が詰まって、脳の一部が死んでしまう。片麻痺や意識障害が、数日かけて生じる。
- **くも膜下出血**：脳動脈瘤が原因で、脳表面のくも膜下に出血する。突然の激しい頭痛で始まる。
- 脳梗塞が一番多く、脳出血、くも膜下出血と続く。

○脳血管性痴呆

- 大脳の細い血管が詰まってしまうことから生じる痴呆。
- 太い血管が詰まってしまうと麻痺などが生じる脳梗塞だが、細い血管だと大脳の知的な機能、運動機能などが徐々に失われていく。特徴として脳の動きが部分的に障害される。
- 症状は、頭痛、めまい、手足のしびれなどが始まりで、不眠症や物忘れ、鬱症状などが現れる。
- 老人性痴呆の中で、一番多い症例。

○アルツハイマー症

- 45～60歳くらいまでに発病。脳の中の神経細胞の機能が、だんだんゆっくりと障害され、ゆっくりと痴呆が進行していく。
- 症状は物忘れが目立つようになり、昔のことは記憶しているが、新しいことは覚えられない。
- 直前に行ったことを忘れるため、物をなくしたり、水道などを出しっぱなしにしてしまう。

次ページにつづく

◎よく出会う疾患ミニ解説◎

○肺炎

・病原体が気管から肺に入り生じる炎症で、細菌性肺炎、マイコプラズマ性肺炎、ウイルス性肺炎、真菌性肺炎や、嚥下がうまくできずに食べ物などが入り生じる誤嚥性肺炎がある。

・症状はそれぞれの肺炎で異なるが、数日にわたり倦怠感、発熱、咳、食欲不振、悪寒、戦慄などが生じる。

・ただし高齢者の場合、重篤な肺炎でも発熱、咳などの症状があまりでない場合がある。

○高血圧

・収縮期血圧（高い方）が160mmHg 以上、拡張期（低い方）95mmHg 以上を高血圧という。

・血圧が高いことにより生じる重篤な疾患が多数あり、高血圧と診断されたら早期に治療、生活指導を受けることが肝心。

・ほとんどの高血圧は、生活習慣の改善や薬によりコントロール可能。

・症状は多岐にわたり、心筋梗塞、脳卒中、腎障害、高度の動脈硬化など、各重要臓器で重篤な疾患を引き起こす。

○狭心症

・心臓の心筋に栄養と酸素を供給している血管が一時的に流れが悪くなり、心筋が酸素不足になり苦しがる病気。

・症状は一時的だが、胸が締めつけられるように苦しい。胸だけではなく、背中にも痛みが生じることがある。

・痛みの持続は通常２～３分、長くて10～15分。多くは安静にしていると自然に治る。

○心筋梗塞

・心臓の心筋に栄養と酸素を供給している血管が詰まり、心筋に酸素が供給されず心筋の一部が死んでしまう病気。

・症状は胸が締め付けられるように苦しく、息苦しくなる。肺に水がたまり、脈が弱く乱れ、意識障害も出現する。

・治療せずに放置すると、24時間以内に半分以上の人が死亡する。

○肝炎

・日本では、肝炎の原因はほとんどがウイルス感染による。肝炎ウイルスは現在、A・B・C・D・Eが知られている。この他に、薬剤性の肝障害がある。

・症状は急性の場合、倦怠感、食欲不振、発熱、黄疸、意識障害がある。慢性の場合は、症状はほとんどない。

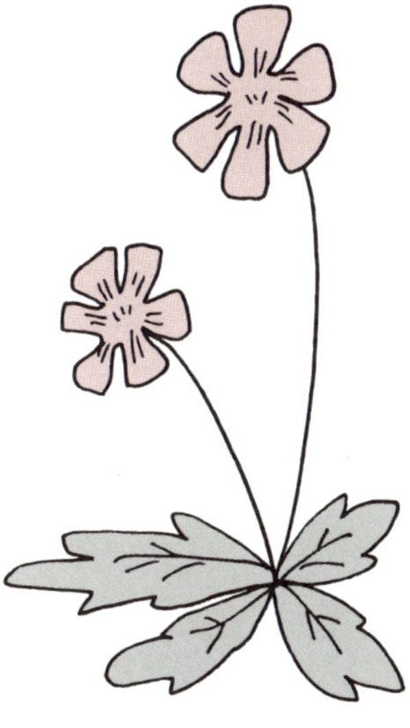

摂食・嚥下のメカニズム

在宅や施設での生活上、食事がうまくとれないということは、QOL の向上のみならず、生命活動の維持にもかかわる重大な問題である。この食物を取り込み胃に送り込む一連の行為（機能）は、「摂食機能」と「嚥下機能」を別に考えるのではなく、「摂食・嚥下」として５つのステージに区分すると整理しやすい。各ステージのメカニズムを十分理解することで、摂食・嚥下機能の保持増進やリハビリに果たす口腔ケア担当者の役割が明確になる。

先行期（または認知期　anticipatory stage）

○目の前に出された食物が何であるかを認識し、口腔まで運ぶ時期。

あらかじめ五感を働かせて、食物の硬さ軟らかさ、熱さ冷たさ、味、臭い、噛む力などを予知し、認識している。
※予知、認識に障害（痴呆など）があると、口に運ぶ速さや量が調節できないことがある。

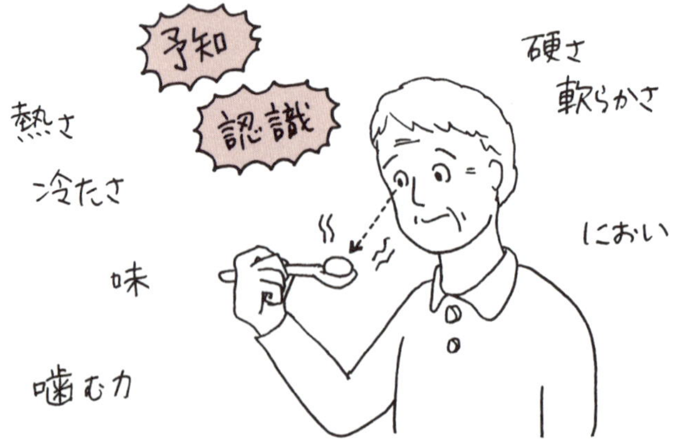

※視力が衰えているだけでも、予知や認識が障害される。一度あなたも眼を閉じて食事をしてみると（介助を受けるとなおさら）、摂食や嚥下がとてもぎこちなくなることが理解できよう。

準備期（または咀嚼期　preparatory stage）

○食物を口腔内に取り込み、咀嚼をして食塊（嚥下するために咀嚼後、一塊となったもの）を形成する時期。

前歯で取り込まれた食物は、**舌**で臼歯の咬合面に**運ばれる**。臼歯で物を嚙むということは、内側から舌、外側から頬が適当な緊張で食物を咬合面上に**保持**することによって可能となる。さらに**唾液**と混ざり、飲み込みやすい形としての**食塊**となる。
※口唇、頬に麻痺などがあると、咀嚼中に食物が口腔前庭に落ちやすい。

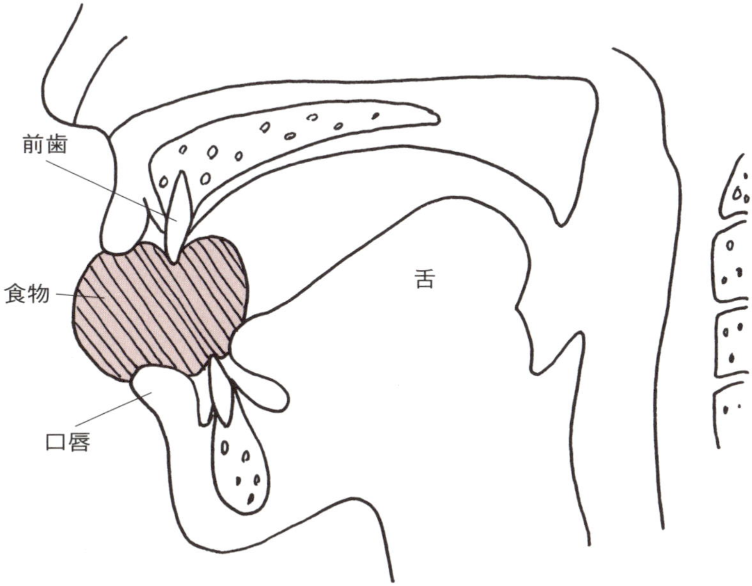

ポイント

！先行期、準備期は、大脳皮質運動領域からの命令により行われる随意運動の範囲であり、次ページの口腔期は不随意運動へ移行する段階である。

7－3

口腔期（oral stage）

○嚥下反射の開始により、食塊を口腔から咽頭へ移送する時期。

嚥下が開始するときは、上下歯が噛み合い（下顎の安定）、**舌骨**は最大挙上し、舌は中央から奥にかけて口蓋を圧するような形になる。さらに**軟口蓋**は鼻咽腔を塞ぐために、口腔内圧が高まり咽頭方向へ食塊が移送される。このとき**呼吸**が一旦停止する。**嚥下反射**は、主に口蓋弓、奥舌、咽頭後壁（嚥下反射誘発部位）に物が触れると起こる。

※歯が噛み合わず下顎が安定しないと、舌骨は十分に挙上しなかったり、舌や軟口蓋の挙上が弱いなどで、口腔内圧は高まらない（食塊移送がスムーズにいかない）。

①正常な嚥下動作は、尖舌が歯槽隆線部をしっかり圧することから始まる。

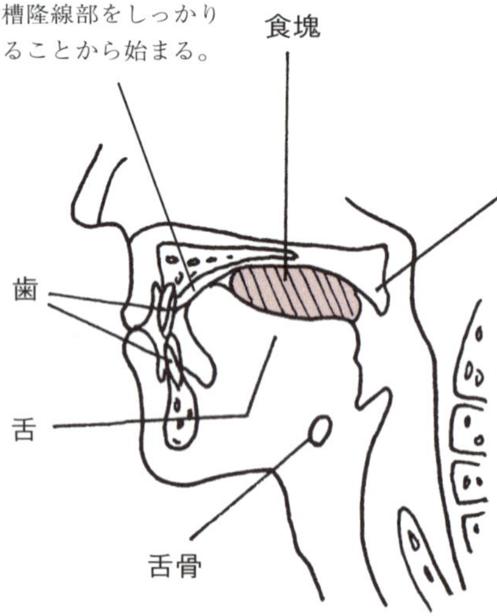

②歯槽隆線を圧していた舌尖がわずかに下がり、咀嚼が停止する。軟口蓋の上面は鼻咽頭方向に引き上げられ始め、咽頭筋の収縮によって生じる隆起が軟口蓋に接近してくる。

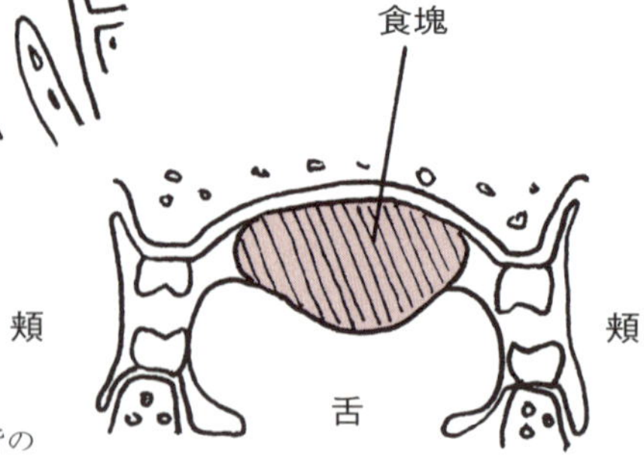

形成された食塊は、ほぼ舌中央部の舌背のくぼみに位置している。

※嚥下反射誘発部位に食塊が触れると、嚥下反射の中枢である延髄（☞2ページ先）に刺激が伝達され、即座に嚥下運動が起きる。

咽頭期（pharyngeal stage）

○口腔から送られてきた食塊が、咽頭を通過する時期。

舌骨が最大挙上するにしたがって、**喉頭蓋**は垂れ下がる。同時に**喉頭**が挙上することにより喉頭蓋が気管を封鎖する構図ができあがる。喉頭蓋の上面（喉頭蓋谷）に降下してきた食塊は、左右２手にわかれ**梨状窩**を経由して食道入口部で再び１つに収束する。このとき呼吸が再開するが、**呼気**から始まる。
※甲状軟骨を指で触れ嚥下をしてみると、挙上してから（喉頭挙上）下がるのがわかる。
※嚥下反射がおきて食塊が咽頭を通過する時間は、0.6秒ほどである。

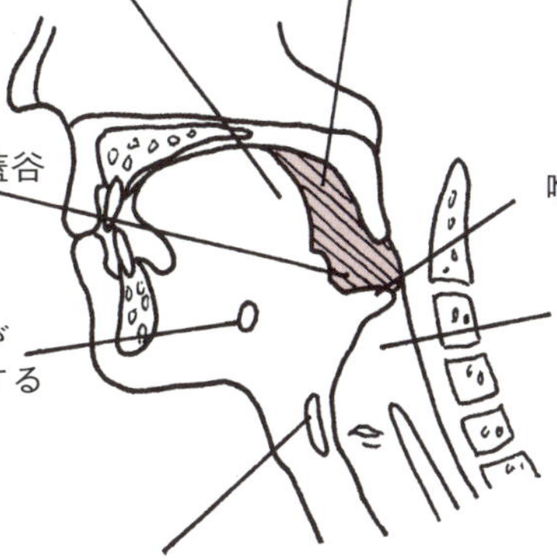

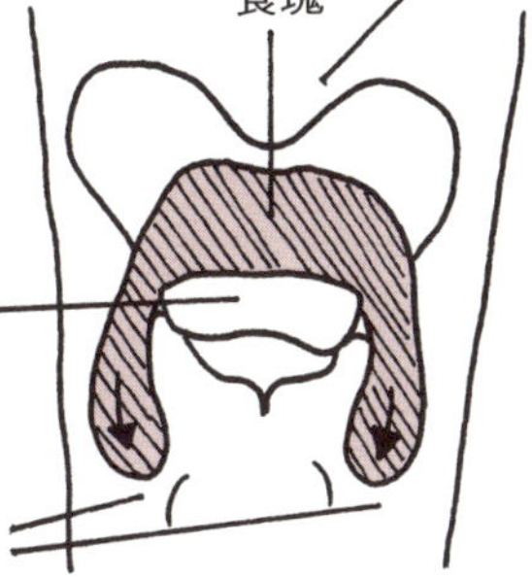

◎喉頭口を背後から見た図　（☞付録1）

舌骨が最大挙上することにより、舌は前方に引き上げられる。喉頭が上方に向かう（喉頭挙上）一方で、舌根部が後下方へ進むことにより喉頭蓋が下がり、喉頭口を塞ぐ。その喉頭蓋が下がったところへ食塊が下降してくる。喉頭蓋谷に達した食塊は、喉頭蓋の左右両脇にわかれて下方の梨状陥凹に向かう。

食道期（esophageal stage）

○食道の蠕動運動により、食道の入口部（輪状咽頭筋付着部）から胃まで食塊が移送される時期。

咽頭期で喉頭が挙上するにしたがい、**輪状咽頭筋**が弛緩し食道入口部が開く。咽頭から送られてきた食塊は、**蠕動運動**により胃へと下降していく。

脳・神経・筋・感覚器の仕組み

○以上のメカニズムを知ると、平素何気なく行っている「物を食べ」「飲み込む」ことも、咀嚼・嚥下に関わる脳・神経・筋・感覚器の仕組みをフル稼働した、非常に高度で複雑な行為であることがわかる。

○これらは、感覚性（求心性）と運動性（遠心性）の神経伝達によって、運動制御の機構が成立している。（☞付録1）

◎大脳辺縁系の各部と感覚刺激の流れ◎

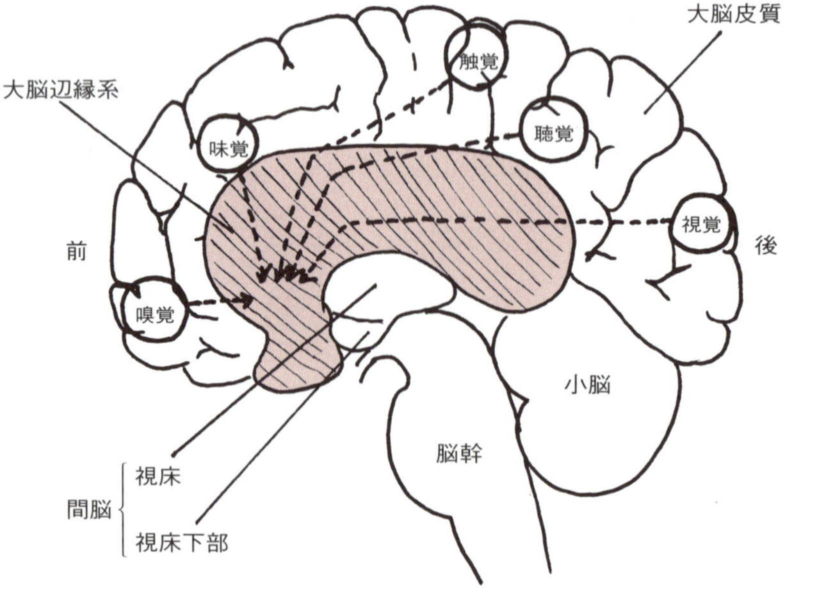

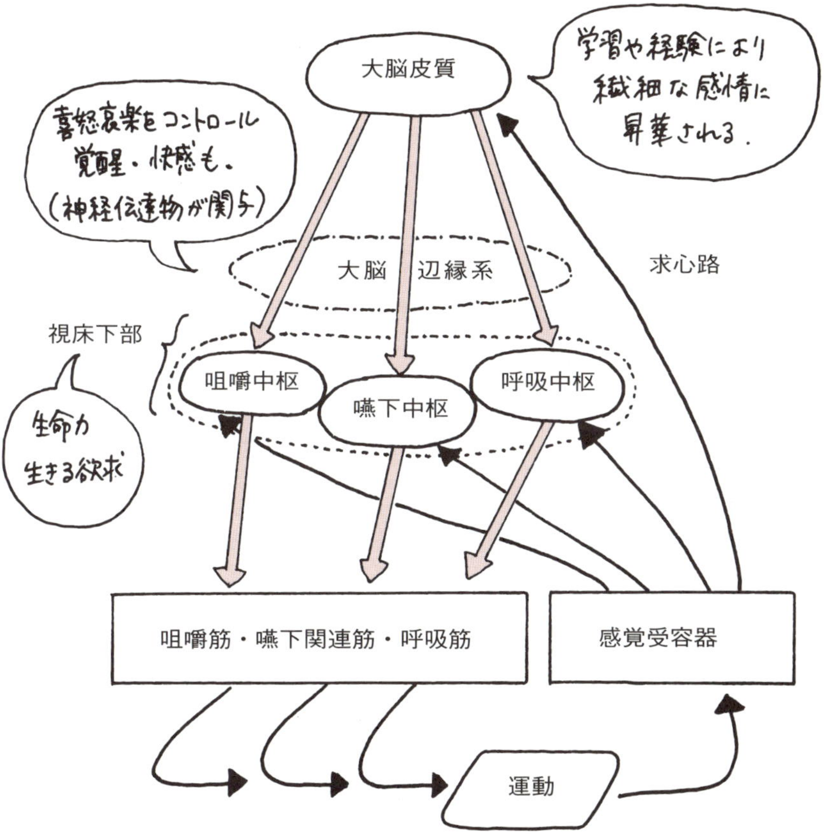

ポイント

！なんと複雑なメカニズムなんだろう！　どの部位でもわずかなダメージを受けると、全体がスムーズに働かなくなる。

！これら基本的な理解の上に、おいしく食べることを支援する口腔ケアやリハビリを展開することとなる。

脳神経の障害と口腔機能との関係

脳の病変部位がわかれば、どのような脳神経障害が現れるか、おおよその予想はできる。「嗅いで見る動く車の三つの外……」といった12の脳神経は、どこで反対側に交差するのか、どの神経が嚥下に関わっているのかなどを知ると、自ずと患者の症状に納得がいく。口腔機能障害を伴う脳卒中を例に、考えてみよう。

12脳神経の代表的障害

○「嗅いで見る動く車の三つの外、顔聴く舌は迷う副舌」と“語呂あわせ”される12脳神経の代表的な障害は、以下の表に示すものなどがある（☞付録1）。

神　経	代表的な障害	神　経	代表的な障害
嗅神経	嗅覚脱失、嗅覚鈍麻	聴神経	難聴、耳鳴、めまい
視神経	視力障害、視野狭窄（半盲）	舌咽神経	舌後1/3味覚消失など
動眼神経	眼瞼下垂、下外斜視、複視など	迷走神経	嗄声、嚥下障害、軟口蓋麻痺など
滑車神経	眼球の上外方へ偏位など	副神経	片側性麻痺時には健側に首を回転できない。
三叉神経	知覚障害、疲れ感、異常知覚など		
外転神経	眼球の外転運動不能	舌下神経	片側性麻痺時には患側に舌偏位 両側性麻痺時には舌下垂、舌音障害、咀嚼・嚥下困難
顔面神経	麻痺症状、刺激症状		

脳卒中による摂食・嚥下障害が起きるメカニズム

○以下の3つの病変で、摂食・嚥下障害が発生するメカニズムを特徴づけることができる（**詳しい症状は右ページに**）。

①**球麻痺**……直接延髄に病変が生じた場合の麻痺（脳幹の延髄は球状に見える）。

②**仮性球麻痺**……延髄よりも上位の脳に両側性病変が生じ、球麻痺と同じような症状を呈した麻痺。

③**一側性大脳病変**……大脳実質の左右どちらか一方に病変が生じた場合。

◎球麻痺◎

嚥下反射の中枢は延髄とされている。球麻痺はここが直接侵されるので、嚥下反射が起きなくなる。

【症状】

顔面、口腔、咽頭の筋肉は弛緩性に麻痺してしまう。経口摂取の可能性としては、姿勢を工夫しながら重力に任せて流動食を流し込んで行くしかない状況である。

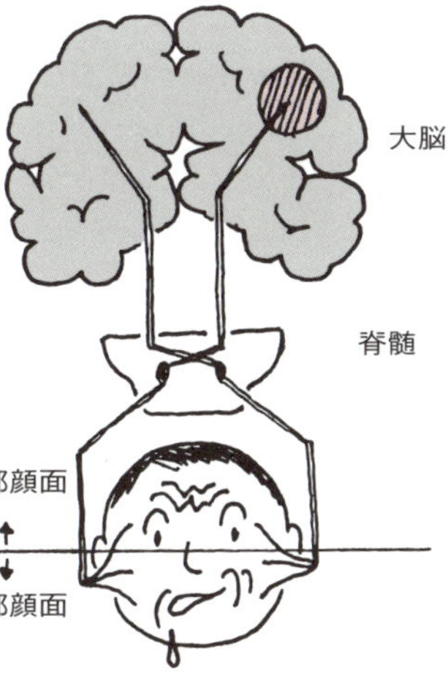

一側性大脳病変では、上部顔面は両側性支配のために額にしわを寄せることができる。しかし下部顔面は一側性支配のために、口角が下垂したり閉鎖ができないなどの症状が現れる（馬場元毅. 絵でみる脳と神経. 医学書院, 1991.より引用改変）。

◎仮性球麻痺◎

延髄が障害されていないので、嚥下反射は残っている。しかし、大脳皮質から運動命令を下す神経回路が侵されているため、随意的にゴクンという嚥下動作をするのが困難になる。

【症状】

奥舌にまで食塊が到達すれば、嚥下反射が起こるはずである。そこで、ゼリー状のものを舌後方に置き、首を少し伸展させて咽頭方向に送らせる。それから頷くように首を動かすと、嚥下が起きることがある。

◎一側性大脳病変◎

大脳の片側に病変が生じると、錐体交叉により病変と反対側に麻痺が生じる。しかし、咽頭や喉頭は大脳の「両側性支配」なので、一側性に病変が生じても反対側の大脳が機能を代償してくれる。脳卒中患者の7割がこの状況に属するが、見かけ上嚥下障害はなくても、食事に何らかの不都合を生じている可能性は大きい。

【症状】

基本的には誤嚥を伴う嚥下障害は現れないが、目の高さより下部の顔面は、顔面神経が片側性支配なので、片麻痺の症状が口腔に現れる。したがって、麻痺側口角が閉じなかったり、片側噛みをしていたり、あるいは頬や舌を頻繁に噛んでしまうなど、準備期・口腔期に障害が起きる。

ポイント

！療養者によっては、複数の疾病を合併している場合もある（典型的な症状も混在してくる）ので、既往歴を知るのが大切。

摂食・嚥下機能に問題を有する療養者のアセスメント

「上手に口に運べない」「水気の食物でむせる」「食物を飲み込めない」など、摂食・嚥下機能に問題や障害が認められる在宅療養者には、さらに一歩立ち入って再観察・情報収集し、より深く２次的アセスメントを実施しよう。この場合も、まず機能障害がどのような原因や背景により生じているのかをつかむことが重要になる。本格的な問題になる程、１人で対応するのではなく、他職種とのチームアプローチの一助として、口腔の衛生面と機能面の両面からの口腔ケアが必要になってくる。

嚥下機能の再確認

○問診やRSSTなどのスクリーニング（☞3-14）により、摂食・嚥下機能の問題や障害が疑われたら、さらなる観察により、その状況をさらにじっくりアセスメントしよう。

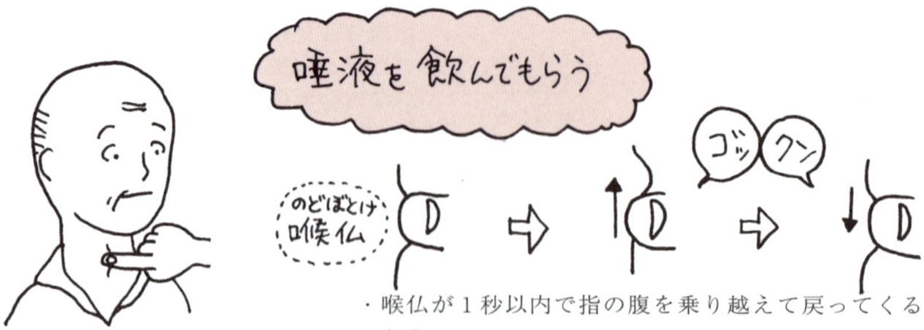

人差し指の腹を喉仏の上に軽くのせる。

・喉仏が１秒以内で指の腹を乗り越えて戻ってくるか？
・そのとき、むせはないか？
・唾液はきちんと処理できているか？

じっくり観察するポイント　～摂食・嚥下障害が疑われた場合～

○歯の状態や舌の動き、口腔内の食物残渣など観察点（☞3-8～10、13）に加え、以下のポイントも確認しよう。

口の開閉をチェック

・どのくらい開くか、顎関節を見る。

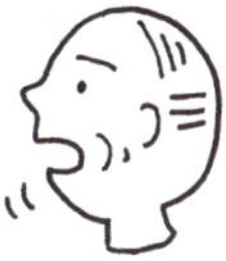

口唇の閉鎖をチェック

・筋力が弱っている？

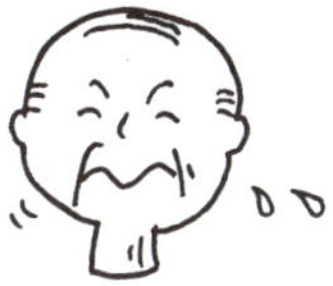

よだれの有無をチェック

・嚥下できないからよだれがでる？
・口が閉まらないからよだれが出る？

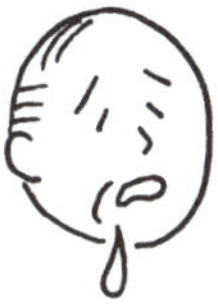

呼吸をチェック

・鼻から吸って口から出せるか？

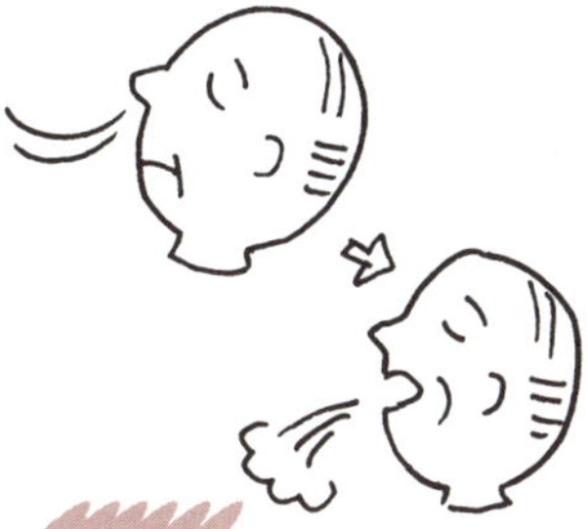

発声をチェック

・声が出るか？
・食べるとガラガラ声になる？

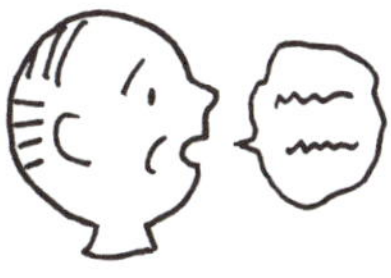

痰の量をチェック

・食事中・後に痰の量が増える？

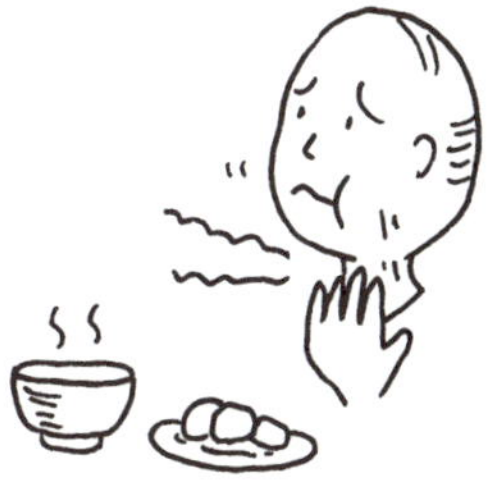

※詳細は訪問現場で使える嚥下障害の口腔機能評価項目（☞ 付録5）を参照。

7－5

その原因・誘因をおさえよう

○問題を見つけたら、それがどのような原因や誘因、背景からきているのかを確認しよう。

○摂食・嚥下機能の問題にはいろいろな分け方がある。

その１：どこの部位に問題があるか？
その２：器質的問題か、機能的問題か、心理的問題か？
その３：その結果、摂食・嚥下過程のどこに（先行期・準備期・口腔期・咽頭期・食道期）障害が生じているのか？　（☞7-3）

○特に、原因・誘因となる疾患などは、以下の下線部が多い。

①<u>脳血管障害（☞7-2、16）</u>
②<u>神経・筋の疾患（神経難病など）</u>
③薬剤中毒副作用
④外傷・炎症・腫瘍
⑤その他……・<u>義歯不適合</u>
・<u>老化による単純な機能低下</u>
・口腔が異常なる不潔で、唾液を飲まない※。
・心身的なことで口腔についての不定愁訴が出る。
・痴呆などの認知障害や、拒食症などの精神の問題など。

※唾液を吐いたり、ティッシュペーパーで拭うなどの仕草が見られる。

加齢や薬剤による影響　（☞7-1、8-12）

○さらに考えるべきことは、加齢による器官の変化や療養者特有の薬剤による機能低下で、摂食・嚥下障害を起こしやすくなっている。

◎嚥下障害の主な原因（疾患）◎

	口腔・咽頭	食道
器質的原因	・舌炎、アフタ、歯周病 ・扁桃腺、扁桃周囲膿瘍 ・咽頭炎、喉頭炎、咽後膿瘍 ・口腔咽頭腫瘍（良性・悪性） ・咽頭部異物、術後 ・外からの圧迫（甲状腺腫など）	・食道炎、潰瘍 ・ウェッブ、憩室 ・狭窄、異物 ・潰瘍（良性・悪性） ・食道裂孔ヘルニア ・外からの圧迫（頸椎症、腫瘍）
機能的原因	・脳血管障害、脳腫瘍、頭部外傷 ・脳膿瘍、脳炎、多発性硬化症 ・パーキンソン病、ALS ・末梢神経炎、ギランバレー症候群 ・重症筋無力症、筋ジストロフィー ・筋炎（各種）、代謝性疾患	・脳幹部病変 ・アカラジア ・筋炎 ・強皮症、SLE
心理的原因	・神経性食欲不振症　・心身症 ・痴呆　・鬱病、鬱状態　・その他	

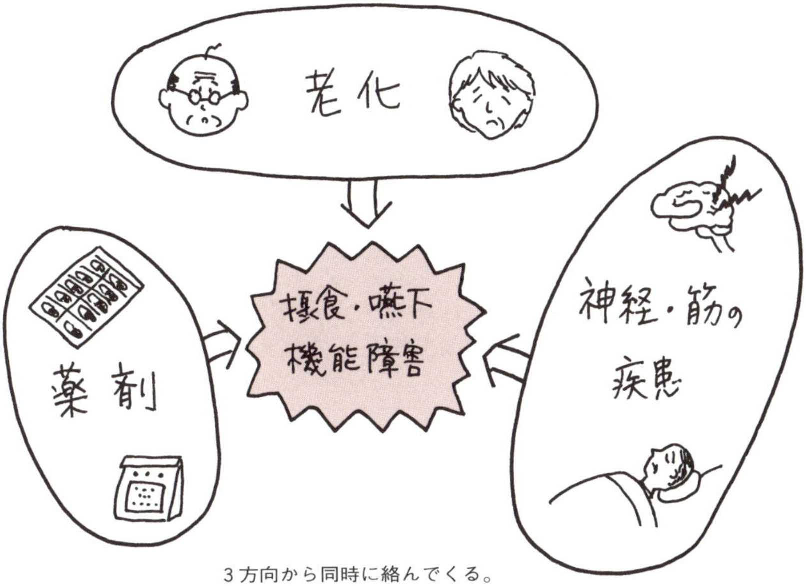

3方向から同時に絡んでくる。

摂食・嚥下機能の低下や障害に応じた在宅での口腔ケア（基本方針）

摂食・嚥下機能の障害や低下の原因・背景のアセスメントができたら、その問題に対応した口腔ケアやリハビリを展開することになる。在宅の場合、食事の介助や口腔衛生面の基本的口腔ケアに、口腔機能面の継続的な「線のケア」と節目節目の「点のケア」を織り交ぜていく。特に摂食・嚥下障害の療養者に対しては、摂食・嚥下障害へのリハビリ技術にも精通し、歯科医師の指示と連携の下、家族や他職種の理解協力体制を築いていこう。

摂食・嚥下障害への在宅口腔ケアの考え方

○摂食・嚥下障害者へのリハビリ的アプローチには、食べ物を用いる**直接的訓練**と、食べ物を用いない**間接的訓練**がある。在宅の場では、前者は「日常の食事介助」の延長線上にあり、後者は「口腔機能低下の予防・維持増進のケア」（☞5-20）の延長上にある。

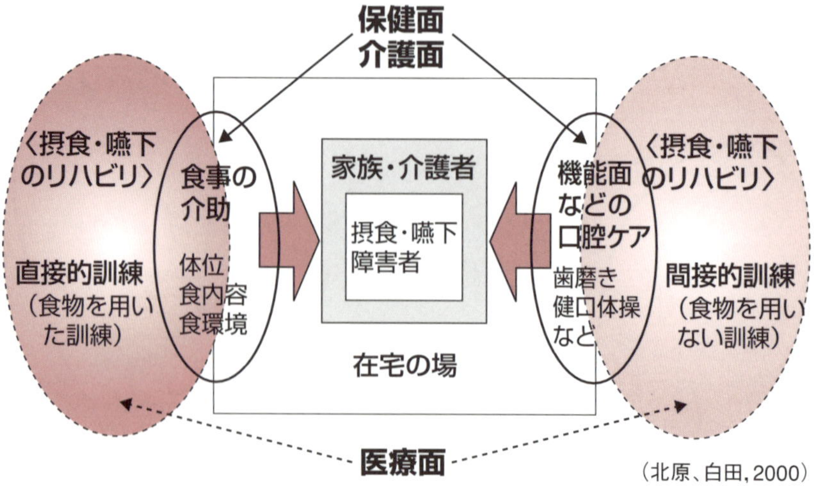

（北原、白田，2000）

摂食・嚥下障害に対する多面的な口腔ケアの展開

○摂食・嚥下訓練では、医療面の指示・指導に基づきつつも、食事介助や口腔清掃などのケアに、無理のない範囲で生活の場でのケアとして関わることになる。
○日頃の状況や現在の健康状況をよく確認し、摂食機能訓練法にも精通しつつ、対象者にあったケアの内容を吟味・選択して実施しよう。

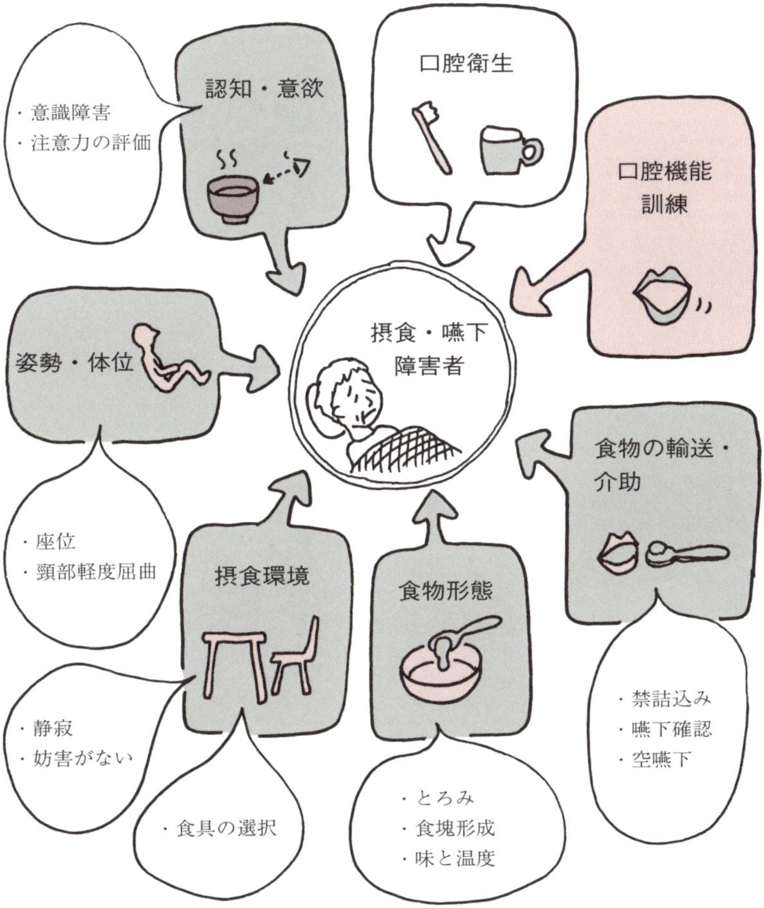

※多面的な口腔ケアも、衛生面・機能面・介助面の3種に大別される。

点と線の３つのステップ

○口腔ケアは、あくまでも衛生面の継続的なホームケアをベースにして、摂食・嚥下機能へのアプローチを含む専門的口腔ケアや、節目節目の治療的アプローチ（補綴物製作などの治療を含む）を織り交ぜていくことになる。

○機能面も、改善目標と具体的評価ポイントを定めて実施しよう（☞4-3、4-11）。

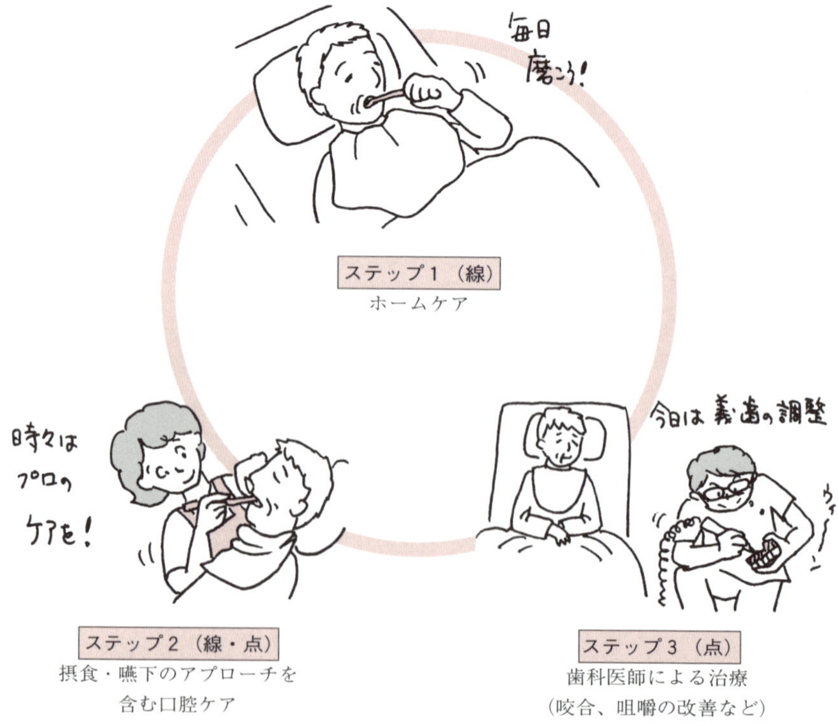

注）ステップ１は常時行う。ステップ２、３は必要のある人に適宜行う。

他職種とのチームアプローチ

○摂食・嚥下障害に応じた口腔ケアでは、療養者・家族・介護者のみならず、他の医療職にも口腔ケアの果たす役割や意義が理解されていない場合が多い。これらの他職種とのコミュニケーションをよく交わしながら、実施していこう。

※リスク管理としては、主治医・歯科医師との連携は密にして。

○在宅の場面では、あまり多くの職種が関わることは難しい（地域医療資源の問題だけでなく、本人・家族側の心理的抵抗感や経済的な問題など）。歯科医師・歯科衛生士は、医師・看護婦に次いで在宅の場で比較的関わりやすい状況になる。

摂食・嚥下障害で専門性を期待したい職種とその内容

医師	原疾患・併発疾患・全身状態の改善、訓練治療方針の決定と周知・修正、リスクの管理
看護婦	状態の観察、排痰などの実施、医師との連絡・協働作業
理学療法士（ＰＴ）	姿勢保持の方法や改善、四肢のコントロール、呼吸訓練（呼吸訓練士がいれば）など
作業療法士（ＯＴ）	利き手交換、手指などの巧緻動作障害の改善、自助具・装具の利用など
言語聴覚士（ＳＴ）	口唇・口腔・咽頭の動きの改善、嚥下機能の間接・直接訓練
栄養士	適切な形態・味の食物や経管栄養剤の選択法、調理法、加工法など
歯科医師	歯科口腔領域の総合的診断と咀嚼障害を中心とした機能改善

ポイント

！医療施設での治療的ケアと異なり、在宅の場では予防や健口増進に始まる日常ケアや生活そのものと切り離せない。

摂食・嚥下リハビリ＜間接的訓練＞と機能的口腔ケア

摂食・嚥下リハビリの間接的訓練は、摂食機能に関わる筋肉や機能を対象にしたリハビリ、つまり機能的口腔ケアに相当する。食物を使わないため、誤嚥の有無や程度が確認できなくても実施できるのが利点である。療養者の問題が摂食・嚥下の５つのステージ（☞7-3）のどこにあるかに応じ、機能低下の予防の段階から口腔ケアに取り入れて応用できる。機能療法のリハビリとしては医師・歯科医師の診断や評価は欠かせない。

基礎的動作への対応

（☞5-24）

○**頸部の体幹のリラックス**……長時間同じ姿勢でいる筋の過緊張から、嚥下や呼吸のコントロールをスムーズにすることが大切だ。

○**呼吸機能訓練、発声訓練**……正常な嚥下時には呼吸は停止するが、嚥下障害者では呼気してしまうことがある。また、胸郭の緊張や呼吸の筋力低下はむせが弱く、誤嚥物の喀出不足につながる。

先行期の問題への対応ー意識・認識・覚醒への対応

○食前の体操（嚥下体操、健口体操を含む　☞5-21）、食前のブラッシング、口腔周囲への刺激（☞5-22）が覚醒にも効果的。

○声かけ（準備ケア　☞5-6、7）による、嚥下の意識化なども大切になる。

◎食前の体操◎

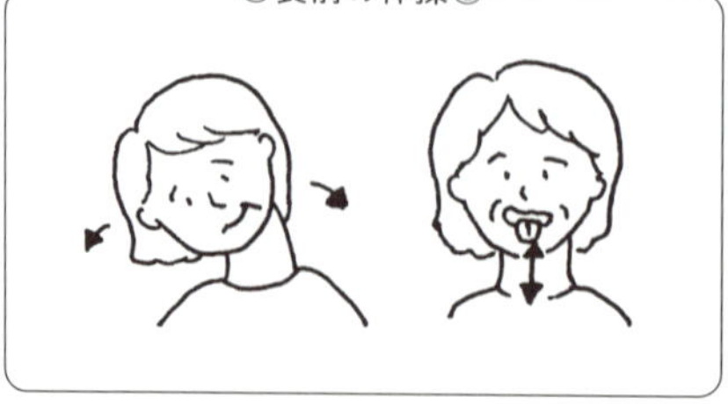

◎声かけ◎

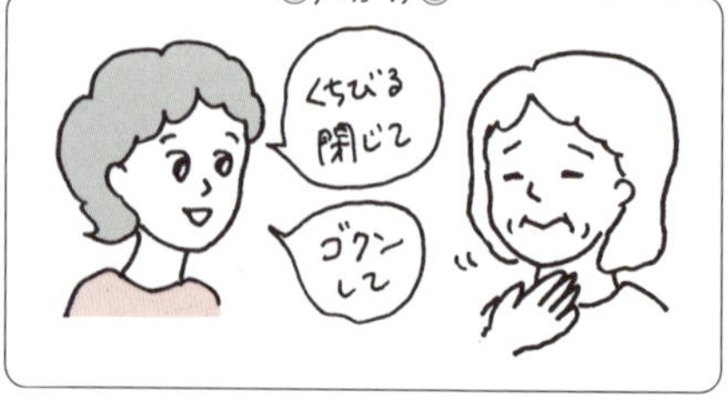

準備期（咀嚼期）の問題への対応

○口腔内過敏・異常感覚の除去（☞7-14）

※感覚刺激の不足している療養者には、過敏も出現しやすい。以下の訓練に先立ち、口腔に過敏のある人は、まず その除去を図ろう。

○**唾液分泌促進**……健口体操・舌体操、嚥下促進法（ガムラビング　☞5-21）などと同時に、嚥下の練習を行う。

○**口腔咀嚼筋刺激・筋力増強**……バンゲードⅠ・Ⅱ（金子による分類）、舌ストレッチ、舌の捻転訓練など、口唇、頬、舌などの動きや筋力を高め、捕食・咀嚼動作を促す。

◎ガムラビング◎

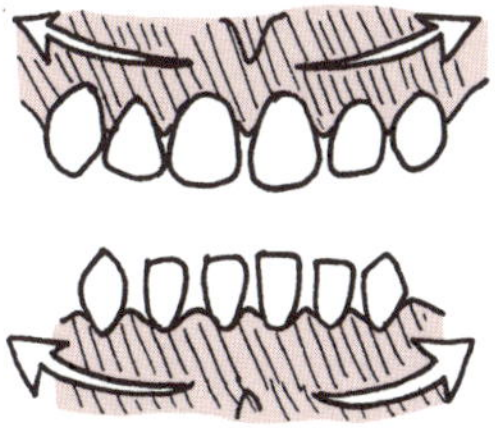

前歯から奥歯に向かってリズミカルにこする。

◎ガーゼを使って◎

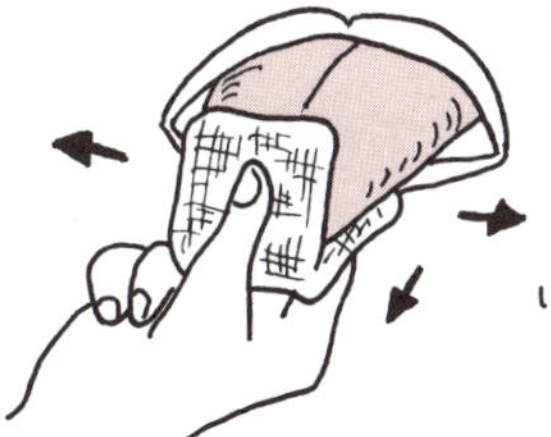

1セット3回で一呼吸を。

◎バンゲード法Ⅰの応用（比較的重度の人）◎

◎口輪筋を鍛える口唇訓練（飲み込みと捕食のための口唇閉鎖◎

①指で口唇や口唇周囲に刺激を与える。

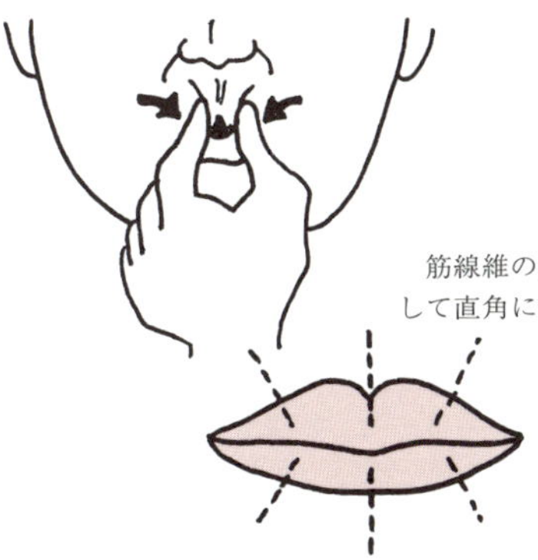

筋線維の走行に対して直角につまむ。

②口腔前庭に人差し指を入れ、唇を外にふくらます。指、舌圧子、木べら、歯ブラシを用いて行う。

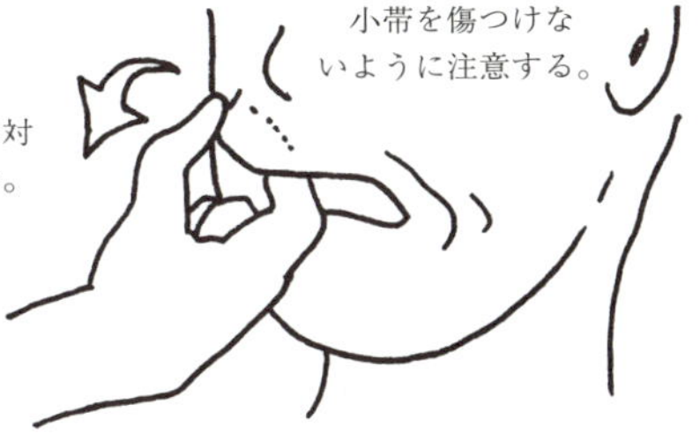

小帯を傷つけないように注意する。

◎豊かな表情を取り戻す頬訓練（食物の口腔内の保持力も上がる）◎

①歯ブラシ、舌圧子、木べらなどで頬に刺激を与える。口角をひっぱってはいけない。

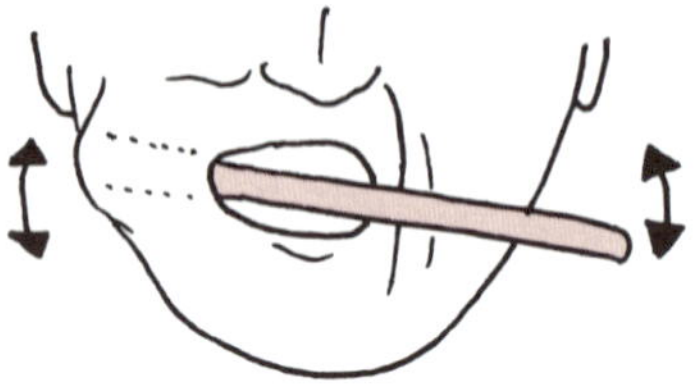

左右交互に頬筋を刺激する。

②指で頬筋をもみほぐす。

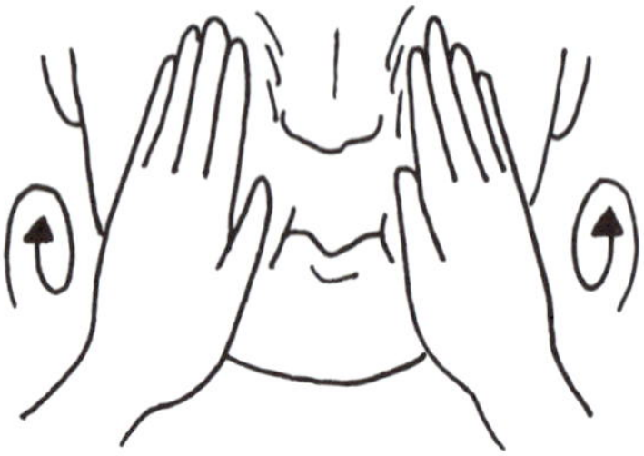

◎バンゲード法Ⅱの応用◎

○筋群を総合的に刺激する（口唇、頬、舌の筋を協調して動かす）。

◎筋力の総合的アップにつながる「吸う」訓練◎

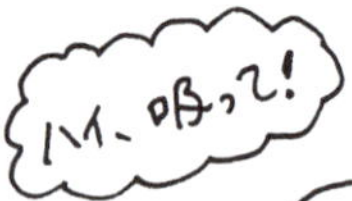
ハイ、吸って!

ストローの直径と長さで難易度を調節する。

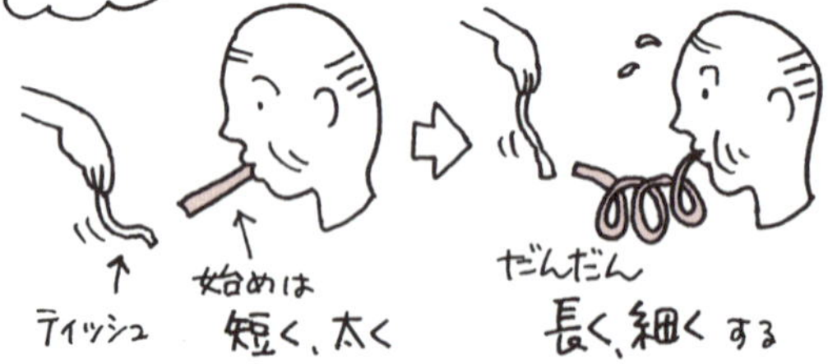
ティッシュ
始めは
短く、太く
だんだん
長く、細くする

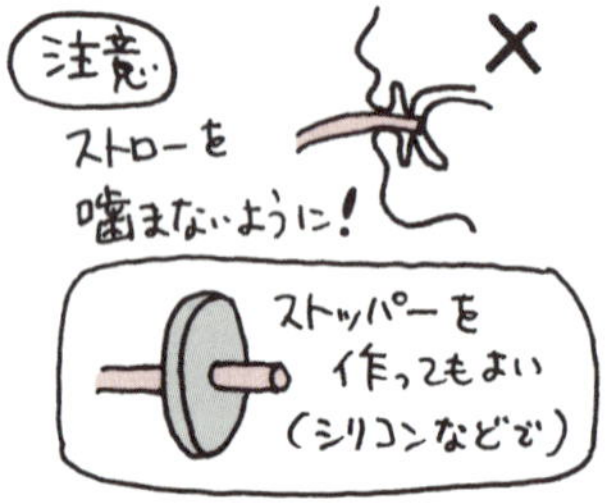
注意
ストローを
噛まないように!
ストッパーを
作ってもよい
(シリコンなどで)

◎筋力アップと深呼吸「吹く」訓練◎

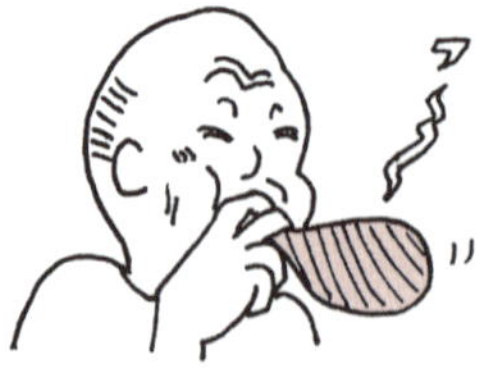

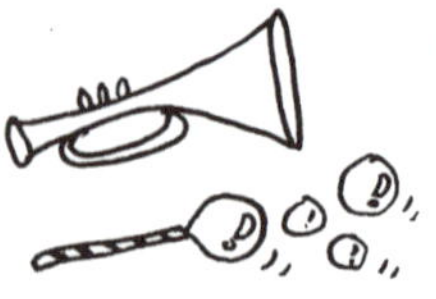

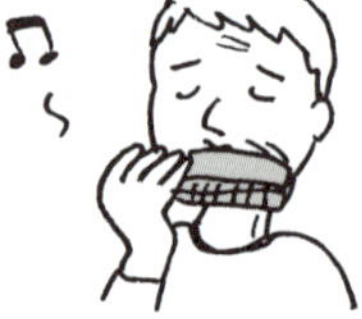

・楽器（豆腐屋さんのラッパ・昔の人はよく吹いていたハーモニカ・尺八・笛）を吹く。
・風船、ヘビ、ローソク、シャボン玉、紙風船（昔、祭の夜店で売られていたものなどを利用する）。
・冬場、鏡に息を吹きかける。

◎片マヒなどで曲がっていた舌がまっすぐになる、舌に動きを呼び覚ます舌訓練◎

○**口内法：**舌の前後運動、側方運動による刺激（筋力トレーニング）。加えて感覚刺激（毛先でやさしく“感覚”トレーニング）。

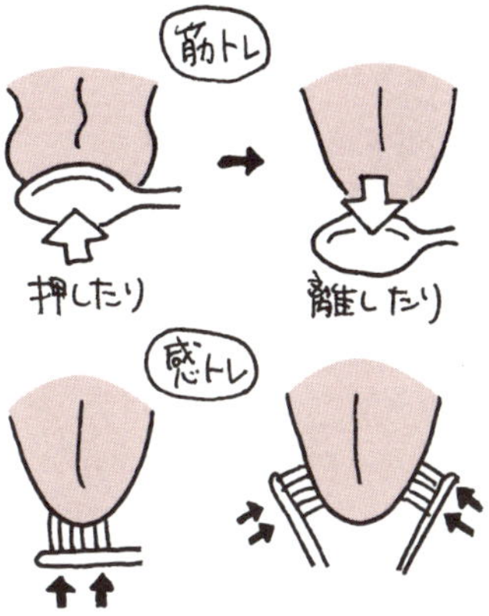
筋トレ
押したり
離したり
感トレ

木ベラ（レジンで作ってもよい）、舌圧子、スプーン、スパチュラなどで舌を直接刺激する。

“感トレ”はやさしくやわらかく刺激する。

※**口外法：**電動歯ブラシの先などを使って、刺激を与えると、唾液もよく出るようになる。

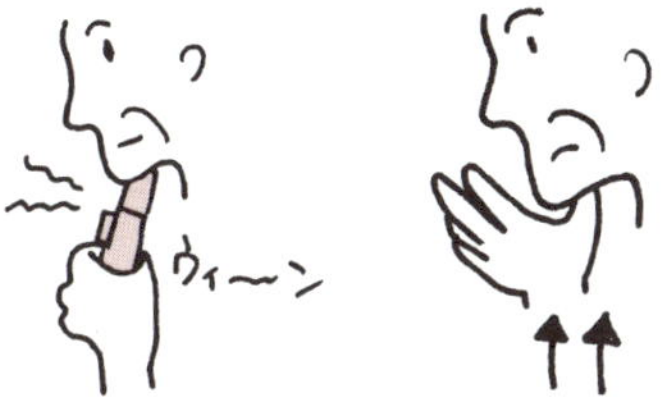
ウィ〜ン

口腔底より舌を押しあげる。

◎顎関節可動域訓練◎

○顎の体操、ROM 訓練の原理（☞9-2）。

下顎をしっかりつかんで、上下左右へ動かす。（自分でできる人は、やってもらう）

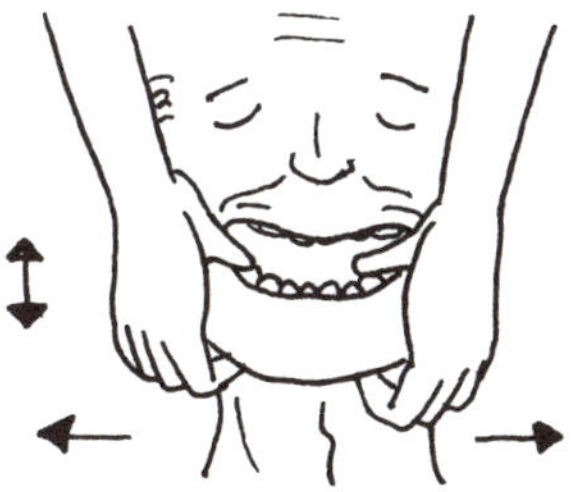

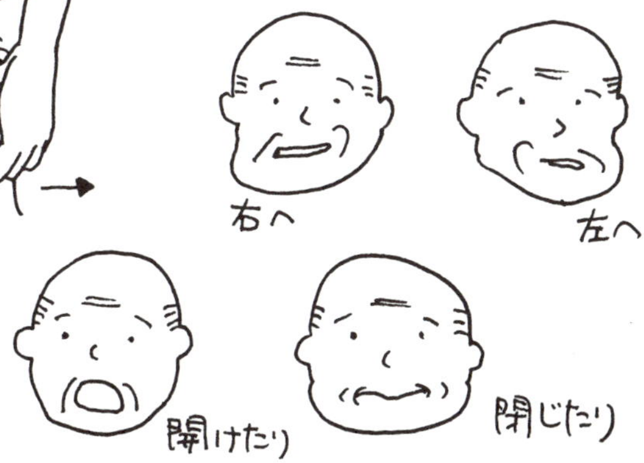
右へ
左へ
開けたり
閉じたり

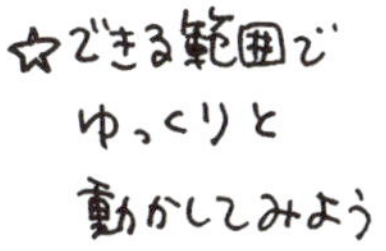
☆できる範囲で
ゆっくりと
動かしてみよう

7－7

口腔期の問題への対応

◎寒冷（温熱）刺激法◎

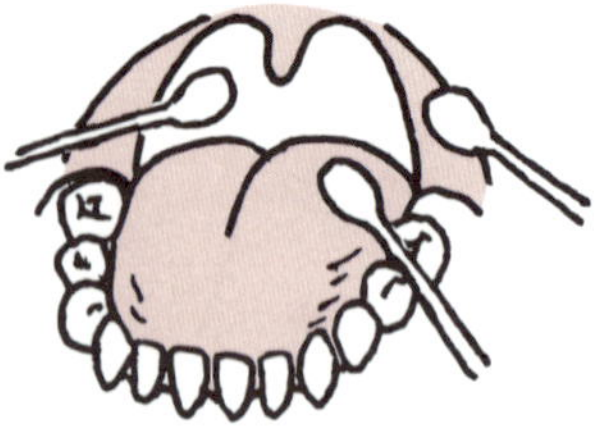

冷蔵庫などで冷やした綿棒などで刺激し、嘔吐反射を起こさせる。

○**構音訓練**……嚥下訓練に通じる代表的な言葉「パタカラモノ」の発声や構音の訓練をする。その構音状況により、舌の機能や運動障害も評価できる。

○**寒冷刺激法**（thermal stimulation）……（医師の指導で）前口蓋弓、舌根部、咽頭後壁への寒冷刺激で、嚥下を誘発させる。

咽頭期の問題への対応

○**咳嗽訓練**……誤嚥物の喀出する咳の強化、咽頭閉鎖を促す。

◎咳嗽訓練（誤嚥予防訓練のひとつ）◎

①大きく息を吸ってそのまま止める。②空嚥下をする。③嚥下後すぐ息を吸わずに咳払いをする。①～③を10～20回（２～３回は空嚥下、その後は水を少々使用）する。

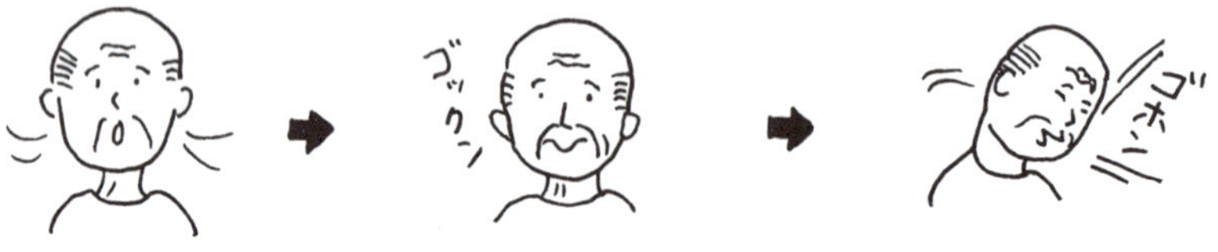

○**声帯の内転運動**（pushing exercise, pulling exercise, lifting exercise）……声帯閉鎖、咽頭閉鎖、軟口蓋挙上する力を強化する。

◎声帯の内転運動◎

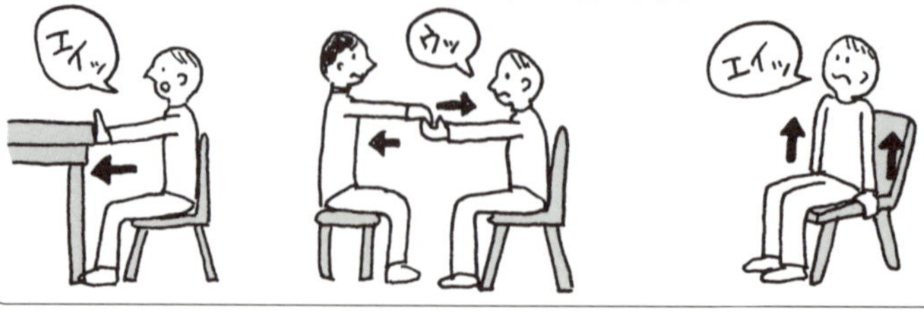

それぞれ力を入れる瞬間に声を出す。

○メンデルゾーンの手技……長期間経口摂取をしていなかった療養者などで、喉頭挙上不全、上部食道括約筋の開大不全が認められる者に行う。

◎メンデルゾーンの手技◎

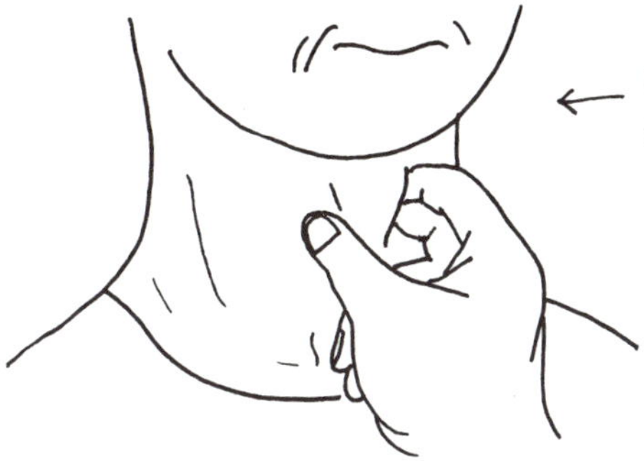

・唾を飲ませ、飲み込むときに、喉仏を下から上げ、そのままの位置に筋力を保持する（上げたままごっくんを繰り返し、練習させ、筋力を高める）。

食道期の問題への対応

○正しい姿勢の保持とともに、食道の筋力を高め、スムーズな蠕動運動を促すことによって、食塊が胃に送られるようにする。

○空嚥下。

○**姿勢保持**のための筋力増進訓練。

◎肩と腰の体操◎

両肩を交互前後に動かす。

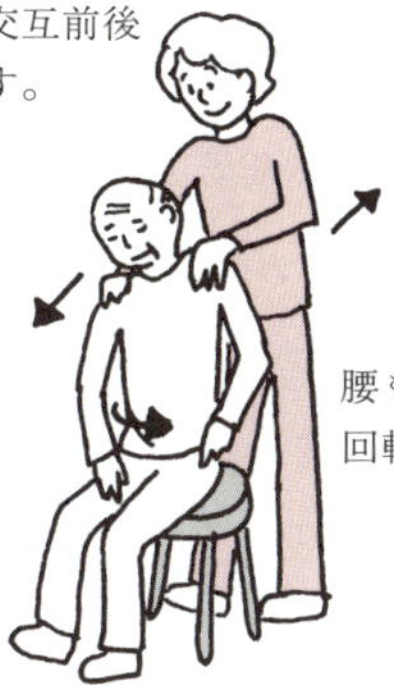

腰も連動して回転する。

できる人には自分でやってもらう。

参考文献

・金子芳洋, 他. 摂食・嚥下リハビリテーション. 東京: 医歯薬出版, 1998.
・才藤栄一, 他. 摂食・嚥下リハビリテーションマニュアル. JJNスペシャル　1996;9(52).

ポイント

！自律訓練では遊び心を盛り込んで習慣づけを計画するとよい（ただし高齢者では、子供扱いされたと誤解されないよう注意）。

摂食・嚥下リハビリ＜直接的訓練＞と食事介助

在宅の場では、日常の食事の介助や食環境の改善が、低栄養と脱水の予防であり、摂食・嚥下リハビリの直接的訓練法となる。在宅療養者には、摂食・嚥下機能低下の疑いがあるにもかかわらず、気づかずにおかれているケースも少なくない。口腔領域の専門職として直接的訓練法に精通し、療養者の適切な食事介助を指導して食環境を改善することにより、安全で快適な摂食・嚥下を期待することができる。

直接的訓練とは

○摂食・嚥下機能のアセスメントに基づき、実際に食べ物を用いて摂食姿勢、食形態、食環境の改善などの訓練を施す療法。誤嚥の危険性が高い場合は行えない。

○療養者および介護者にとって、訓練は苦痛や負担にもなりかねないので、実施には十分な配慮が必要である。

※訓練的要素は、食事の中で一定の時間を区切るなどする。

○在宅の場では、治療的なリハビリというよりも、日常の食事の場面で療養者の摂食・嚥下機能を踏まえ、少しでも飲み込みやすく、食べやすくするような介護支援的なアプローチや代償的手段が重要になる。

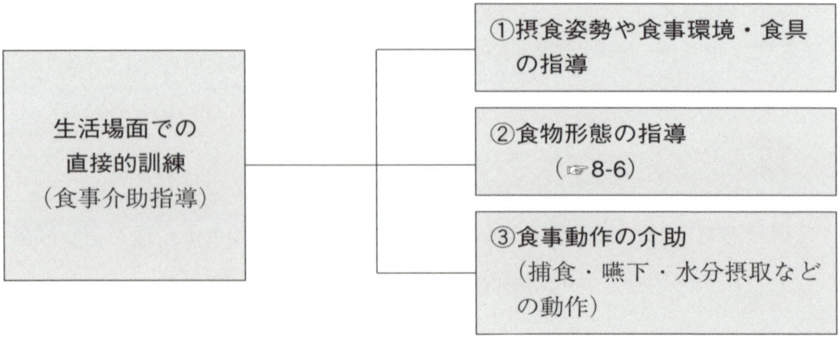
生活場面での直接的訓練（食事介助指導）
①摂食姿勢や食事環境・食具の指導
②食物形態の指導（☞8-6）
③食事動作の介助（捕食・嚥下・水分摂取などの動作）

食事環境の整備

摂食・嚥下機能の低下した療養者には、以下のような食事環境の整備が、その機能を高める上でとても大切となる。

◎意欲・全身状態のチェック◎

○意識の覚醒、その人の状態がよいか悪いかも確認する。熱があったり、便秘などが続いている状態では、食欲も起きてこない（排泄の状況も事前にチェック）。

◎食環境のチェック◎

○手、口腔を含め、身体は清潔な状態かどうか（食前食後の口腔ケア）。

○静かで落ち着いた、食事に集中できる食環境（安心・安楽・安全）。

◎説明と食事◎

○さあ食事を食べよう、という意欲をおこさせる演出が大切。

○本人の好物を説明しながら、特に季節感を出した食事を提供する。

姿勢の指導

◎体位の調整◎

○姿勢は、**直立座位**（頸部は軽度の前屈）が基本。ただし送り込み困難な療養者には、**30度仰臥位頸部前屈**（代償的手段）。

○いずれにしろ、頭頸部は**舌背水平**（１横指から１横指半程度開口したとき、舌背が床面と平行になる角度）を保つ。

※基本にのっとりつつ、本人・介護者にとって食事がしやすいベストポジションを見つけること。

○体幹・頸部の前後屈や傾斜、股関節、膝関節の角度などをチェックする（☞5-4）。

○長時間同じ姿勢は誰でも疲れる。まめに調節し、咽頭期の随意的な動きを障害しないようにする。

○片麻痺の場合は、やや患側を上にした30度仰臥位（食塊が健側を通過）に。

◎食卓・イスの選択◎

○イスは、股・膝関節を90度程度曲げ、足の裏がしっかり床に付くように。

○食卓は、肘を軽く乗せて肘関節が90度の角度をなす高さが好ましい。

○体幹保持の困難な療養者には、抑制帯、背もたれ、車イスなど活用する。

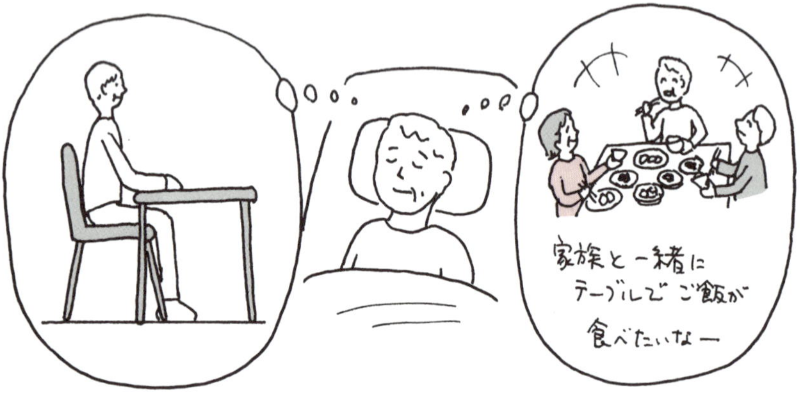

食具・食器の選択

○口腔機能（摂食器）の状態に合わせた形態のスプーンを選択、改良する。

○自食可能な人には、（握力を是正するために）グリップを太くしたり、曲がりスプーン、フォークなどに変形も必要。

食物形態の指導

（☞8-7、8）

○口腔機能が低下している療養者でも、食塊形成が容易で低栄養、脱水にならないようなメニューの工夫が必要。

○小刻みなどにした大きさよりも、軟らかさで対応する方がよい。（☞9-3）

※摂食・嚥下障害者に対してきざみ食がよく出されるが、バラバラになり食塊形成が難しい上、口腔内の感覚が低下している者にとって感知しづらく、かえって口腔内での処置が困難となることが多い。

食べられる食形態の確認法

①唾液で練習
②RSST でチェック（☞ 3-14）
③流動食でチェック
（テストフードと同様）

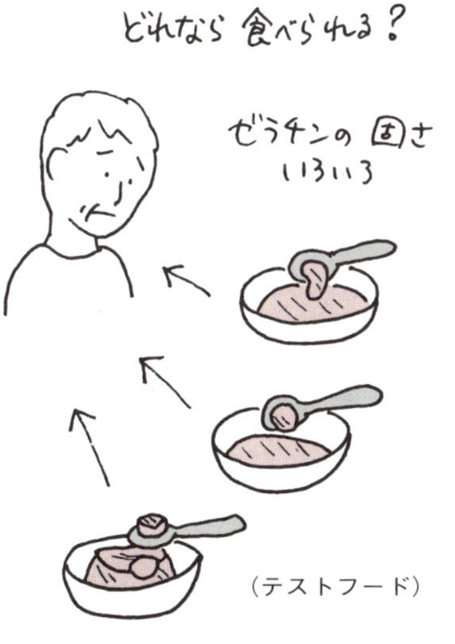
どれなら食べられる？
ゼラチンの固さいろいろ
（テストフード）

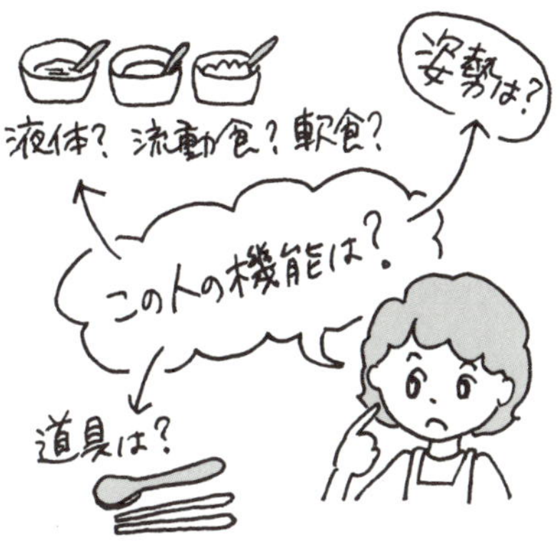
姿勢は？
液体？流動食？軟食？
この人の機能は？
道具は？

・①～③でどのような食物形態のものが食べられるのかをチェックする。
・次にⅠ、Ⅱの順で食べ、その後の状況を観察する。

Ⅰ多数回嚥下……１回嚥下した後も、空嚥下をさせながら嚥下の訓練する。
Ⅱ嚥下後咳嗽……嚥下させたら咳をさせる。（☞ 7-7）

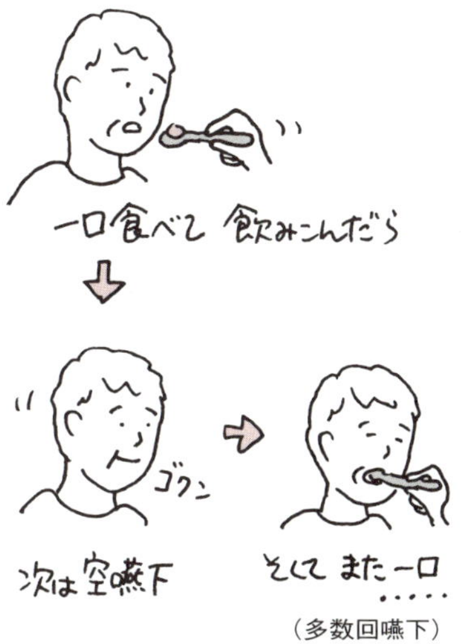
一口食べて飲みこんだら
ゴクン
次は空嚥下
そしてまた一口……

（多数回嚥下）

食事介助準備の実施例

姿勢、環境、食具、食物

＋

リラックス、健口・嚥下体操、咳、アイスマッサージ、飲み込みのリハーサルなど

◎理想的な摂食姿勢（直立座位）◎

＜直立座位の利点＞

・食塊が咽頭に落ちにくい。
・食品が確認できる。
・上肢が自由になる。
・胃からの逆流を防げる。

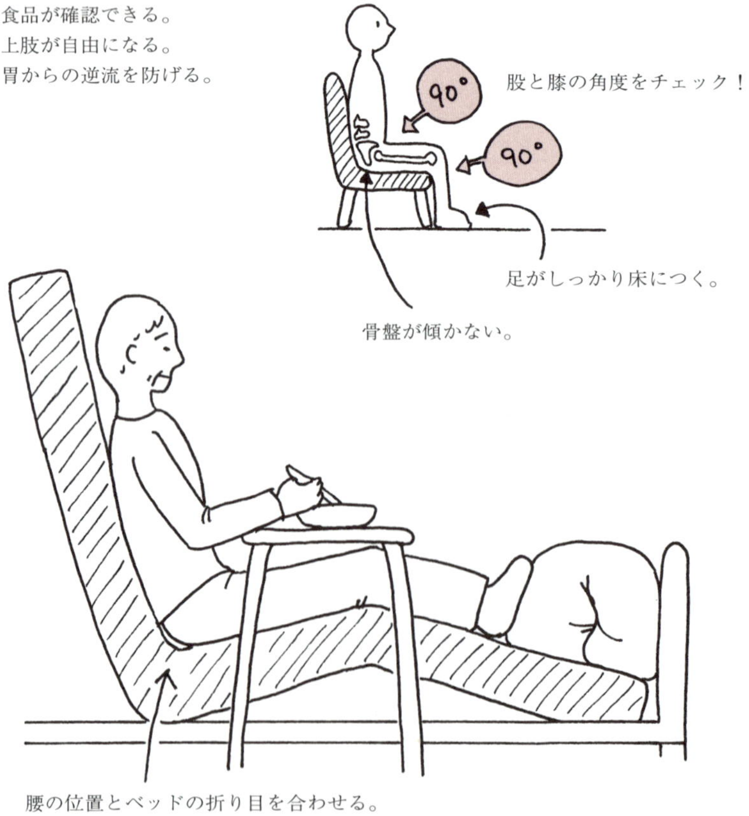

90°
90°
股と膝の角度をチェック！
足がしっかり床につく。
骨盤が傾かない。
腰の位置とベッドの折り目を合わせる。

次ページつづく

ただし、長時間座っていると・・・

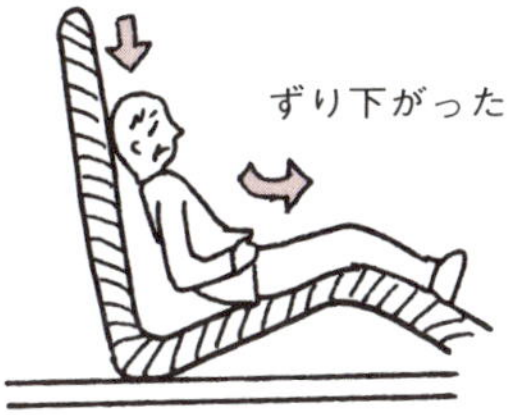

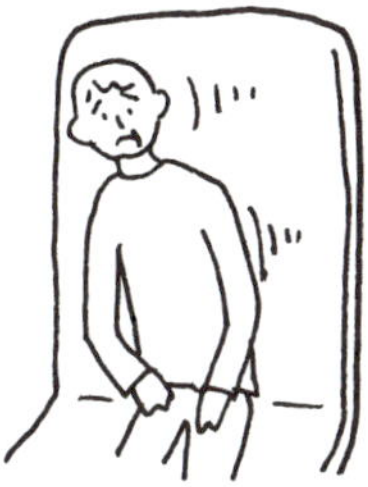

横倒れを
起こしやすい。

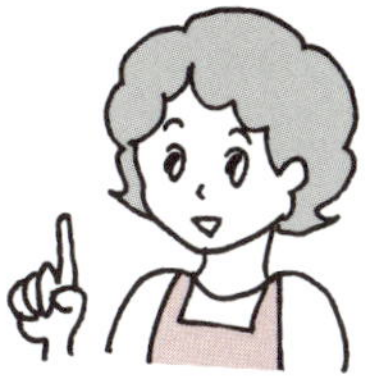

時々姿勢をチェックしよう。それから座位の時間は、様子を見ながら徐々に延ばしていこう。

※口腔ケア時の体位の確保と同様（☞5-4）

◎代償的な摂食姿勢（30度仰臥位）◎

<30度仰臥位の利点>

- 食塊を送り込みやすい。
- 重力を使うことで誤嚥を防ぎやすい。
- 残留物の誤嚥を防ぐ。

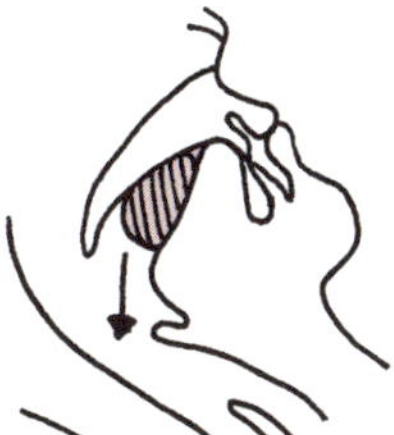

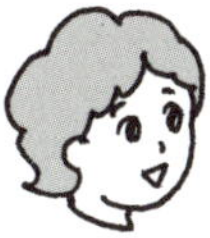

食塊が食道へ落ちていきやすい角度なのね。

枕に注意！

- 頭が沈むものは避ける。
- 重すぎると落ちてくる。
- 頸部が多少前後に動けるくらいの高さに！（緊張性頸反射の予防）

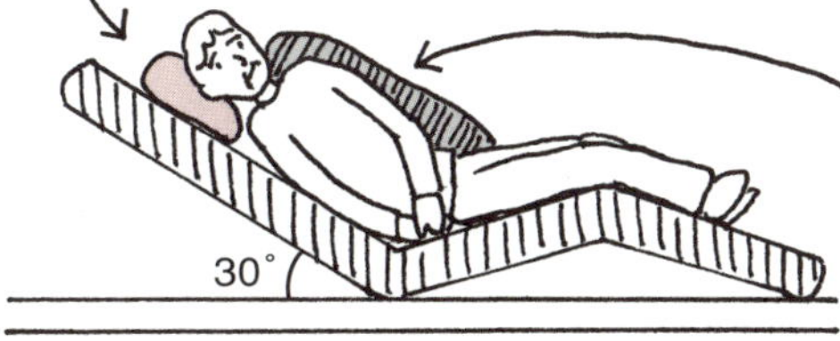

片麻痺の場合は患側が上。身体を安定させるための支えが必要。

◎家庭料理もひと工夫で嚥下の代償的療法に……◎

・療養者専用のメニューを作るのではなく、家族みんなで食べる食事を工夫して嚥下介助に役立てることができる。

今日はカレーライス！
これを利用して……

①ルーを入れる前のスープを確保して、

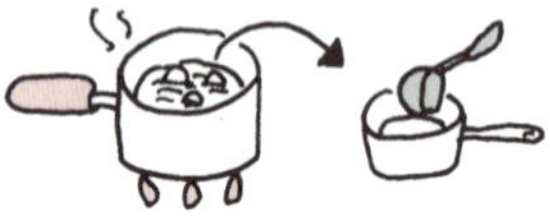

②味付けは塩、みそ、醤油、トマトペースト、キムチなどお好みで。

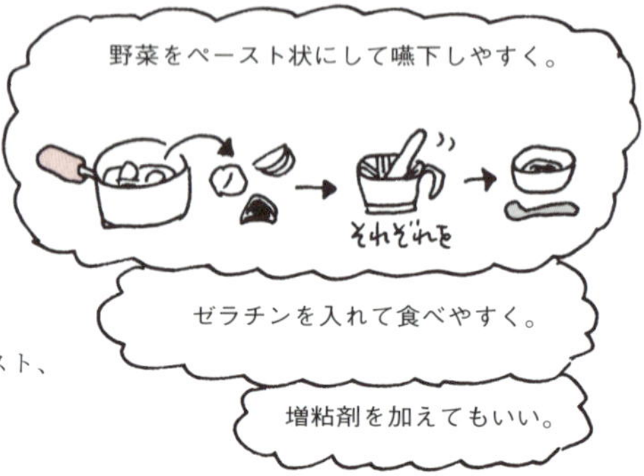

野菜をペースト状にして嚥下しやすく。
それぞれを
ゼラチンを入れて食べやすく。
増粘剤を加えてもいい。

・食器の配置や道具、姿勢、体位の確保なども考慮に入れておこう。

食事動作の４介助

○摂食・嚥下機能が十分に営めない療養者は、同時に食べることに関連した移動などの基本動作も不十分である。

○介護者は手足の基本動作に目を奪われがちになるが、摂食・嚥下機能をよく理解してもらい、以下のような細部の食事動作に注目して介助する必要がある。

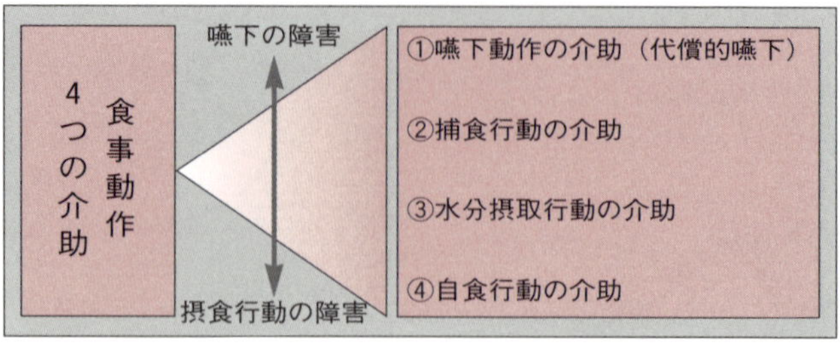

①嚥下動作の介助

○口腔内に食物が入っても、声かけのみでは嚥下動作が生じない場合に、オトガイ部を軽く叩き刺激して、嚥下を促す。

○顎の挙上や口唇閉鎖ができない場合は、その介助を行い、喉頭の挙上を促す。

○むせが頻繁に生じる場合は、唾液の嚥下を捕食と捕食の間に数回行わせたり(空嚥下)、横向き嚥下やうなずき嚥下で咽頭部の残留物をクリアにする。

○食事中、声が代わったり、喉頭あたりの変化を意識したら、(誤嚥を疑い)積極的に咳をさせ、ひっかかっている食物を取り除くようにする。(日頃の咳嗽訓練が大切になる。☞7-7)

◎各嚥下障害に適した嚥下の代償的手段◎

障害(透視画像)	適用すべき代償法	原理
舌による食塊の送り込み運動の障害	頭部後傾	口腔からの食塊の送り出しに重力を利用。
嚥下咽頭期の誘発遅滞 (喉頭挙上は開始されない)	顎を引く	喉頭蓋谷を展開することにより食塊が気道内へ進行する。
舌根部の後方への運動障害 (喉頭蓋谷部への食物残留)	顎を引く	舌根部を咽頭後壁に向けて押す。

(Logemann, 1993より引用・改変)

◎横向き嚥下・うなずき嚥下◎

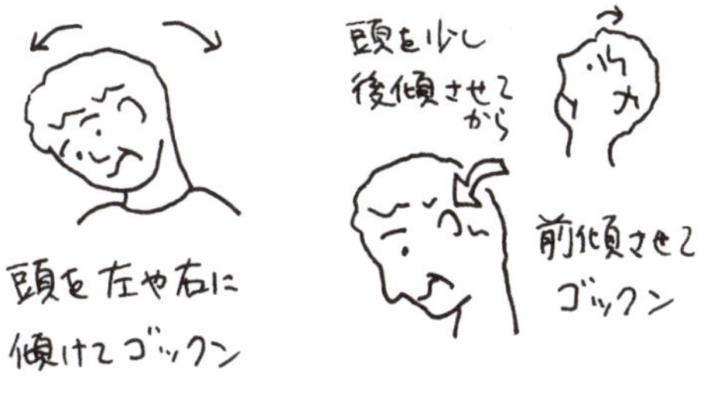
頭を左や右に
傾けてゴックン
頭を少し
後傾させて
から
前傾させて
ゴックン

◎誤嚥を疑う５つのサイン◎

1．やせた。
2．時間がかかる。
3．食欲がない。
4．むせる、咳が出る。
5．食物の好みが変わる。

(☞9-10)

②捕食行動の介助

○食べこぼしが見られる療養者（捕食不全が疑われる）は、顎の誘導や口唇の閉鎖介助を行う。

○この場合、介助で口腔周囲に触れるのは、なるべく最小限にとどめよう。

※間接的訓練（☞7-7）として口輪筋のトレーニングや鼻呼吸の確立も考えよう。

③水分摂取行動の介助

○口唇閉鎖が不全のために水分量の調節ができずむせる療養者に、一口量の調整や、しっかりとした口唇閉鎖を促す。

※水分摂取しやすい食器なども工夫しよう。

◎飲み込みの基本ステップ◎

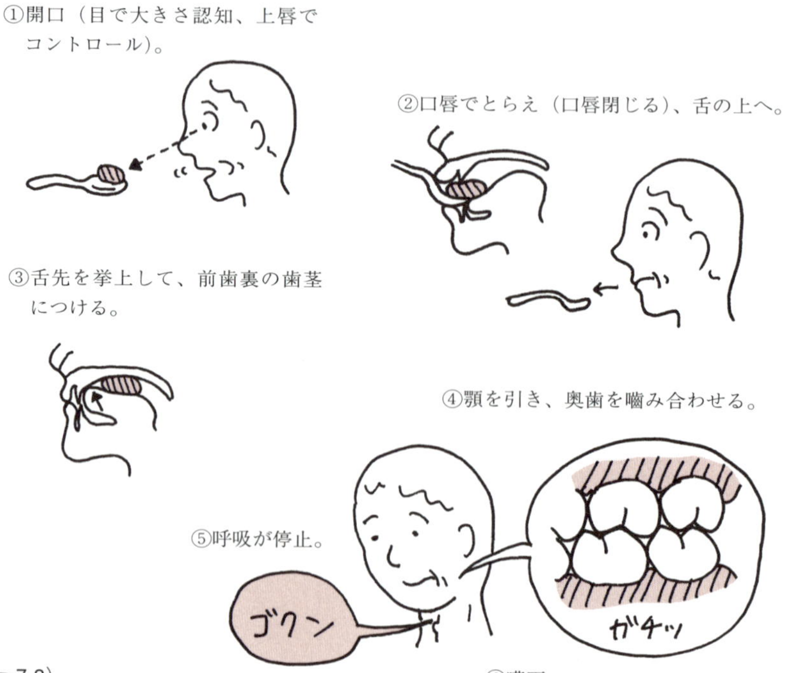

①開口（目で大きさ認知、上唇でコントロール）。
②口唇でとらえ（口唇閉じる）、舌の上へ。
③舌先を挙上して、前歯裏の歯茎につける。
④顎を引き、奥歯を噛み合わせる。
⑤呼吸が停止。
ゴクン
ガチッ
⑥嚥下。

（☞7-3）

④自食行動の介助

目と手と口の協調運動が不全の療養者に対して、上肢の不十分な可動域に手を添えるなどの介助をする。次の4ポイントが重要。

◎嚥下の確認、一口量、食事のスピード・リズム、口へ運ぶ軌道◎

○口に手を運ぶときの軌道は、正中で、その角度は斜め下方から介助するのが望ましい。

※下口唇に感覚障害の場合、最初はスプーンを障害のないところにあてて、少しずつ正中に持っていく。

○相手の目線、顎の位置、食器、箸、スプーンなどの連動した動作で実施する（療養者の視点の遠近にあわせた位置での介助、横向き嚥下、うつむき嚥下など、状況にあわせた嚥下支援などを考慮する）。

○食物の詰め込みは厳禁。食べるリズム（ゆっくりがいいのか、早めがいいのか）を合わせて介助すると、うまく食べることができる。

○特にリズムは、療養者の**呼吸**と**口唇**、**頬**、**唾液の分泌状態**、**舌の動き**を確認する。

○一口量は個人差もあるが、大人は15ml位（カレースプーンすりきり1杯）。多すぎても、少なすぎても（刺激足りない）嚥下しにくい。

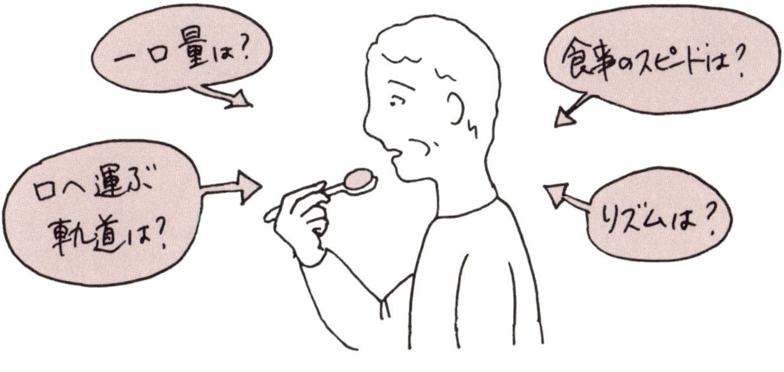

◎食事介助の実践◎

＜注意点＞
・摂食中の指示は簡潔に（混乱を避ける）。
・嚥下動作の観察・確認（誤嚥はないか？）。
・スプーンは大きすぎない。捕食の力の弱い人は浅いスプーンで。
・上方からの介助は顎が上がり危険。
・食物を上顎前歯（上口唇・口蓋）にこすりつけない。
・下口唇にコップ、スプーンをあてる（上唇の捕食の動きを待つ。）
・スピード調整で、詰め込まず、間で一呼吸を。

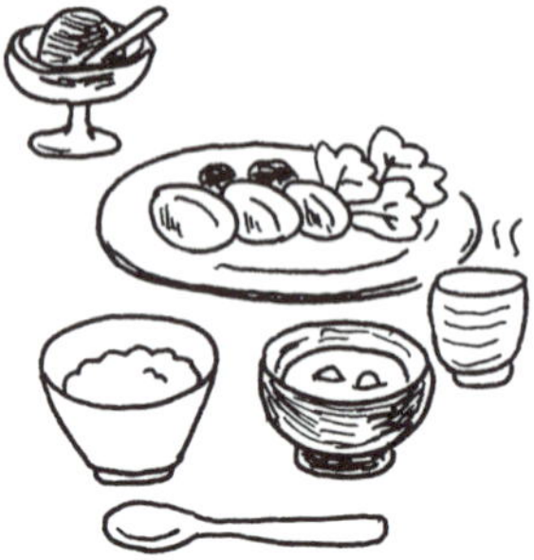

×悪い食事介助の例×

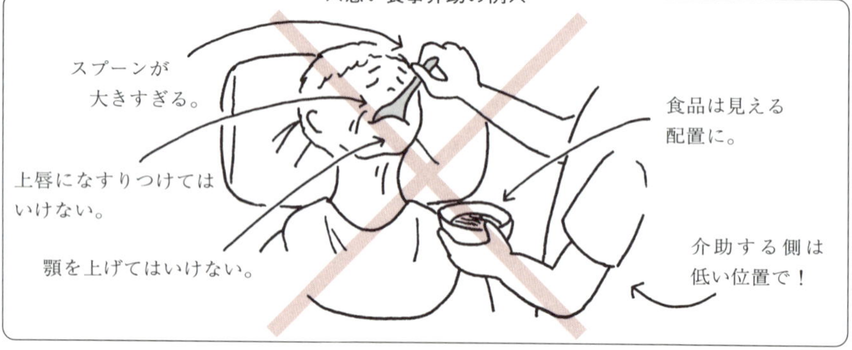
スプーンが
大きすぎる。
上唇になすりつけてはいけない。
顎を上げてはいけない。
食品は見える配置に。
介助する側は低い位置で！

◎片麻痺者への食事介助例◎

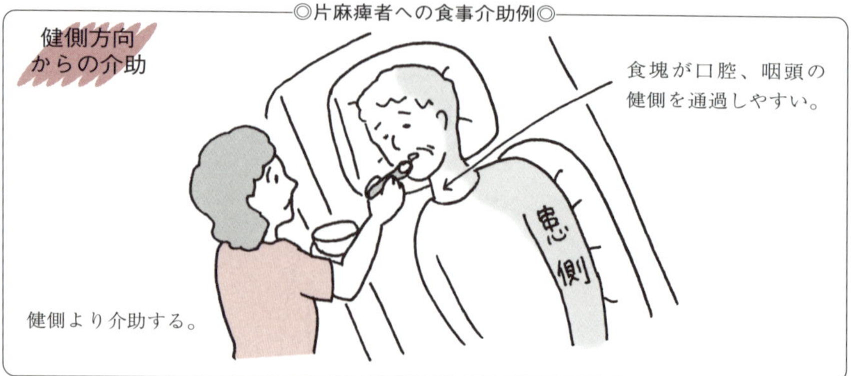
健側方向からの介助
食塊が口腔、咽頭の健側を通過しやすい。
患側
健側より介助する。

補綴物などの応用

○義歯の製作により、口腔機能低下者の捕食・咀嚼・嚥下がしやすくなる（固有口腔を狭くできる）ことも忘れてはならない重要なアプローチのひとつ。

○ガムなどを用いた咀嚼訓練を行う（☞7-7）。

※噛む、舌の動きを作る、下顎を動かす、リズムを作る、唾液処置などの訓練。

◎口蓋リフト◎

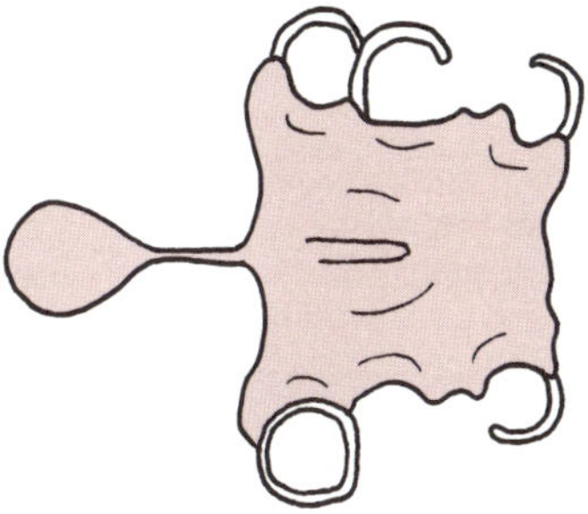

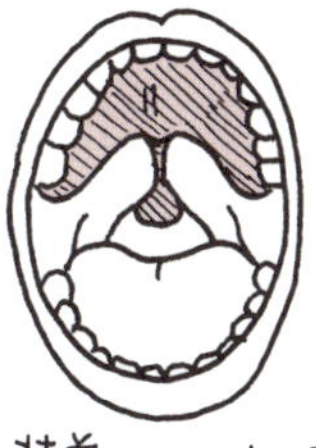
装着しているところ

・軟口蓋の機能低下（鼻咽腔閉鎖不全）の代償として有効。義歯のように作用する。

・義歯使用者は、こまめに調整してもらうことが大切。

参考文献

・金子芳洋, 他. 摂食・嚥下リハビリテーション. 東京: 医歯薬出版, 1998.
・才藤栄一, 他. 摂食・嚥下リハビリテーションマニュアル. JJNスペシャル　1996;9(52).

ポイント

！摂食・嚥下の機能障害や機能低下の原因、障害の基本知識を理解した上で、原因除去や障害を緩和する対応（代償的手段）が必要となる（☞8-6）。

！姿勢の工夫や手指機能の改善や自助具の利用などについては、理学療法士、作業療法士との連携が役立つ。

アセスメントは問題解決の第一歩

7－9

口腔関連の問題行動とその対応

要介護者は、ケア時にいつも協力的であるとは限らず、さまざまな口腔関連の問題行動に出会うことがある。そのようなときは、その行動がいつ、どのようなきっかけで、どの程度生じているのかの状況をしっかり情報収集してアセスメントし（背景や原因、誘因を探り課題を明らかにする）、幅広い角度から問題を取り除く方向で進めていくと、解決できることも多い。

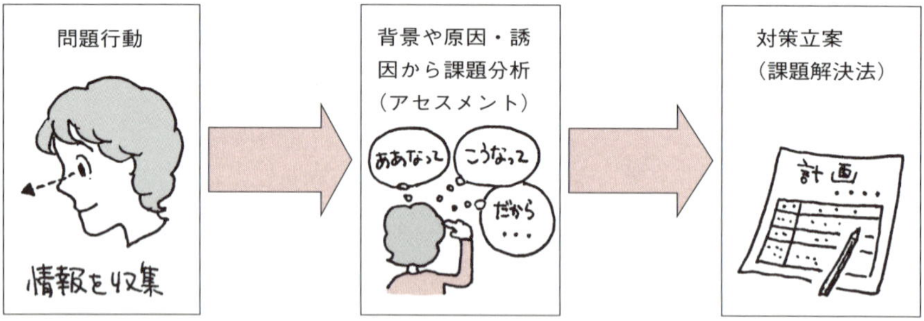

よくある行動

	よくある背景・誘因・原因	対応へのヒント	
口唇を噛む	無歯顎のため、口唇が唇に入り込む。	・義歯を入れるようにする。	
	痙攣発作などで噛むようになった。 口唇にしこりができ、咬傷がある。	・薬でコントロールできるかどうか主治医と相談する。 ・再度噛みこむことが多いため、口の中に入らないような工夫をする。	
	意識低下や拘縮のため。	・口腔周囲筋のマッサージ。（☞ 7-7）。	
よだれがでる	口唇の筋力低下や嚥下障害。	・筋力を高める（☞ 7-7）。	（☞ 7-12）
	唾液が汚くて飲み込みたくない。	・口腔内を清潔にする。	
	義歯安定剤の味が嫌。	・入れ歯の調整。	
	唾液分泌の機能亢進。	・耳下腺、顎下腺を冷えたタオルや氷を入れたビニール袋で冷やす。	
	痴呆症状による認知障害	・基本的なボケへの対応。 ・嚥下を促す意味的情報を与える。	

口を開けない	いつまでも口の中にものが入っている。 飲み込めずに溜め込んでいる。	・口の中のものを取り出す。 ・口腔機能低下を伴う摂食・嚥下障害にはそれなりの対応（☞ 7-6）。 ・痴呆の症状としての認知の障害であることも多い（☞ 9-7）。
口を開けない	緊張のため	・リラックスできる方法を探す。口・頬・顎のマッサージ。手浴・足浴・全身清拭（☞ 5-22）
口を開けない	あまり開けないで過ごしていると、関節や筋肉が硬くなり、開きにくくなる。	・なるべくイスや車イスに移し、首が自由に動くようにした上で、首のストレッチを行う。顎のマッサージも有効（☞ 5-24、9-2）
口を開けない／歯磨きを嫌がる	自尊心が傷つけられる。 痴呆がある	・歯科職というだけで、口を開けてくれることもある。
		・安心感が大切（☞ 9-6、7）
歯磨きを嫌がる	傷や口内炎があるため、口を触られると痛い。	・薬で傷を治す。 ・汚れを付着させないよう、うがいやブラッシングする。 ・触れないようにする。
歯磨きを嫌がる	長い間使っていなかったために過敏があり、口を触られたり、口の中に物を入れることが嫌。	・脱感作（☞ 7-14）。指―綿棒―スポンジ―歯ブラシのように、少しずつ硬いものへ移行する。
歯磨きを嫌がる	意欲が出ない。自分でもやろうとせず、介護者にもさせない。	・口腔清掃により、爽快感、味覚の快復などが実感できれば、改善されていく（☞ 5-10、8-3）。
モグモグ・カミカミ運動	オーラルディスキネイジア （話をしたり、食事をしたりするときは止まる。不随意運動）	・主治医と相談。観察しているとリズムがつかめるので、動きに合わせてケアをする。さらに、積極的に声かけなどでリズムを作ると、歯磨きも結構大丈夫になる。 ・薬剤の調整と咬合調整も大切。

ポイント

！療養者の中には、普段口を開けたり使ったりしないことから、人から触られたり歯磨きされることを嫌がる人がいる。しかし歯科職というだけで、口を開けてくれることもある。このメリットを生かしてケアにあたろう。

！問題行動の背景は必ずしも単一的でなく、複数の原因や誘因が絡み合っていることが多い。

！さまざまな問題に対してケース検討して対処・解決していこう。

7―10

種々の問題に対応した口腔ケアの工夫

口腔以外の心身のさまざまな障害や問題によって、口腔ケア実施の障害となっているが、障害や問題そのものを解消することは不可能なことが多い。そこで、この場合も幅広いアセスメントが重要で、問題を抱えながらも対処する種々の工夫が必要となる。

問題別口腔ケア

◎振戦に対応したケア◎

○緊張しないようリラックスできる環境を整える。

○ケアは長時間にならないように心がけるが、途中、振戦が始まったら、振るえているところを軽くおさえるか、止まるまでしばらく待つ。もしくは支点を机や壁に求めて、振るえを止めてもよい。

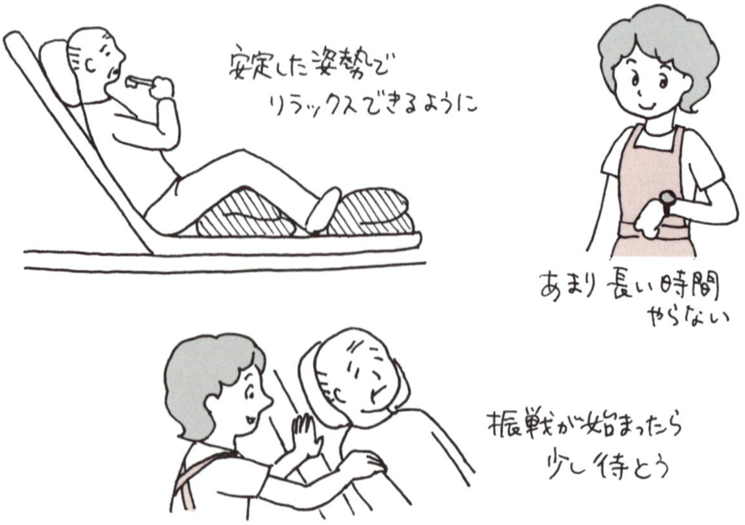
安定した姿勢で
リラックスできるように
あまり長い時間
やらない
振戦が始まったら
少し待とう

◎姿勢保持力低下に対応したケア◎（☞5-4）

○身体を安定させるためには、足が地に着いていることが大切。足の裏が安定していることを確認し、個人にあった姿勢を見つける。

○姿勢が崩れないよう、クッションやバスタオル、枕などを利用して姿勢保持を助ける。

○長時間になると、姿勢が崩れてくるため、ケアの時間は短めにし、ときどき姿勢や疲労度をチェックする。

・座位姿勢で前に倒れる場合……オーバーテーブルで支える。このとき、片マヒの人は、マヒ側の手をテーブルの上に出すようにすると安定する。

・ベッドをギャッジアップしたとき、腰の位置がずれる……腰を曲げていられるように、膝の下にタオルなどを丸めて入れる。

◎握力低下に対応したケア◎

○廃用症候群（☞9-1）であることも多く、この場合自立を促進する個人にあったケア用具が大切。

○ケア用品は軽いものを選択し、持ちやすくするために把持部を改良する。

◎利き手交換に対応したケア

○本人の意志次第で可能性が開けてくる。

○自立するために、繰り返し練習する。

○不足部分は介護者が補えるように、介護者には問題となる部分とケアの仕方を説明しておくが、見守りが大切である。

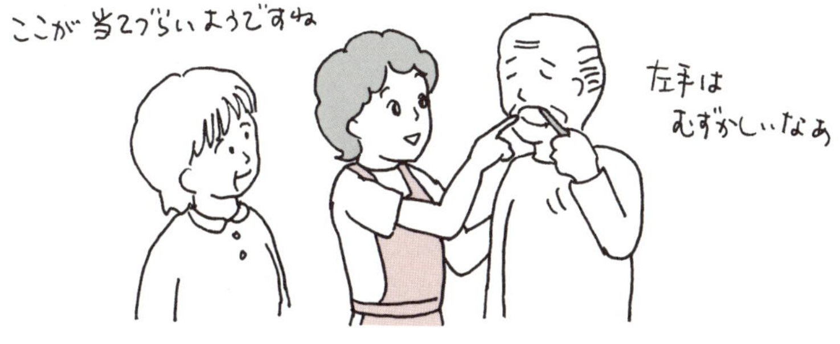

ここが当てづらいようですね
左手は
むずかしいなあ

◎可動域制限に対応したケア◎（☞9-2）

○リウマチ、脳卒中の後遺症でよくおきてくる。

○本人の気力がどんどん失せてしまうことが問題。

○ケア用品の工夫で補えるならば（柄を長くする、把持部の形を変えるなど）改良する。

○口腔ケアもリハビリになることを説明し、なるべく本人に行ってもらう。

○電動の器具を使ってうまくいくこともある。

◎認知能力低下に対応したケア◎

○痴呆などによる場合は本人の巧緻度向上は望めないため、介助する人の確保と教育にも努める。（☞7-21、22、9-6、7）

◎視力低下に対応したケア◎

○触覚、聴覚などの感覚を中心にして覚えてもらうように心がける。

○汚れを手で触ったり、舌で義歯の汚れ、歯石をなめたりして、汚れや清掃効果を確認してもらう。

○視力の低下の著しい場合、それが左右どちらの眼かをよく把握し、狭窄視野には物を置かないようにする。また、物品の配置が違ってくると混乱の元となるので注意を要する。

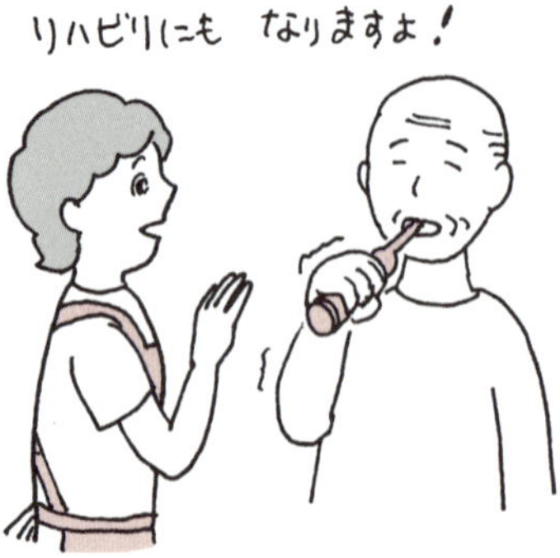

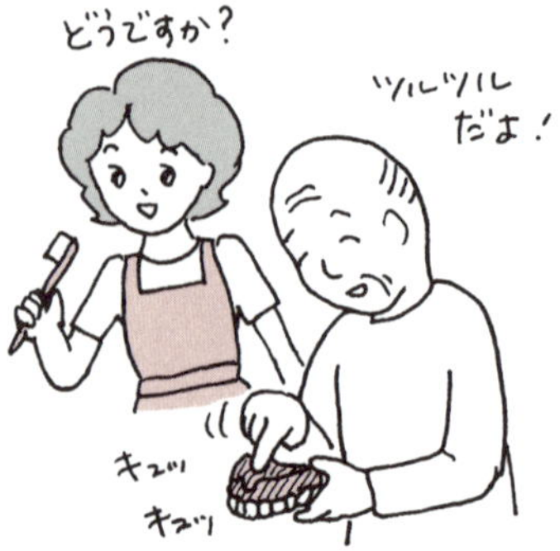

◎舌、口唇、開口機能の低下や麻痺に対応したケア◎

○口腔機能が低下していると口腔内の自浄作用が低下し、汚れも感じられなくなっていることが多い。

○健口体操などによる口腔機能の向上や、維持、リハビリが必要。
（☞5-9、5-10）

◎口腔感覚異常や過敏に対応したケア◎（☞5-9、7-14）

◎咽頭領域の機能低下や嚥下反射の低下に対応したケア◎

○アイスマッサージや構音訓練を取り入れることによって、療養者の症状の改善に近づく（☞7-7）。

※嚥下障害者の場合、嘔吐反射も低下している。

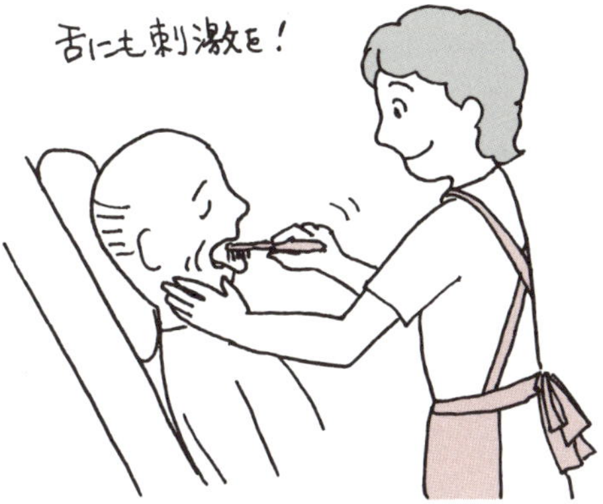

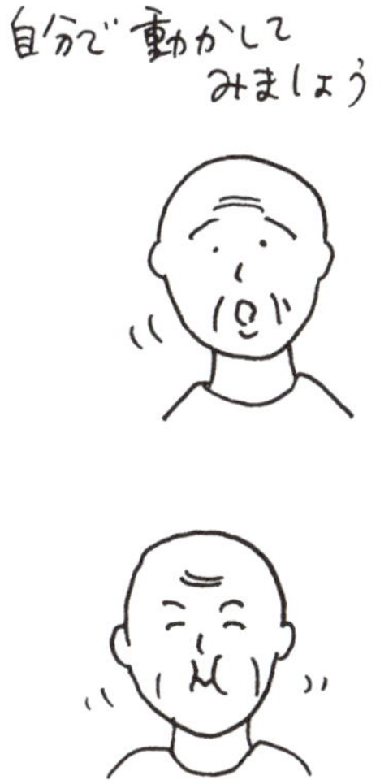

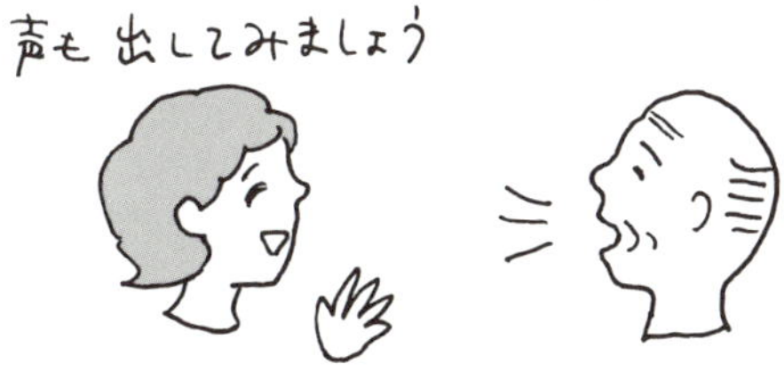

口腔乾燥とそのケア

療養者・高齢者の口腔は乾燥しやすい。口腔乾燥は口が渇く不快感だけでなく、口腔の粘膜も傷つきやすく、味覚も減退し、義歯の不適合やう蝕・歯周疾患が発生進行しやすい。原因には糖尿病や唾液腺の系統疾患ということもあるが、さしたる疾患もなく乾燥する場合は、加齢や薬剤の影響など背景や誘因を探り、唾液分泌の増進や乾燥緩和のためのケアを工夫しよう。また、日頃と違った全身状態の変化を伴なった場合など、脱水も疑おう。

口腔乾燥が引き起こす種々の問題

○口が渇いたり、粘つく不快感、灼熱感

○舌、口蓋、口腔内の粘膜の脆弱化……口内炎の併発

○義歯の不適合、義歯による疼痛

○舌苔の増加、口臭

○口腔粘膜に痰や唾液などがこびりつく

○味覚の減退

○う蝕・歯周疾患の易罹患、増悪……など

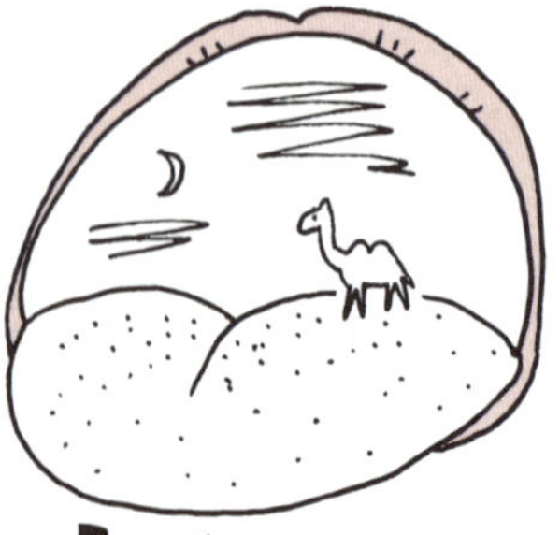

口腔乾燥の状況と原因を考える

◎よくある口腔乾燥◎

唾液減少系	蒸発乾燥系
・加齢による分泌量の減少 ・薬剤の影響（唾液分泌抑制の副作用のある薬剤　☞8-12） ・会話や経口摂取の減少（口腔機能の刺激減少） ・高度の緊張（交感神経優位の状況）や自律神経障害	・開口傾向（口腔周囲筋の筋力低下、意識障害など） ・口呼吸（その原因に鼻疾患など） ・室内乾燥 **混合系（唾液減少＋蒸発）** ・脱水、発熱

◎基礎疾患などによる（唾液腺の疾患・障害）◎

基礎疾患	その他
・シェーグレン症候群（膠原病の１つ、涙腺など外分泌腺も障害） ・糖尿病の症状（口渇感、かつ分泌量の減少）	・頭頸部への放射線照射

口腔乾燥へのケア　～「乾燥予防」と「症状緩和」～

１．基礎疾患の治療

２．分泌促進

○健口体操（唾液腺刺激法、舌体操　☞5-20～23）や刺激唾液の分泌（歯肉マッサージ）……毎日のケアで、唾液の分泌量も増加するようになる！

○電動ブラシで唾液腺開口部を刺激（☞5-23）

○咀嚼の増進、キシリトールなど

３．乾燥防止・粘膜湿潤

○加湿器、ネブライザーの使用

○湿潤マスクの使用（鼻は覆わないように）

○冷水や氷を口に含む（粘膜湿潤と疼痛緩和）、痛んだ粘膜のケアも（☞5-9）。

４．薬物の利用

○外科薬

・人工唾液の使用

・唾液分泌誘発剤（食品としてOral CareよりSST®、エイコーよりプロフィリン®がある）

・トローチ（唾液誘発効果と消炎効果）、含嗽剤

○内服薬（速効性や大きな効果は少ない）

・唾液腺ホルモン剤、唾液分泌亢進剤、漢方薬

◎人工唾液「サリベート®」◎

唾液に類似した無色透明な液体。微甘味。スプレー式の製剤（50ｇ）を１回に１～２秒口腔内に噴霧して使用。湿潤効果は約30～60分持続。味やにおいに敏感な人は、冷蔵庫などで冷やすと味臭は弱くなり、爽快感が高まる

ポイント

！乾燥のため痰が口腔内にこびりついている場合のケアは8-1を参照。

！口唇乾燥も併発しやすい（リップクリームを）。

流涎（よだれ）への口腔ケア

流涎が多くなる原因として、実際は唾液の量が増えているだけではなく、唾液を嚥下できない、心理的に嚥下しなくなっているなどが多い。さらに、口腔衛生不良や歯科疾患、義歯の適合など口腔内の問題と、姿勢や体位なども流涎に関連する。実際に、これらさまざまな要素は相互に絡んでいることも多い。これらの原因をアセスメントし、いろいろな方法を組み合わせてアプローチするとよい。

流涎の状況と原因を考える

○どのようなときに流涎が多いのか？

・食事？　会話中？　いつも？

○実際に唾液の量が増える原因があるのか？

・パーキンソン病（脳内生理活性物質コリンによる作用）など分泌増加の病系はないか（涙も増える）？
・室内が明るすぎないか？（明るいと唾液の量は増加する－心理的増加）。

○口腔内に歯科疾患や食物残渣（口腔機能の低下）は？

・刺激となる疾患や不適合義歯で増加する。

○唾液を嚥下できないのか？

・口腔機能（口唇閉鎖、咽頭へ送り込み）の低下、摂食・嚥下機能障害は？
・姿勢がうつむき加減か？　顎の開口位は後退位ではないか？

○心理的・精神的に嚥下をしなくなっていないか？

・鬱状態になると流涎は悪化する。
・意識障害はないか？

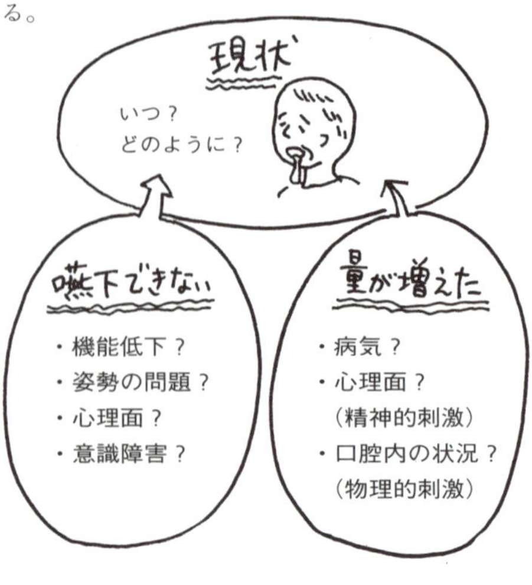

流涎状況のための評価基準

◎藤島による流涎評価基準◎

0．まったくない。
1．ときどき流涎あり（唾液多い）。
2．食事や会話中に流涎がある。
3．いつも流涎がある。
（止まっている時間帯もある）
4．常に流涎が止まらない。

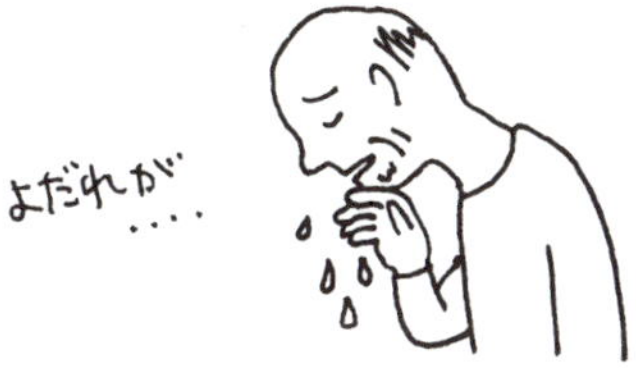

※評価基準を記録して、ケアの効果を判定しよう。

流涎の対策

①口唇閉鎖訓練

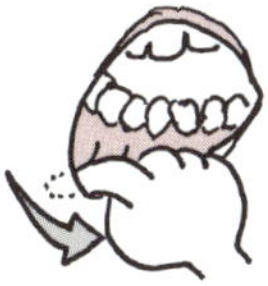

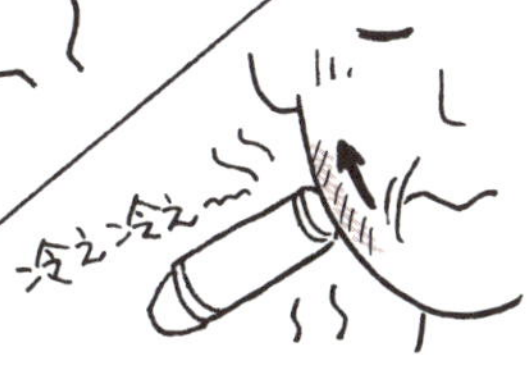

②アイスマッサージ

○口腔内の衛生面の確保。
○口腔疾患（う蝕、歯周病）の治療。
○適合した義歯の作製（義歯を入れることで、かえって流涎することもある）。
○口腔機能の賦活（健口体操など）、摂食・嚥下機能へのリハビリテーション、意欲の賦活（嚥下・口唇閉鎖・口腔感覚を意識化する）、摂食・嚥下の間接訓練法、ガムラビング（嚥下を誘発）、口唇閉鎖筋を高める方法、バンゲード法など（☞7-7）。
○抗鬱剤、抗コリン作用薬剤で唾液減少作用。
○唾液腺への寒冷刺激……顎下腺・耳下腺上の皮膚を冷やす（1日約3回各10分程度、皮膚が赤くなるまで）、口輪筋へはアイスマッサージで緊張をほぐす。

ポイント

！流涎への対策でも、衛生面・機能面の口腔ケアが重要だ。
！睡眠中（夜間）の流涎は、側臥位で唾液を外に誘導して誤嚥を防ごう。

味覚障害と口腔ケア

「何を食べても美味しく感じられない」との訴えは、高齢の療養者に多い。ひと口に味覚障害といっても、患者の訴えはさまざまである。精査すれば全身疾患をもった高齢者に高率に認められると思われるが、とかく見過ごされがちだ。患者に対するもうひとつの着眼点として、味覚障害を考えてみよう。

いろいろな味覚障害の症状の訴え

1．**味覚減退、味覚欠如**……味覚の減退、味覚の消失。
2．**自発性味覚異常**…………何も食べていないのに、口が苦い。
3．**解離性味覚異常**…………甘味など１つ２つの味質がわからない。
4．**異味症**……………………食物が本来の味と変わった味がする。
5．**悪味症**……………………食物が何とも表現できない、嫌な味になる。

※他にも、味覚錯誤、味覚過敏、片側無味覚というものもある。

味覚障害の原因

○味覚障害の原因は、味物質の到達障害や舌の炎症などもあるが、食事性、薬剤性、全身疾患など、亜鉛不足による味蕾細胞の内的障害が多いと考えられる。

※味蕾は、10日程度の周期で新生交代が行われており、このときに多量の亜鉛が必要となる。高齢者が服用している降圧剤、利尿剤、糖尿病剤は、体内で**亜鉛の働きを阻害**するものが多くある。さらに加齢によって腸管吸収能が落ちることにより、亜鉛不足になりやすい状況にある。

○味覚伝達路障害や味に関連する他の感覚の障害では、脳神経支配の様相をよく考えよう。

※味覚を支配している主役の舌咽神経は、延髄の孤束核を経て両側の大脳皮質知覚領野に伝導する。味覚は両側性支配を受けているので、孤束核よりも上位で病変が生じても味覚障害は生じないが、**孤束核を含めこれよりも末梢束での病変は同障害が生じる。**

○厚い舌苔（特にカンジダ属による偽膜）は味蕾のセンサー機能を麻痺させ、味覚障害の原因となっている。

◎味覚異常の原因◎

1．味蕾への外科障害
- → 炎症（舌炎、軟口蓋炎）
- → 火傷

2．味物質の到達障害
- → 唾液減少（老化、シェーグレン症候群）
- → 味孔の閉鎖（舌苔、錯角化症）

3．味蕾細胞の内的障害
- → **亜鉛欠乏症（食事性、薬剤性、全身疾患）**
- → ビタミンA欠乏症
- → 貧血

4．味覚伝導路障害

5．味に関連する他の感覚の障害
- → 嗅覚障害（風味障害）
- → 三叉神経Ⅱ、Ⅲ枝の障害（歯触り、舌触りの異常）

6．心因性
- → 転換ヒステリー
- → 仮面うつ病

7．老化

味覚障害の予防と治療

①亜鉛不足に対して
- ・食事療法（カキ、チーズ、ゴマなど）
- ・亜鉛内服療法：硫酸亜鉛、栄養補助食品
- ・加工食品、偏食を避ける

②全身の病気、薬剤に対して
- ・内科医との相談：薬剤の変更
- ・口腔内ケア：口腔内を湿らせる
- ・喫煙を控える

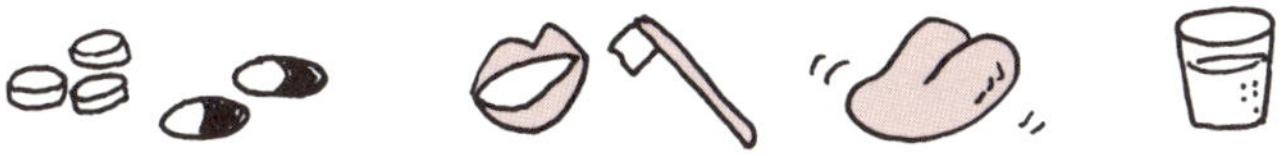

ポイント

！温度の影響も大きい。20～30℃で味覚感度性が高くなる。

！舌苔ケアや唾液分泌を促す口腔ケアを徹底させよう（☞5-17）

！味覚障害により、唾液分泌低下の悪循環が生じる。

口腔の過敏症状とその対応

療養者の口腔内に過敏や異常感覚が出現していることが多い。これは、脳からの知覚伝導路の障害のみならず、長期間経口摂取していなかったり、口腔の感覚刺激が乏しかったりなど、感覚・運動体験の不足により出現すると考えられる。過敏により十分な口腔ケアも不足しがちで、口腔内が不潔になりやすい。脱感作のための段階的な口腔ケアにより、過敏の多くは約１ヵ月ほどで消失することが可能だ

過敏・感覚異常の状況と原因

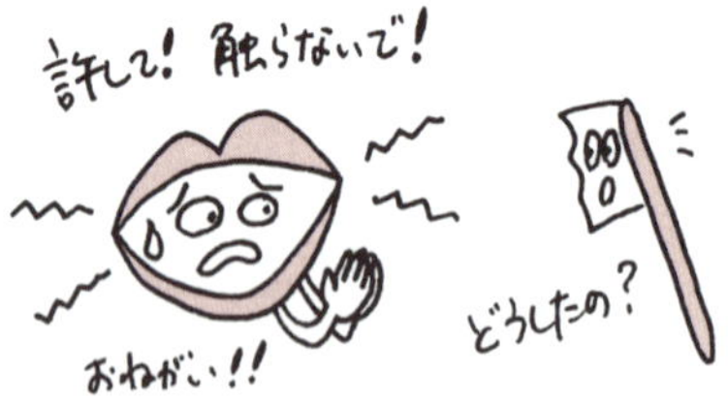

○ 療養者の口腔ケア拒否の原因には心理的抵抗もあるが、口腔内には過敏や異常感覚が出現していることが多い。

○ 成人老人の療養者では、過敏と鈍麻、その他しびれ感などの感覚異常が、脳血管疾患に伴う知覚伝導路の障害により出現することがある。

○ それらの成人老人の療養者でも、脳性麻痺や発達遅滞など中枢神経系の障害児者で見られる過敏症状と同様に、長期間の寝たきりや口腔への感覚刺激の乏しさからくる感覚・運動体験の不足が加わり、口腔内の過敏が出現すると思われる（ただし成人では、障害児者ほどの明確な過敏反応は乏しい）。

○ 知覚伝導路の障害では、温痛覚や触覚の異常や鈍麻、感覚消失も伴って生じている（とくに麻痺－運動神経障害－に、鈍麻や感覚消失が伴う）。

○長期間義歯を外していた療養者が義歯装着を嫌がったら、過敏の存在も疑おう。

○ただし過敏と思ったら、粘膜面に傷や炎症、潰瘍などであったりするので注意しよう。

過敏症状を起こしやすい部位やケース

○歯磨きしていない者（過敏への悪循環）、自立度の低下した療養者（感覚—運動体験の不足）。

○未処置歯や残根歯の多い人（その過剰な刺激が過敏を増悪すると考えられる）。

○口腔粘膜が刺激を受ける経験の少ない部位。特に食物残渣が溜まりやすい前歯部・臼歯部の口腔前庭の周辺。

○成人老人でも、心理的抵抗感が加わって出現することが多い。

※口腔内に使う器具を見ただけでも拒否反応（嘔吐）するケースがある。

○種々の異常感覚を伴う場合は、脳血管疾患の回復期に多く出現する。

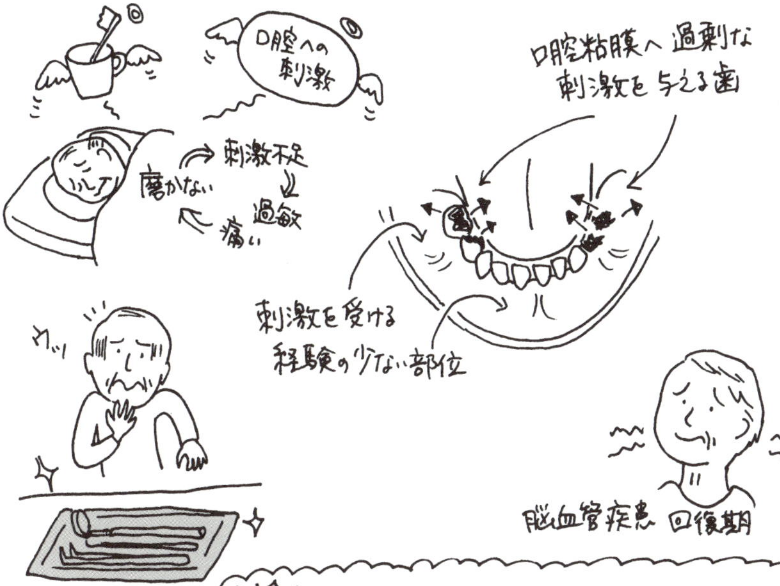

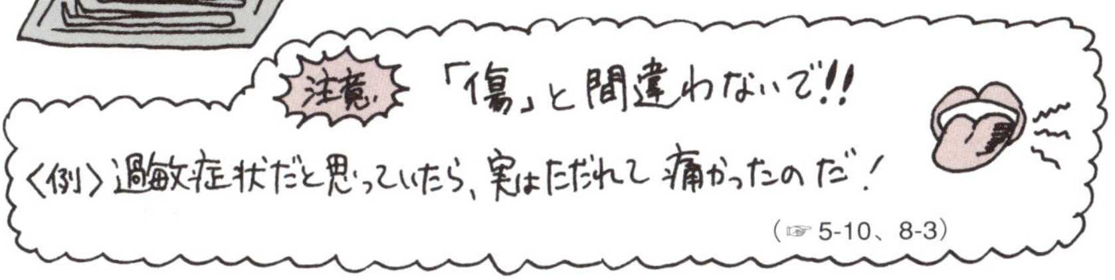

注意
「傷」と間違わないで!!
〈例〉過敏症状だと思っていたら、実はただれて痛かったのだ!

（☞ 5-10、8-3）

過敏の除去ー脱感作ー

◎その基本は感覚体験◎

○適切なる接触刺激だ。

◎段階的に実施しよう◎

○いきなり歯ブラシでは痛がる。指で触れることから（ガムラビング ☞7-7）。

○徐々に綿球や脱脂綿、スポンジブラシ、軟毛ブラシ、普通のブラシへと移行。

段階的に

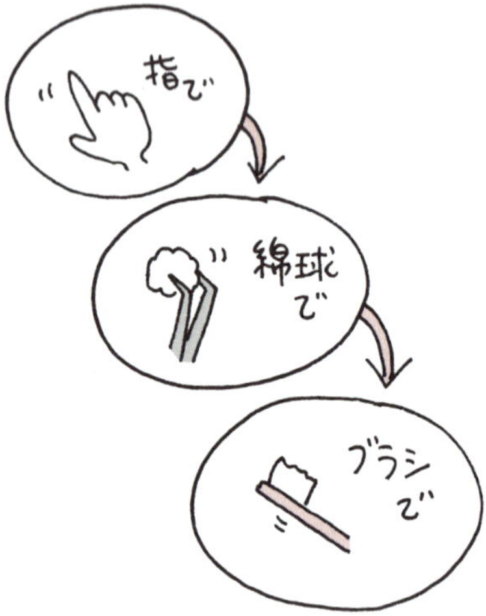

指で
綿球で
ブラシで

◎接触方法◎

○点でなく面で。

○動かさずじっくりさわる。（静から動へ）

○奥の方から前の方に。

○できるだけ回数多く行う（少なくとも朝晩の口腔ケアに合わせて実施）。

※同時に唾液の分泌も盛んになってくる

奥から前へ

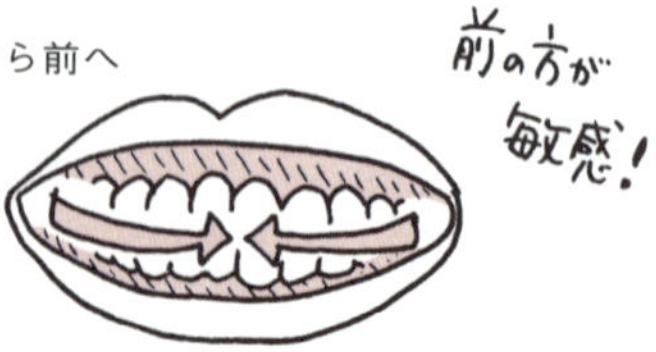

前の方が敏感！

静から動へ

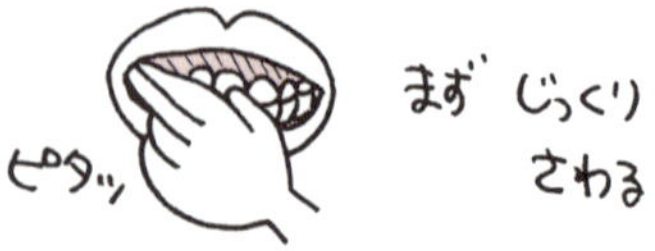

ピタッ
まず じっくり さわる

◎心理的にも配慮して◎

○息を止めるとよけい緊張しやすい（規則的な深呼吸をさせながら）。

適切な接触刺激を！

その他の感覚異常の対応

○脳血管疾患に伴う異常感覚は、知覚伝導路の自然治癒過程として出現することが多く、慢性期に緩解することが期待される（末梢からの知覚応答については解明されていない点が多く、理学療法も一時的な効果のみで、補助的に鎮痛剤などの薬物投与が用いられるだけである）。

○口腔領域では左ページの過敏への脱感作アプローチが同様に効果的である。

※鑑別：頑固な痛みなら過敏とは別。三叉神経痛なども疑おう（ふつうは自発痛がある）。

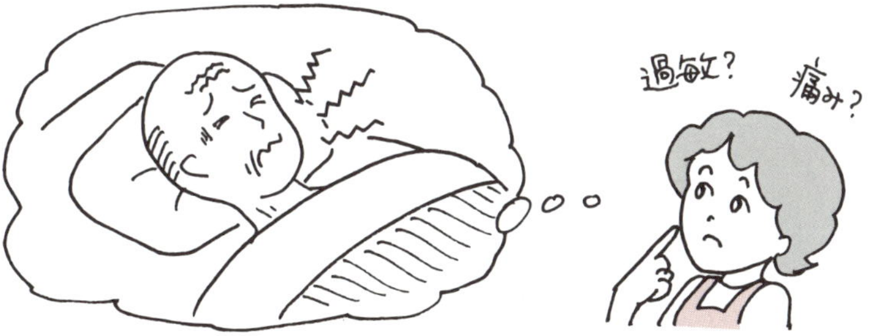

参考文献

・田村文誉, 他. 要介護者の口腔内過敏症状にかかわる要因分析. 口腔衛生学会誌 1999;49(5):794-802.

・金子芳洋, 他. 食べる機能の障害. 東京 :医歯薬出版, 1993;56-58.

・高橋和郎, 他. 脳神経領域の主要症状. 大阪：メディカ出版, 1998;152-158.

ポイント

！口腔観察のアセスメントでも、過敏の存在も見落とさないこと。

！ターミナル死亡直前期でも過敏が出現する（過敏は原始的感覚で、平素は高次脳機能で覆い隠されているのかもしれない）。（☞7-23）

！義歯装着前に、過敏を除いておくことが大切。

！口腔内での過敏は、驚くことではない。他部位の知覚障害とは違い、なぜかケアの効果が。

構音障害・失語症と口腔ケア

在宅療養者の言語障害では、脳血管性疾患などによる構音障害や失語症などによく出会う。痴呆や精神障害と早合点しないよう注意し、失語症と構音障害との区別など、疾患の特徴をよく理解しよう。口腔ケアの場面でも本人の苦手な言語表出を補いながら、コミュニケーションの壁を意識させないように上手に会話を補い、表現内容を引き出すことが必要となる。

ことばのメカニズム

言語は言葉を話す、書くなどの**表出機能**（話し言葉 speech）と、聴いて理解する、読んで理解するなどの**理解的機能**（話したいことの内容 language）とがある。この２つの機能は、連続して繋がり合う働きだ。言語障害とは、これらの言語機能に何らかの破綻が生じ、正常な言語から逸脱した状態をいう。

◎フィードバックの環◎

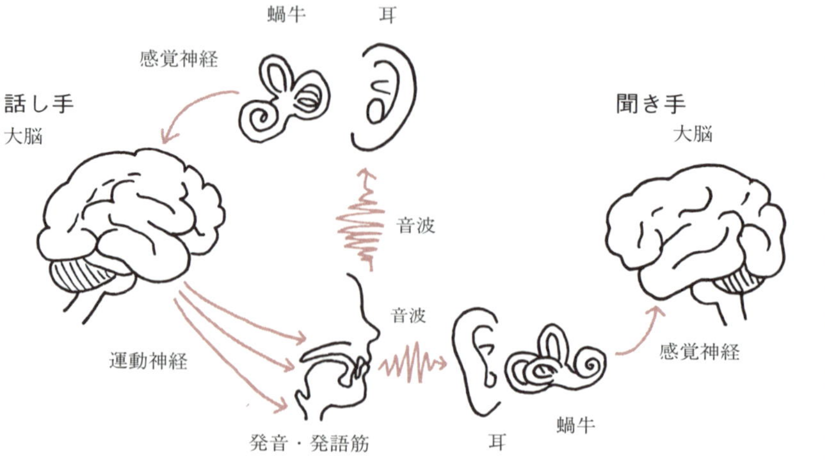

失語症とは

正常な言語機能の獲得後に、脳血管疾患などの原因で大脳の言語中枢（下図）が障害され、その結果、言語表象（音声言語と文字言語の両方を含む）の理解と表出に障害をきたした状態。

失語症の代表タイプと症状

○ブローカ失語（運動性失語）……否流暢で努力的なぎこちない発話。理解はできる。

○ウエルニッケ失語（感覚性失語）……発話は流暢だが語性錯誤があり、聴覚的理解が障害。

○全失語……理解も言葉の表現も障害される。

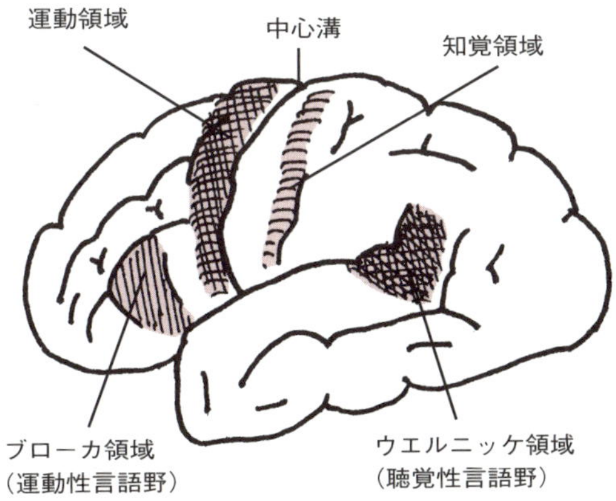
運動領域
中心溝
知覚領域
ブローカ領域
（運動性言語野）
ウエルニッケ領域
（聴覚性言語野）

失語症その対応

○ぎこちないしゃべり方のブローカ失語症では、周りの人がイライラせず、その音を表現できるヒントを与え、うまくカバーしたあげると、コミュニケーション障害を軽減できる。

○失語症では、「書くこと」は一層困難な作業である。

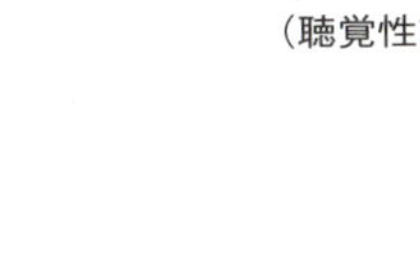
文字表で頭文字を
指示してもらう

○状況判断がどの程度できるかを把握しておくとよい（全失語の場合、何でも「はい」と反応することが多く、否定の意思表示ができるかが目安となる）。

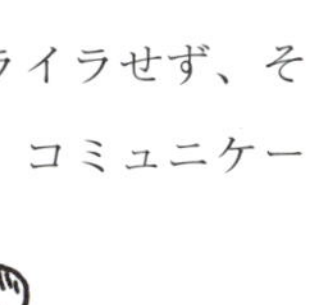

7—15

構音障害とは

○発音は、肺に吸い込んだ空気を送り出し、声帯を震わせて声を作り、軟口蓋・舌・下顎・口唇を動かして、さまざまな音を作る一連の協調運動である。

○構音障害は、中枢から末梢の神経の損傷や、器官の筋の麻痺・失調・筋力低下により、発音が聞き取りにくくなった状態を指す。

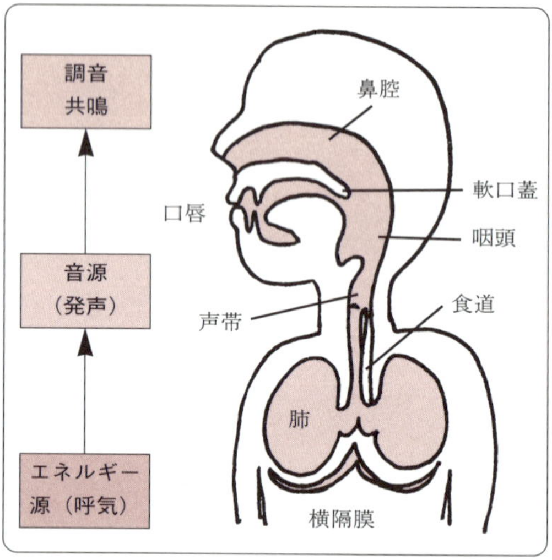

構音障害の症状

○表情の低下、流涎、摂食機能の低下を伴うことが多い。

○会話になると、「あせる、緊張する、意識する」などの心理的動揺が生じ、早口やろれつが回らなくなる人が多い。特に、舌の動き。

構音障害への対応

○落ち着いて、ゆっくり、口を大きく動かして話すようにしてもらう。

○聞き取れないからといってイライラせず、言いたいことを勘を働かせて推測しよう（失語症と同じ）。

○どの言葉が不明瞭かで、舌、頬、顎など麻痺状況も推察できることもある。

○舌、口唇、頬、顎などの口腔機能訓練により、麻痺などの改善も期待しうる。楽しく訓練できる方法を工夫しよう。（☞5-20、21、22、23、28、8-11）

○義歯の不適合により、さらに不明瞭な発音となり得る。また顎口腔機能を補う特殊な義歯を作成することもある（軟口蓋挙上義歯など）。

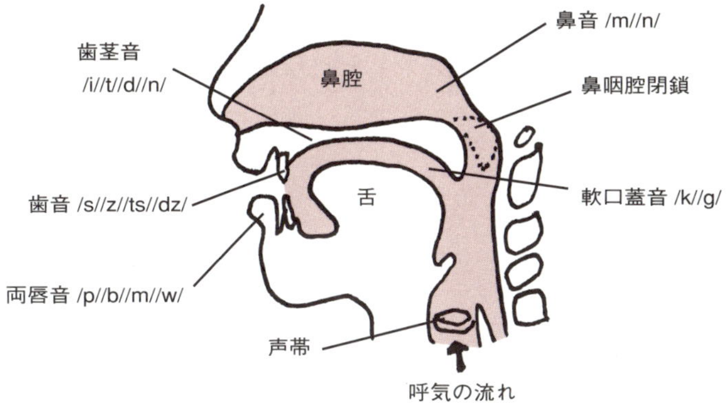

構音障害と失語症の比較

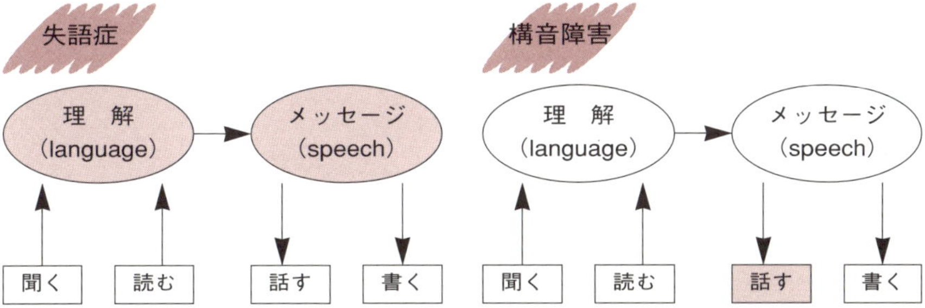

運動性失語：理解はできるが、言葉の表現ができない。　　図中着色部が障害される。
感覚性失語：理解ができない。
全失語：理解も言葉の表現もできない。

ポイント

！本格的な言語治療は、言語聴覚士（☞1-4）による訓練を受けるのがよい。
！コミュニケーションが通じないために生じる疎外感や不安、イライラ、孤独、鬱状態に注意し、コミュニケーション手段の開発と工夫、精神史路や障害受容、克服への援助を忘れない。

7―16

もっとも多い脳卒中　この山越えれば後は楽々

疾患別特性と口腔ケアのポイント・1

脳卒中（片麻痺）

疾患の特性

○病型には脳卒中・脳梗塞・くも膜下出血がある。

○高血圧・糖尿病・動脈硬化症・高脂血症などが背景疾患であり、これらの治療と再発予防が諸機能の維持にも重要である。

○60～70歳代の発症が多く、老化の問題も関与している。

○脳梗塞の場合には一過性の小発作を繰り返し、障害が重度化していくことも少なくない。

○単に運動障害だけでなく、感覚障害、失語・失行・失認といった高次脳機能障害や、意識障害などを有することがある。

○老化と高次脳障害（仮性球麻痺）により、嚥下障害を発症することも少なくない。

ケアプランのポイント

○起居・移動の援助が必要なケースが多いが、廃用症候群（☞9-1）を起こさないように配慮することで、心身の機能をおおむね維持することが可能である。

○関節可動域訓練（☞9-2）、筋力維持増強訓練、呼吸訓練、発声訓練と併せて口腔清掃・口腔機能訓練（☞7-7）が重要となる。

○新たな習慣や介助方法を身につけるためには、実地訓練を繰り返し実施するようにする。

○機能訓練やデイサービスなどの利用ができる状況ならば、歯科通院も通所ケアや社会交流の一環として機能する。（☞5-27、9-5）

口腔ケアの課題

○生活のメリハリや誤嚥性肺炎予防のためにも、口腔ケアの実施が必要。

○片麻痺の場合、自力での歯磨きや食事が困難になるが、利き手交換などにより、ある程度の動作が可能になる。

○舌や口唇の運動や感覚などの口腔機能面にも、廃用性の機能低下が認められることが多い。

留意点

○高齢者が多いので、生活習慣を変更することに抵抗を感じる人も少なくない。

○失語や構音障害などの言語障害で、コミュニケーションが困難な場合がある。（☞7-15）

○感覚障害や高次脳機能障害は、家族や第三者に理解できないことが多いので、対策に苦慮することもある。

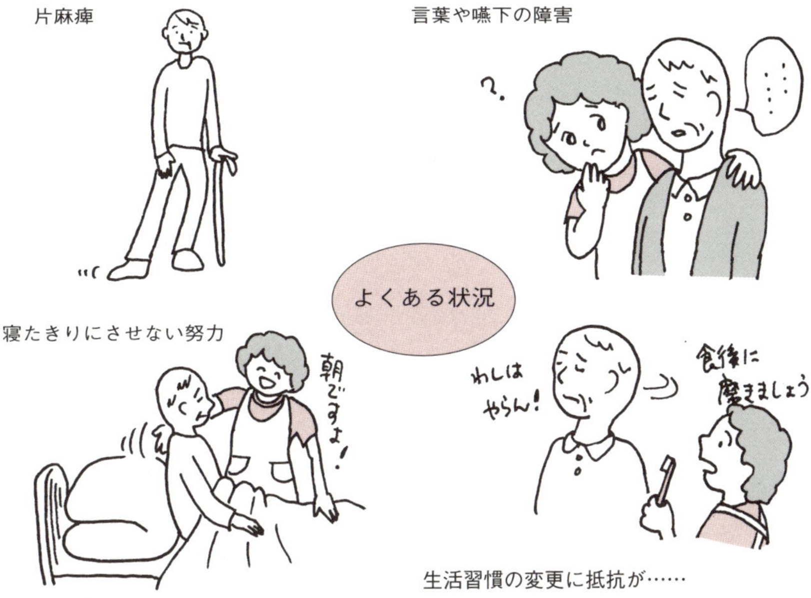
片麻痺
言葉や嚥下の障害
?
よくある状況
寝たきりにさせない努力
朝ですよ!
わしはやらん!
食後に磨きましょう
生活習慣の変更に抵抗が……

7 —17

特徴わかれば扱いやすいパーキンソン

疾患別特性と口腔ケアのポイント・2

パーキンソン病

疾患の特性

○中枢性の進行変性疾患で、50～60歳に多く発症する。運動障害や精神障害に加え、廃用性症候群を生じやすく、次第に起居も困難になる。発症後約10年ほどで、転倒などを契機に寝たきり状態になる傾向がある。

○筋固縮、振戦、寡動（無動）がみられ、特徴的な歩行の障害（すくみ足、小刻み歩行、突進現象、平衡感覚障害など）があり、寝返り・起きあがりという四肢と骨盤の文節的運動が困難となる。

○便秘や起立性低血圧、唾液分泌亢進、多汗、排尿障害などの自律神経症状を伴うことが多い。精神症状としての鬱状態（時に痴呆）や自立性の低下が見られることも少なくない。

○会話中の表情が乏しく（仮面様顔貌）、話し方が単調で声が小さい。話し始めるとだんだん早口になり聞き取りにくい特徴がある。

○薬物療法（Ｌドーパなど）は症状の緩解には有効であるが、症状の進行に伴い薬効は不安定になりやすい。

ケアプランのポイント

○動作はゆっくりでも、自分で可能な部分は毎日規則正しくやるように促す。

○口腔ケアに伴う移動の安定性や姿勢の安定性を考慮して計画する。

○摂食・嚥下機能や発声機能の維持にも、上下肢や体幹の進展運動などと組み合わせ、口腔機能訓練や呼吸・発声訓練を行うとよい（☞7-7、15）。

○薬のコントロールで動作や精神機能も変化するので、口腔ケアは薬のよく効く時間を考慮する。

○はっきりと大きな声で、ゆっくり話してもらうようにする。

口腔ケアの課題

○手の振戦の激しい時や鬱状態の時は、口腔清掃などの実施に困難性がある。

○姿勢保持障害もあるので、口腔ケア時の姿勢の安定にも留意する。

○唾液分泌後進に加え、唾液が飲み込みにくくなり、姿勢も前屈しやすいので、こぼすようになる（流涎）傾向がある（☞7-12）。

○便秘解消のためにも、適切な水分維持を必要とするが、疾患の重症度とは関連なく嚥下障害が出現することもある。

○咀嚼も前歯部を中心とした噛み方になり、時には舌や顎の動きも障害され（薬のコントロールでも左右される）、摂食障害となることもある。

留意点

○頸部や体幹が屈曲しやすく、関節が屈曲拘縮を起こしやすいので注意する。

○起立時の転倒などをきっかけとして、寝たきりになりやすい（☞9-4）。

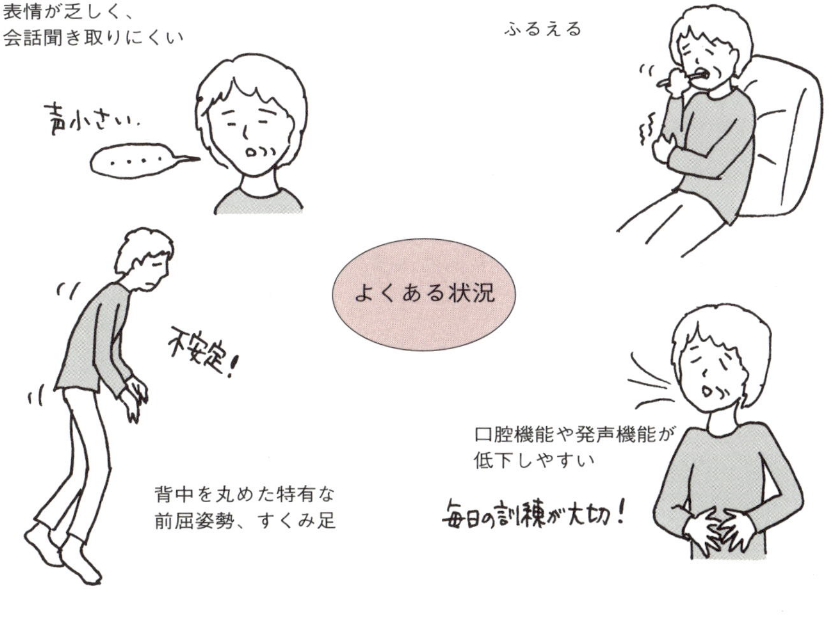
表情が乏しく、
会話聞き取りにくい
声小さい
・・・・
ふるえる
よくある状況
不安定！
背中を丸めた特有な
前屈姿勢、すくみ足
口腔機能や発声機能が
低下しやすい
毎日の訓練が大切！

疾患別特性と口腔ケアのポイント・3
慢性関節リウマチ

疾患の特性

○多発性関節炎による身体障害を主症状とし、症状の消退と再燃を繰り返しつつ、肺や血管などの内臓病変を生じる全身性の疾患。

○女性に多く、経過がきわめて長い慢性疾患であり、機能障害は進行とともに変化する。

○関節の痛みに悩まされ、将来の不安を抱えつつ生活をしている場合が多い。

○症状の緩解にステロイドが第1次選択剤として投与されている。

○顎関節および顎の変形のため、開口障害を起こす。

ケアプランのポイント

○病変は進行的な上、1日のうちでも病状が変化するので、変化を予測し安静と運動を適度に組み合わせた計画立案が重要である。適切な移動方法などの確保も必要である。

○身近なかかりつけ歯科医の確保も、本人・家族の不安解消につながる。

○口腔ケアも本人や家族がさまざまに工夫している場合も多いが、必ずしもそれが効率的とは限らない。痛みや関節保護に配慮した、よりよい方法や器具の工夫・改良が必要になる。

○開口障害や咀嚼障害がある場合、臼歯部では噛めても前歯部では噛めない。食形態や食事介助の配慮が必要（☞7-8、8-6）。

口腔ケアの課題

○歯ブラシやスプーンなどを保持したり、口まで運ぶことや、口を大きく開けることが困難になる。水道栓の開閉も困難になることも少なくない。

○口腔ケア時にも、手指の関節や移動や動作に伴う痛みを起こすことが多い。

○口腔内も感染や刺激に弱い。また、咀嚼や開口が不十分なため、口腔内は不潔になりやすく、進行し放置された歯周疾患を有することも多い（しかも診療に応じてくれる歯科医療機関も確保されていない）。

留意点

○関節痛や関節の保護に十分注意（介護者の支持する部位）する。

○痛みを恐れての過度の安静も、全身機能低下につながる。

○寒冷や湿気に注意し、抑うつ気分に対するケアにも留意する。

○主体性を尊重し、方法や器具を紹介し、本人や家族に選択してもらう。

○変化する痛みやつらさの評価にはフェイススケールが便利。（☞付録2）

ポイント

！四肢を引いて介助するのは禁忌。腰ひもで支えたり脇を支えるなどして関節に負担をかけないようにする。

よくある状況

痛みや将来の不安

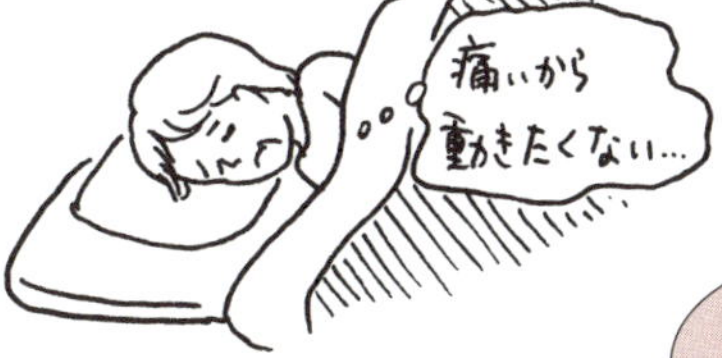

長い柄に改良し、可動域低下を補う。

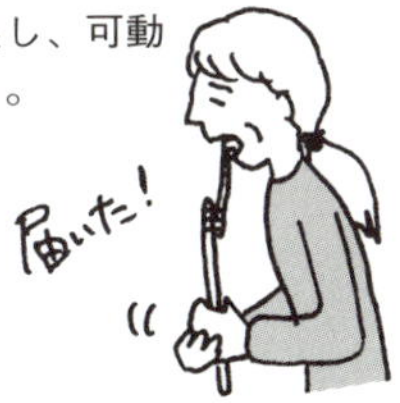

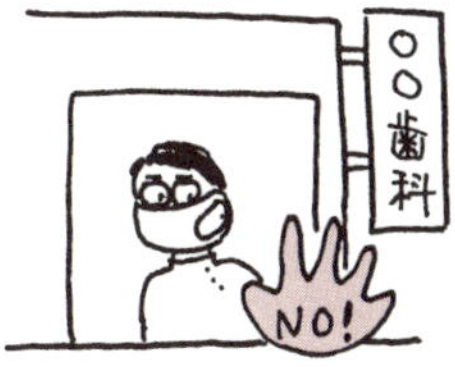

動けるうちから歯科医療敬遠されがち
（ステロイド服用もあり）

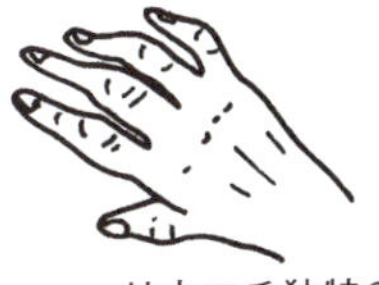

リウマチ独特の手

疾患別特性と口腔ケアのポイント・4

脊髄小脳変性症

疾患の特性

○小脳と関連諸核およびその伝導路の変性をきたす疾患の総称。運動失調を主症状として進行性の経過をとり、自律神経障害（起立性低血圧、排泄障害など）、嚥下障害、構音障害を伴うことが多い。

○発症は潜行性で数年から10数年の経過で、上肢の運動機能も次第に低下し、転倒による外傷や骨折を機に著しい機能低下をきたすことが少なくない。多くは寝たきり状態になって、感染症で死亡する。

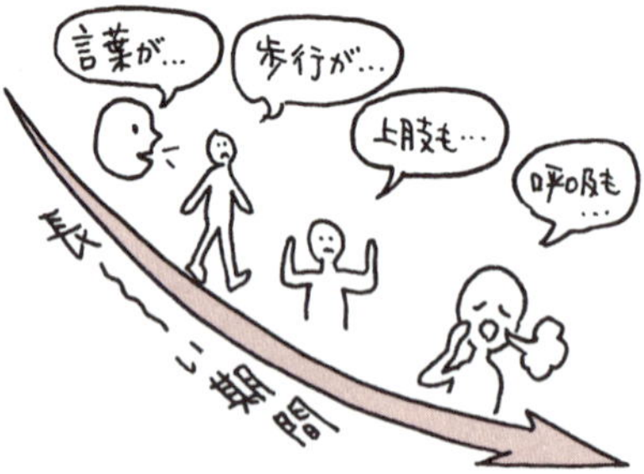

○40〜50歳に発症することが多いため、病気への不安だけでなく、仕事や家庭のことなど多様な悩みを抱えている。

ケアプランのポイント

○進行性の疾患であるため、病状の進行過程で次に起こるADL障害を予測した対応が重要になる。

○歩行、四つ這い、座位保持は可能なことが多い。できるだけ四肢の運動で機能維持増強を図るが、起き上がりや立ち上がり時の起立性低血圧、頻尿のためのトイレによる介護負担などを考慮して援助する。

○手の振戦がある場合、上肢を体幹につけたり、反対の手で手首を保持したり、テーブルに肘をつくなど、安定して口腔ケアができるように支援する。

○嚥下障害や構音障害に対応して、食形態ばかりでなく、口腔機能の維持強化訓練などの口腔ケアを組み込み、食事の姿勢や介助方法も工夫する。

口腔ケアの課題

○手の振戦が、安定した口腔ケアを困難にする場合がある。

○咀嚼機能は比較的維持されても、嚥下機能や発音機能の低下が著しいことが多い。

○話し方は緩慢で、長く続けて発声することができない。

留意点

○不安や精神的なショックが、起立性低血圧など自律神経障害を増悪するので注意する。

○起立性低血圧は転倒の原因になりやすい。急な移動や体位変換には注意する。

○会話は焦らず、ゆっくり一語ずつ区切って話してもらう。

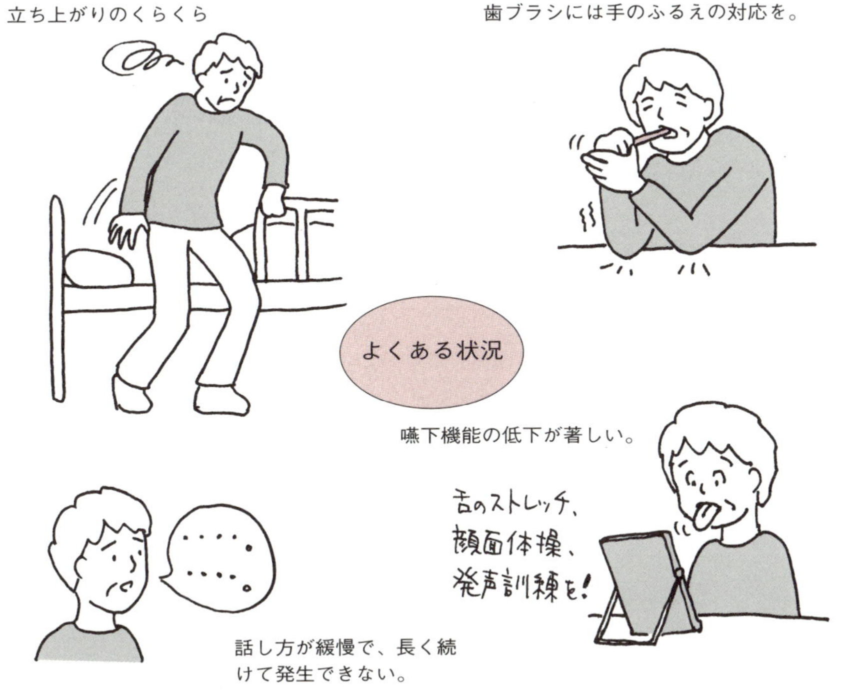
立ち上がりのくらくら
歯ブラシには手のふるえの対応を。
よくある状況
嚥下機能の低下が著しい。
舌のストレッチ、
顔面体操、
発声訓練を！
話し方が緩慢で、長く続けて発生できない。

疾患別特性と口腔ケアのポイント・5
筋萎縮性側索硬化症（ALS）

疾患の特性

○上位下位の運動神経が冒され、四肢・体幹・口腔・咽頭・顔面の筋肉が麻痺・萎縮する進行性の変性疾患。

○中年以降の発症が多い。急激に麻痺が進行し４～５年で臥床を余儀なくされ、感染症や呼吸不全（麻痺）で死亡する。

○全身の筋力低下が進行し、起立・歩行・上肢機能・手指の動き・頸部保持・咀嚼嚥下・発声発語と次々に困難になり、日常生活は著しく障害される。眼の動きだけは比較的最後まで保たれ、精神機能・感覚機能や排泄のコントロールは障害されない。

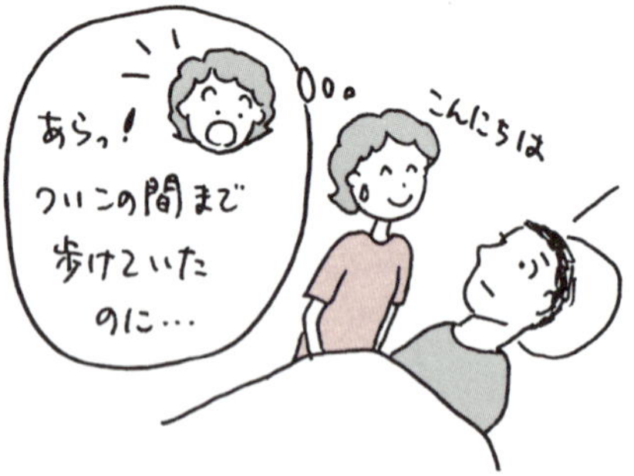

ケアプランのポイント

○筋力低下を中心に、病変の急速な進行を予測して計画立案する必要がある。特に、病状進行に伴う介護負担は多岐にわたり多大であり、家族や介護者を支える支援体制を事前から計画的に確保する。

○知的レベルは保たれるため、できるかぎりコミュニケーション手段を確保し、本人の楽しみとなる活動が継続できるよう援助する。

○可能な限り食事を楽しめるように、食形態や誤嚥しにくいような食介助の援助が重要になる。

○口腔ケアは、歯ブラシの把持部を太く滑りにくくするなど、なるべく自立を失わないような援助を工夫する。

口腔ケアの課題

○手内筋の麻痺が進行し、歯ブラシ把持も難しくなる。

○球麻痺の進行により嚥下は次第に困難になるが、口腔内の感覚や味覚は障害されない。

○咀嚼筋群や顔面筋（特に口輪筋）の筋力低下で、咀嚼時の疲労や流涎が認められるようになる。

留意点

○療養者は、病気の進行に伴い不安と焦りを持つようになる。

○病状進行を予測した対応が、逆に本人や家族の意欲をそぐことがないよう、医療者側の慎重な配慮が必要になる（☞7-23）。

○療養者との信頼関係や、本人と支援者の相互の忍耐が求められる。

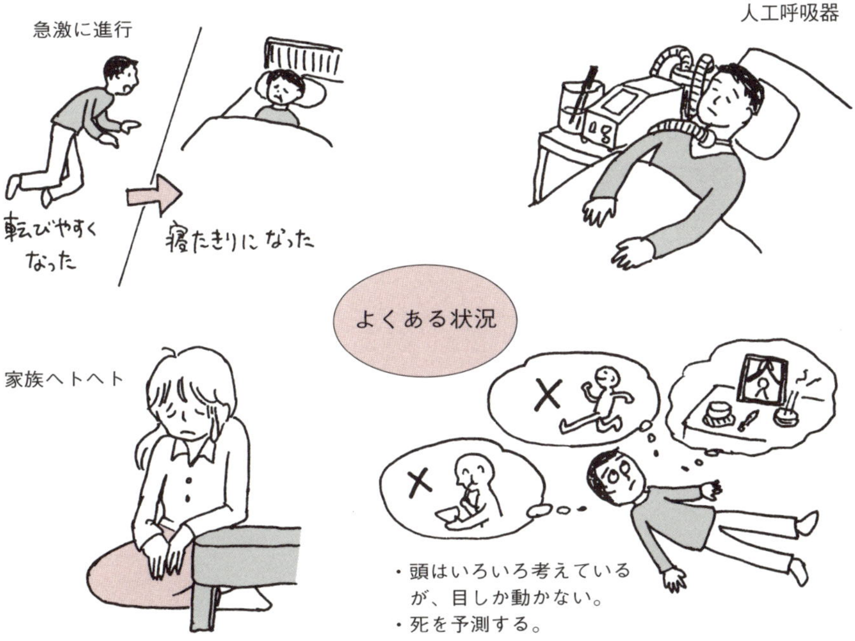

急激に進行
転びやすくなった
寝たきりになった
人工呼吸器
よくある状況
家族ヘトヘト
・頭はいろいろ考えているが、目しか動かない。
・死を予測する。

疾患別特性と口腔ケアのポイント・6

老人性痴呆症

疾患の特性

○老化や脳内疾患（脳梗塞や脳出血といった脳血管性と、脳腫瘍や硬膜下血腫などの構造上障害によるものがある）による１次要因と、心身面や環境面の変化による２次要因による知的機能低下を主とした障害である。

○発症は80歳を越えると急速に増え、女性に多い。

○記憶障害・見当識障害・会話支障など、知的な精神機能は衰えても、自尊心や羞恥心といった感情面は残っており、病状の進行には個人差がある。

○進行すると幻覚・妄想・徘徊など精神症状を伴うことも多く、心身のアンバランスから身体活動能力も低下し、障害が重複すると寝たきり状態になることがある。

ケアプランのポイント

○痴呆の進行状態と介護の負担を十分把握し、その認知レベルや負担状況にあった指導・援助を、本人並びに介護者・家族の歩調を合わせて計画する。

○歯科疾患と誤嚥性肺炎予防の口腔ケアが重要である。歯磨きだけでなく、必要に応じてフッ化物やクロルヘキシジンなどの抗菌剤などを用いた特異的予防（洗口や塗布）を組み合わせる。

○口腔ケアは痴呆独自の行動特性（回帰型・葛藤型・遊離型）に踏まえ、快適刺激援助の視点から、本人の拒否行動を回避するよう工夫する。

○痴呆の判定は慎重に行う（☞9-6、付録6）。

○コミュニケーションの図り方は7-22、9-7を参照。

口腔ケアの課題

○痴呆の進行に伴い、歯科疾患のリスクが高くなり不顕性誤嚥の可能性も増す。
○口腔内の汚れや食物残渣の自覚はきわめて乏しい上、自立して口腔ケアを実施することは難しくなる。
○口腔内に触れられることや義歯の着脱を、極端に拒否することが多い。
○歯磨剤や義歯洗浄剤などの誤飲の可能性も高い。

留意点

○過去の口腔疾患の既往歴や口腔清掃に対する認識、程度を事前に調べておくと、スムーズに口腔ケアを実践できる。
○異常な言動に驚いて大騒ぎしたり、否定語には注意する。本人の身になって励ますように対応する。
○言葉と動作でわかりやすく誘導したり、上手にスキンシップを図ることが必要となる。
○痴呆状況の悪化は、口腔疾患も含む全身状況（脱水・便秘など）から生じることもある。

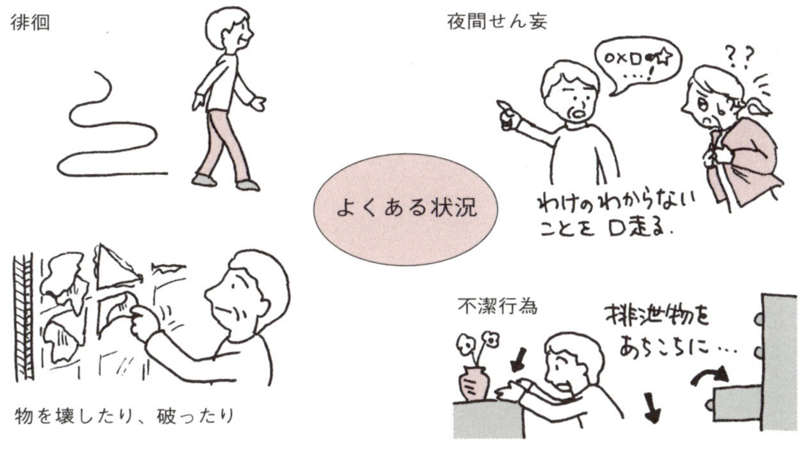
徘徊
夜間せん妄
わけのわからないことを口走る.
よくある状況
物を壊したり、破ったり
不潔行為
排泄物をあちこちに…

7－22

痴呆症状に対応した口腔ケアのために

コミュニケーションがとりにくい痴呆の療養者や頑固な高齢者などへの口腔ケアは、指示に従わなかったり、口を開けなかったりで苦労する。まったくコミュニケーションがとれないかといえば、人間の本能的な本性としてよく観察していけば、必ずしもそうではない。口腔という特異な領域に対するアプローチの仕方がわかってくる。

コミュニケーション障害者の口腔ケア上の問題

○反応がない、指示に従わない。

○口を開かない、閉じてくる。

○聞いていないようで、実はよく聞いている場合が多い（意味をどのようにとらえるかは別）。

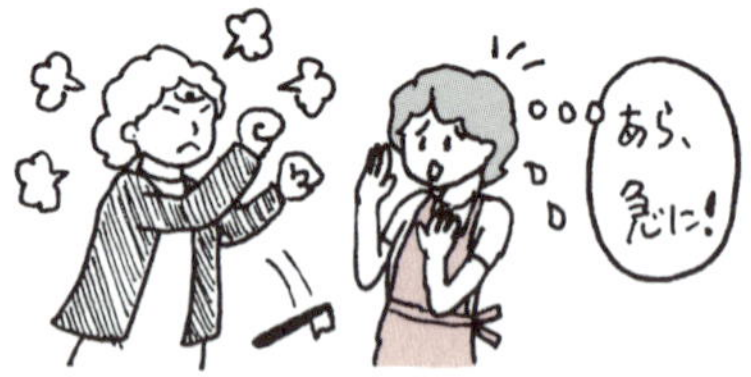

○「ボタンの掛け違い現象」でかみ合わない（一度食い違うと大変）。

・心身の刺激がきっかけとなる（ちょっとした言葉、痛みなど）→攻撃的になる。
・鈍感さと敏感さ（その割に敏感、その割に鈍感）。

口腔ケア対応上のコツ

1）安心感・安心させる

○言葉かけ、スキンシップ（刺激する言葉や行動に注意）。

○慣れた人、慣れた場所には安心。

○周囲の雰囲気、色彩効果も考える。

○周囲の日常的な声かけ、語りかけが大切（これらは治療効果も）。

・口腔という領域の意味がある（☞6-2）。
・防衛的な場所、基本的信頼感が重要になる。

2）相手の心の世界に入る

○心動かすツボを探す（自尊心をくすぐる、ほめる）。

・単にほめてもダメ。相手を動かすほめ方を。

○過去を知る（異常行動の意味を知る）→対応した働きかけを。

○同じ振る舞い（一緒に徘徊）をしてコミュニケーション。

・一緒に歯医者行こうか

3）役割行動・習慣行動・パターン行動に入れる

○施設の集団心理の応用（皆がやると自分も、決まった行動）。

○医者患者関係の応用（お医者さんには素直なことも）。

4）褒美効果・快感効果

○甘いおやつなど効果満点なことが多い（食べ物に目がないタイプには大変効果的であったりする）。

○あたたかい蒸し タオルや、肌触りのよい毛布など、また精神沈静のアロマの利用など。

他人の食べ物を取りに乱入する痴呆老人

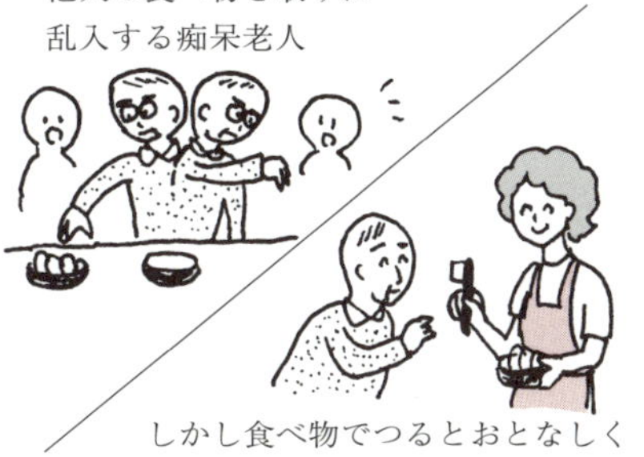

しかし食べ物でつるとおとなしくいうことを聞く（ゴロニャン現象）

5）口腔ケアの具体技（1～4を踏まえて）

○スキンシップから徐々に口腔へ。

○背後から**後ろ抱え法**で口腔観察や術者磨きの実施（急な動きのおそれがある場合は、特に効果的）。

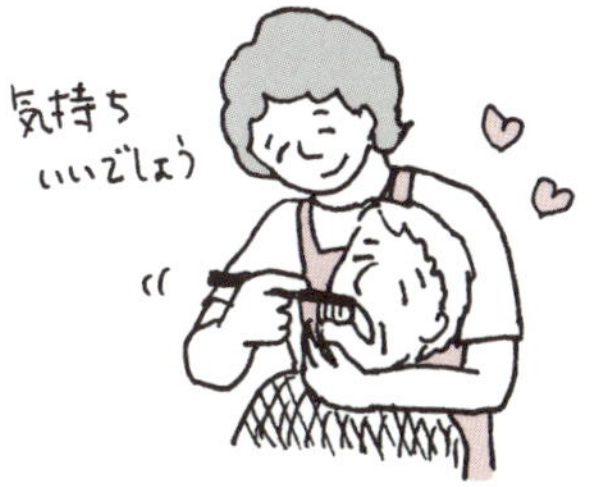

ターミナルケアの理解と口腔ケア

ターミナル（terminal）とは「終末」の意味で、積極的な治療が不適切と考えられる状態をいい、末期を自宅で過ごしたいというケースも増えている。死が迫っている療養者への口腔ケアは、粘膜のケアが重要な役割を担い、カウンセリングの技術も要求される。日頃の訪問口腔ケアでもターミナルを意識し、全人的な苦痛を念頭に置いてケアを実施しよう。

○ターミナルは、前期、中期、後期、そして死亡直前期に分けられる。

患者の苦痛の理解

○医療スタッフには、病気による症状や薬の副作用などの「**身体的苦痛**」しか目に映らないことが多い。

○実際は、死に対する不安、仕事や社会生活上の苦痛（高齢者には少ない）、配偶者や子供などに対する家庭的な不安、医療費や生活費などの経済的な苦痛など「**精神的苦痛**」も大きい。

○これらが複雑に絡み合った**全人的苦痛**が、療養者とその家族を苦しめている。

○会話や家の雰囲気の中からこれらの苦痛を感じ、**耳・目・心で聞き取る**カウンセリング的な態度が肝要である。

◎ターミナルケアで対象とする「全人的苦痛」とは◎

①**身体的苦痛**（痛み、支障）
②**精神的苦痛**（不安、いらだち、孤独、恐れ、鬱、怒り）
③**社会的苦痛**（仕事、経済、家庭内、人間関係）
④**霊的苦痛**（人生の意味、罪、死の恐怖）

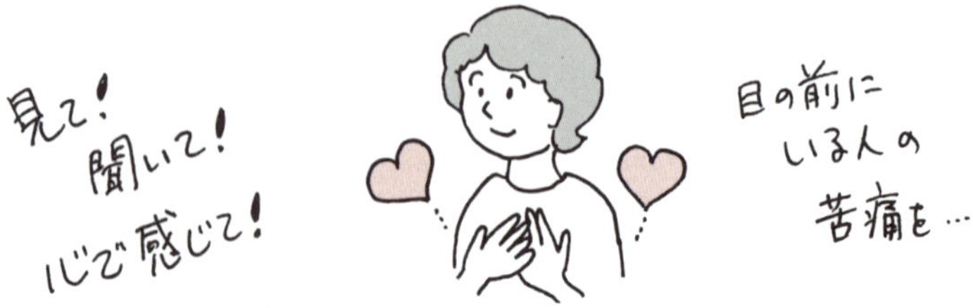
見て！
聞いて！
心で感じて！
目の前にいる人の苦痛を…

◎末期がん患者に見られる主な身体症状◎

①全身倦怠	97%	⑨浮腫	58%
②食欲不振	88%	⑩口渇	56%
③痛み	88%	⑪悪心・嘔吐	50%
④発熱	76%	⑫口内炎	44%
⑤便秘	64%	⑬褥瘡	29%
⑥咳嗽	62%	⑭腹水	29%
⑦呼吸困難	61%	⑮吐血・下血	25%
⑧不眠	58%	⑯胸水	23%

◎末期がん患者に見られる主な精神症状◎

①いらだち	38%	⑨幻覚・妄想	14%
②不穏	26%	⑩鬱	12%
③不安	24%	⑪怒り	12%
④混乱	23%	⑫恐れ	9%
⑤さびしさ	20%	⑬拒絶	3%
⑥痴呆	17%	⑭躁状態	2%
⑦孤独感	14%	⑮自殺念慮	2%
⑧ひきこもり	14%	⑯退行	2%

（淀川キリスト教病院ホスピス）

口腔内に生じるさまざまな苦痛・トラブル

○ターミナル期は自立度低下により口腔内が不潔になりやすい上、薬剤、全身疾患の影響により唾液分泌も減少し、口腔乾燥、舌苔増加、う蝕や歯周病などの歯科疾患も進行しやすい。さらに全身抵抗力低下に伴い、口腔カンジダ症や口腔内にびらんや潰瘍、口内炎を生じ、口臭や味覚異常、会話や飲食の苦痛でさいなまれることが多い。

○特に末期がん患者には、抵抗力の低下や治療や薬剤の影響も強く現れ、口腔の違和感や疼痛が頻発しやすい。

※ターミナルの後期から死亡直前期には、意識低下にも関わらず口腔刺激に敏感に反応することも多い。

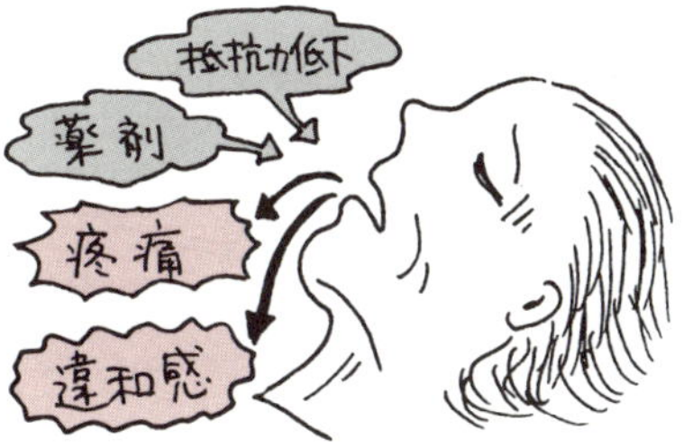

状況にあわせた口腔ケアを

○ターミナル末期では、喀痰の喀出困難への口腔ケアや、喀痰による呼吸困難や呼吸障害への対応（☞9-11）も必要とされる。

◎口腔内の問題点◎

口腔内汚染、口腔内乾燥、味覚変化、口腔内疼痛、口内炎・潰瘍形成、真菌症（カンジダ）

○食事は、単に栄養素の確保のみでなく、口腔粘膜の状況にあわせ、楽しみや好みと食べやすさを考慮した食品の選択と調理方法の工夫などに留意する必要が高い。この場合は、口腔機能にあわせた調理形態や食事介助の方法も重要になる。

7―23

口腔ケアの実際

☞5-9

○基本的手順

清掃・含嗽→歯ブラシ（硬組織）→口腔清拭（粘膜）→含嗽・洗浄

◎特にがん治療の時には◎

・口腔清掃のみならず、うがいは頻回に行う。義歯は外しておく。
・洗口剤は感染予防のみならず、アズレンなどの消炎粘膜保護の洗口剤を用いる。
・氷片などを口に含んで放射線照射部位や口腔内を冷やす。
・舌体操など唾液分泌促進に加え、加湿器や吸入器を使用し、口腔内乾燥に対する対策も効果的。
・必要なら、人工唾液などを使用する。

ターミナルの口腔洗浄はとっても気持ちいいのだ！

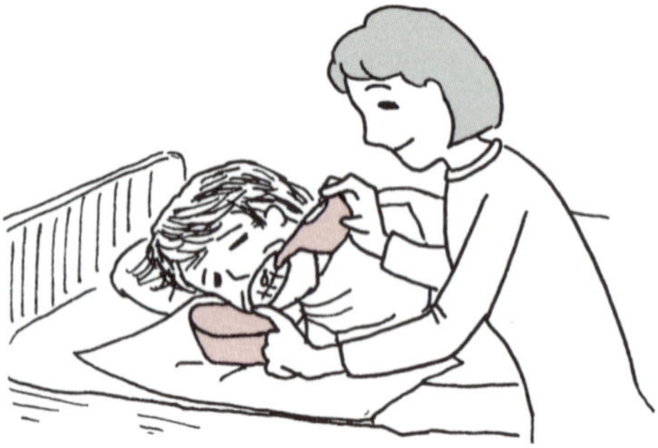

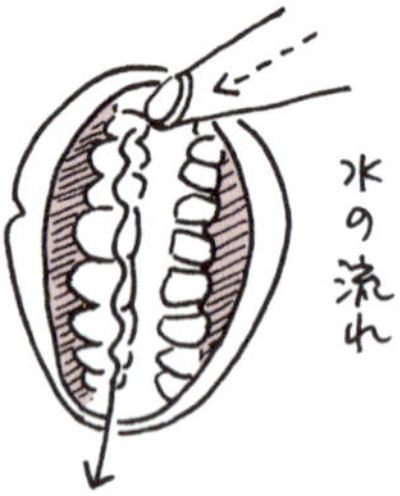

側臥位で上になる上顎臼歯から水を流し、下になる口角から排出する。

○口腔乾燥、口腔内不快感には……本人の意識レベルは著しく低下、口唇閉鎖不全、分泌低下のため、以下のケアを行う。

※唾液腺刺激法、舌体操、洗浄法、唾液誘発食品・錠剤（キシリトールなど糖アルコールの飴やシュガーレスのガム、凍結した炭酸飲料、珪酸®）、人工唾液（サリベート®など）、増粘剤入の緑茶、口唇にはリップクリーム、口腔内と口唇の保湿保持が重要、爽快感を与える自前のうがい薬（例：蜂蜜や黒蜜＋梅＋増粘剤）

○口内炎、潰瘍には……消毒、消炎のケアを行う。（☞5-19）

※クロルヘキシジン、ポピドン・ヨード（イソジンガーグル）、塩化セチルピリジニウム、粘膜保護作用と消炎作用の薬剤（アズノール）投与。
※義歯洗浄も忘れない。

○味覚低下、味覚障害には……食事中は義歯を外すことも。亜鉛の多い食品、亜鉛剤内服（220mg / 日）。（☞7-13）

○開口不全には……バイトブロックの使用。

○口蓋・舌・咽頭への分泌物付着には……微温水（パイナップル・パパイヤ・キウイなどの果汁※：タンパク質分解酵素を少々加えてもよい）で洗口約30分後、粘膜ブラシ（トゥースエッテ®、クルクルブラシ）などで拭き取る。

※これらの果汁に過敏反応の粘膜には注意。

○真菌症（カンジダ性口内炎、鵞口瘡）には……義歯や舌苔があれば、それもよくケアする。う窩があれば消毒し、セメント充填だけでもする（う窩にカンジダは多い）。

※クロトリマゾール・トローチ、抗真菌剤ナイスタチン、ケトコナゾール

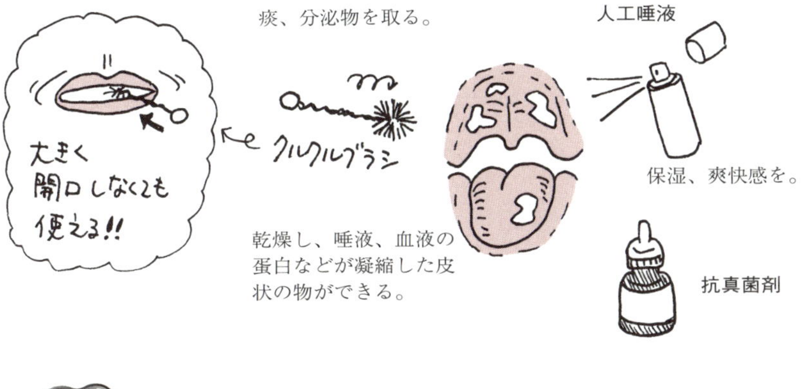
痰、分泌物を取る。
人工唾液
大きく
開口しなくても
使える!!
クルクルブラシ
保湿、爽快感を。
乾燥し、唾液、血液の
蛋白などが凝縮した皮
状の物ができる。
抗真菌剤

ポイント

！生の尊さを学び、どのように対象者の人生の最終場面に望むか？　生と死について考えることが問われる。

！粘膜ケアを中心に、口腔内の苦痛除去と感染予防や保清の援助とともに、爽快感を与えるケアを心がける。

第 8 部

ケア技術
充実のための奥義

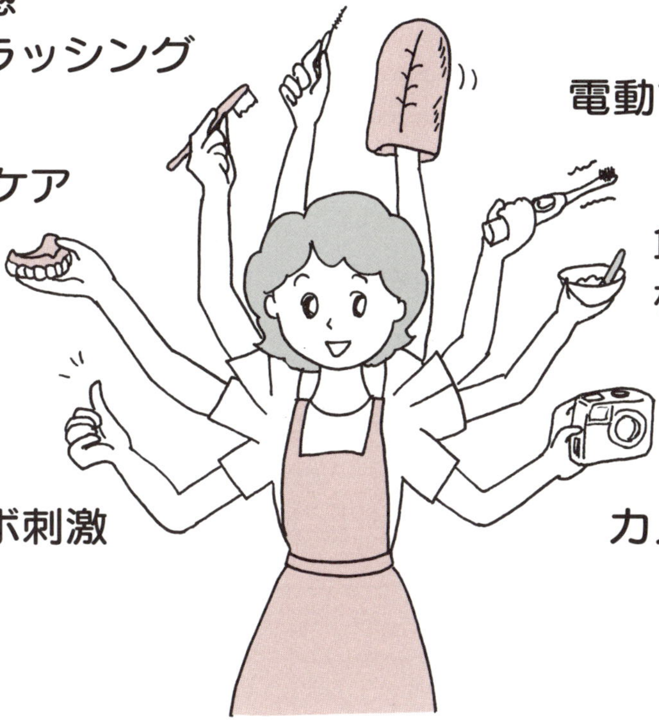

専門的口腔清掃の奥義

療養者の自立を維持したり促すために、療養者本人や介護者が日常的にする口腔ケアと、専門職が実施するそれとは、当然違う。健康な成人が毎日口腔ケアをしていても、多くの人は口腔疾患に罹患してしまう。現状に自己満足している療養者からも、歯科職の口腔清掃や実地指導を受け、「信じられないほどサッパリした」「こんなよい方法があるとは知らなかった」「これからもやってもらおう」と言われるようなケアを実施しよう。

物理的手法のレパートリー

◎歯ブラシの毛先いろいろ◎

○そのときの療養者の口腔状態に合わせたものを選択する（☞5-10）。

○市販の歯ブラシや歯科医院専用ブラシをどれだけ知っているかも、歯科衛生士のスキルの１つである。

◎歯ブラシの毛先でさえもイロイロ◎

・毛の硬さ
・毛のサイズ
（長さ、大きさ、形）
・ヘッドのサイズ
（幅、形）

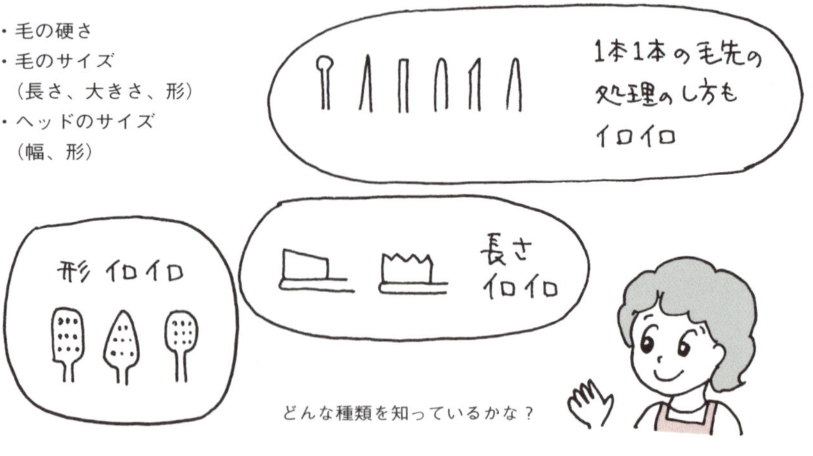
1本1本の毛先の処理のし方もイロイロ
形 イロイロ
長さ イロイロ
どんな種類を知っているかな？

◎補助用具の選択◎　（☞5-11）

○いろいろな種類があるが、療養者の歯間空隙の状態や歯肉の状態で選択をしよう（何よりも歯科衛生士の目が大切）。

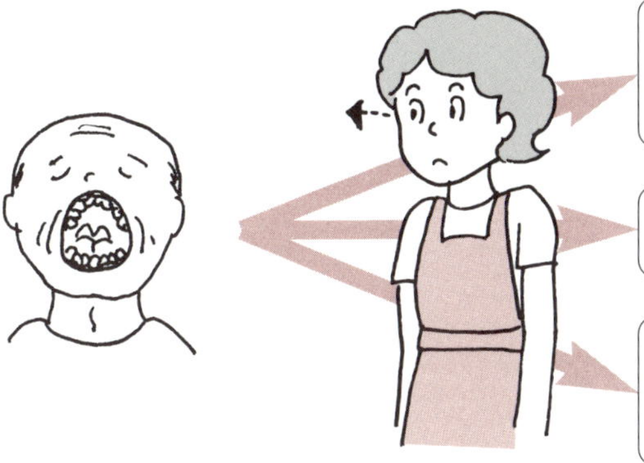

◎フロス◎
形は？　大きさは？　太さは？
糸？　スポンジ？　ワックス付着？
香料付着？　フッ素付着？

◎インターデンタルブラシ◎
形は？　大きさは？

◎その他の用具◎
木製？　金属製？　ゴム製？　プラスチック製？（エバに近い働きあり）

◎携帯用の歯科用エンジンの利用◎

○本格的な術者磨き（PMTC）の実施に使用。短時間に歯面清掃と歯面の滑沢化を可能にすることができる（細菌性バイオフィルムの除去に最適）。

○また歯石除去後には再度の沈着予防のために必須。

◎チップ形態・作業パターンもイロイロ◎

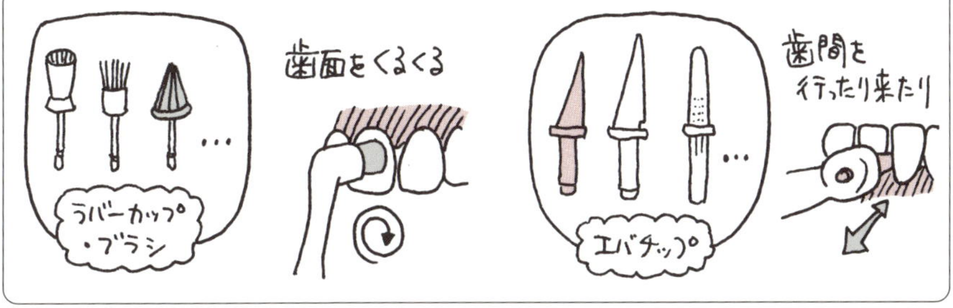

ポイント

！歯を磨くために行うのか、歯肉（歯頸部、ポケット周辺、歯間、隣接部）を清掃するために行うのか、２つに分けて考えよう（☞8-2）。

化学的手法のレパートリー （☞5-12、付録7）

◎う蝕予防◎

○歯面や歯根にフッ化物（歯磨き剤、洗口液、ゲル状フッ化物、フッ化物スプレー、ムース）などを適宜選択して使用する。

◎歯周病◎

○歯間や歯周ポケットにグルコン酸クロルヘキシジン配合の洗口剤（クチュッパ®、コンクール®などが市販されている）を使用する。

○その他、洗口剤を療養者の希望により供給、使用する。

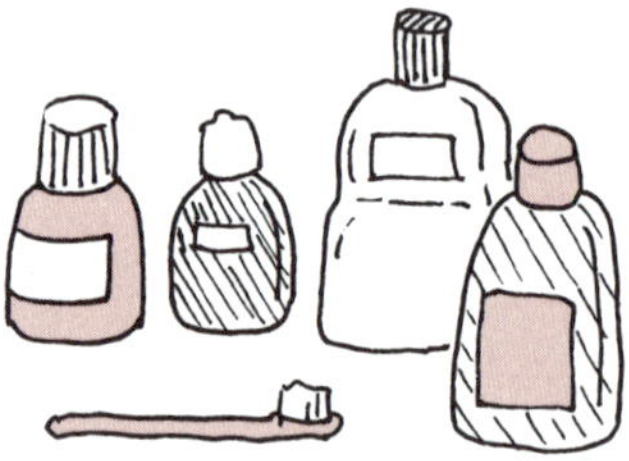

◎洗口剤による粘膜炎症の予防◎

○水、生理食塩水、緑茶などで清掃する。

○洗口剤は、希望によって使用する。高齢者は、エタノール含有の強い味は好まない。

◎粘膜に炎症がある場合◎

- 水や生理食塩水、緑茶などで清掃した後、ヨウ素剤やアズレン剤（ケナログなど）を使用する。
- 医師・歯科医の指示により、患部に薬剤を塗布する。

○レモン水など果汁は歯や歯根を脱灰するだけでなく、粘膜刺激が強い場合がある。スポーツ飲料、イオン飲料などの長期使用は硬組織には厳禁！

◎喉頭に洗浄液を落とさないために◎

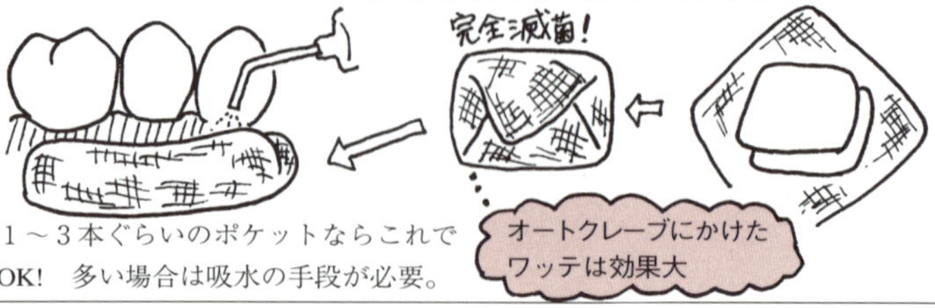

完全滅菌!
オートクレーブにかけたワッテは効果大

1～3本ぐらいのポケットならこれでOK！ 多い場合は吸水の手段が必要。

ワッテやティッシュペーパー（吸水性を高めるため）

粘膜の管理

◎口腔粘膜に傷のある人の場合◎

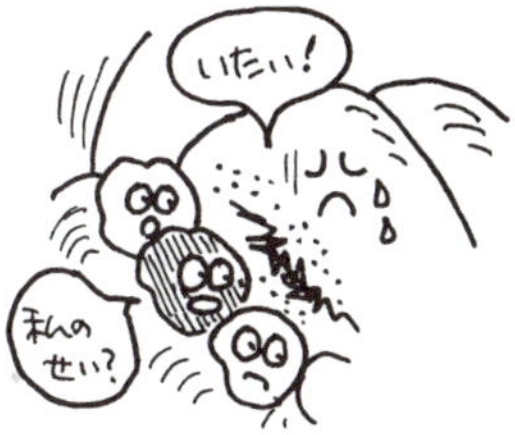

○傷の原因を知る。
- 唾液が出ない（舌に傷がある）。
- 歯による傷（う蝕によって歯が破折したもの）。
- 義歯による傷（義歯の不適合）。
- すれ違い咬合による傷（正しい咬合を失っている）。
- 不良習癖のため。
- オーラル・ディスキネイジアなどにより、歯が粘膜に常時あたる。

○再発防止のための手を打つ。

○傷があるからといって、口腔清掃をやめてはいけない。傷以外のところは粘膜ケアが必要。これこそ患部を治癒させる、最大の手段である。

○傷には薬物を塗布する（部位と状態によって、液体と軟膏を使い分ける）。

※液体（クロルヘキシジン、ヨードグリセロール：サラサラ感）、軟膏（ケナログ：ベタベタ感）

◎胃瘻・腸瘻・鼻腔栄養・食道経管栄養使用者の場合◎

○口腔を使う機会の少ないこれらの療養者は、唾液も粘液性になり、呼吸器機能も低下し痰も多く、口腔内は劣悪になりやすい。

○歯のある人は、う蝕・歯周疾患の予防が必須である。

○粘膜ケアを主体とした口腔ケアや痰取りのケアにも重点をおく（☞5-9）。

○経管栄養食を注入する前後は、まず口腔ケアを行おう。

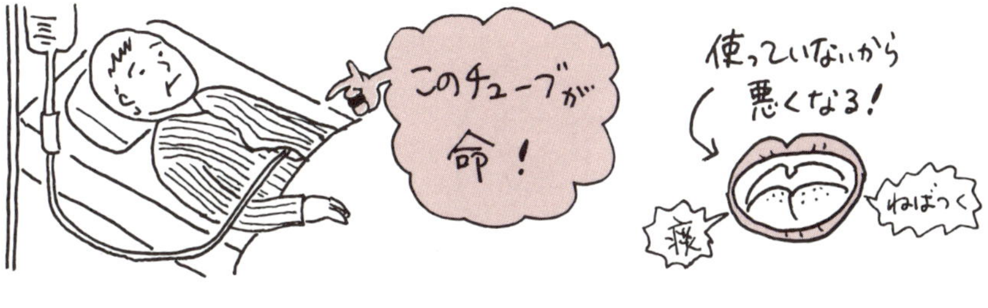

8－1

痰取りの口腔ケア （☞9-11）

○痰は、チューブ使用者に特に目立つ。気管の状態が悪くなると、痰の量が増加する。しかも摂食・嚥下機能が低下すると、自力で排泄できなくなる。

○喉頭部・口腔内に非常に痰が停滞する。気管につまると大変危険なので、常に除去することが必要。

○痰が長時間口腔内に停滞すると硬くなり、口蓋や歯、補綴物に付着し、吸引するだけでは除去できなくなる。

意識的に開口できる人には

痰は長期に付着すると硬くなり板状になる。

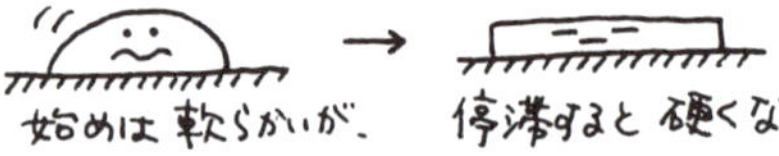

始めは軟らかいが、
停滞すると硬くなる

痰をからめるように

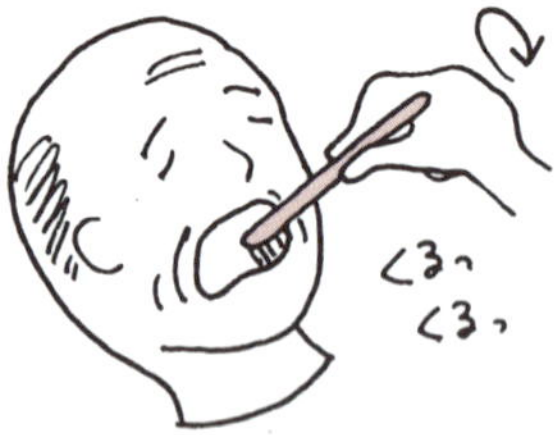

くるっ
くるっ

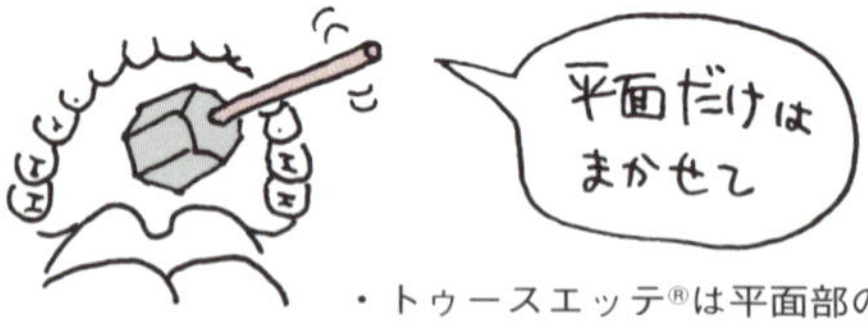

平面だけはまかせて

・口腔内で粘膜ブラシを回転させ、からみつけて除去する。
・粘膜性の痰までよくとれる。

・トゥースエッテ®は平面部の痰が一気に取れる（しかし細部の痰はからみつきにくい）。

開口できない人には その1

・くるリーナ®に巻き付けて除去。

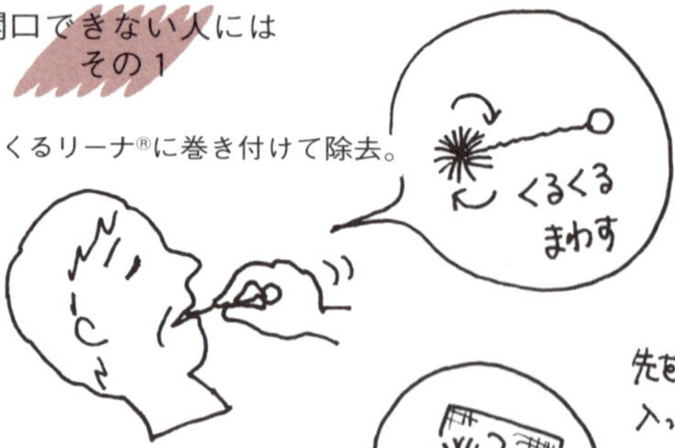

くるくるまわす

・少しの隙間に毛先を入れてからみ取る。

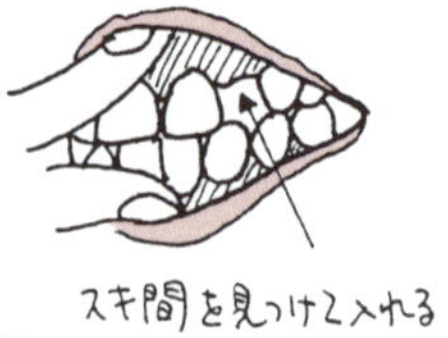

スキ間を見つけて入れる

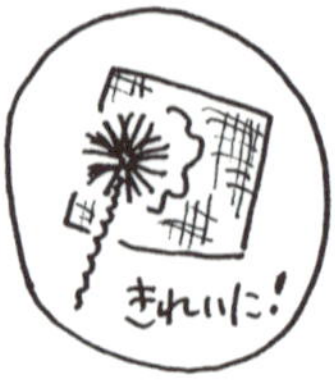

きれいに！

くるリーナ®につけた痰は、ガーゼ、ティッシュでぬぐい取る。

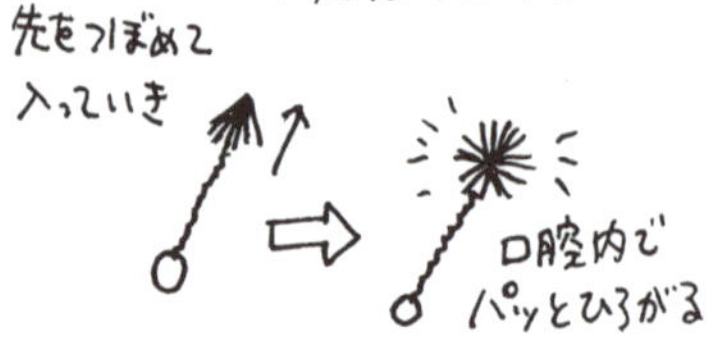

先をつぼめて入っていき
口腔内でパッとひろがる

開口できない人には
その2

・くるリーナに巻き付けて、それを吸引器で除去。

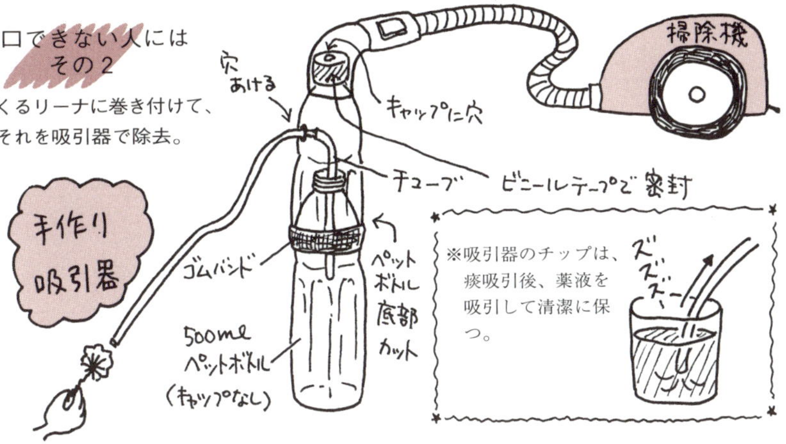

痰がこんな時はどうする？

◎唾液や痰に血液が混ざっている◎

①粘膜のチェック（傷はないか）！（☞3-9）

②歯周病を疑え！

③流動食や軟らかい食べ物を摂りすぎて、口腔粘膜・歯肉に炎症か。

④吐血（胃）、喀血（肺）の可能性も視野に入れよう。

◎口腔を清潔にしているのに・・・◎

○発熱をくり返したり、口臭がひどい、出血するような場合は、胃からの逆流により胃酸が口腔に流れ込み、口腔内が不潔となって肺炎をおこしている場合がある。

○特に胃瘻の人で、筋や神経に障害のある疾患（☞9-9）を持っている人は要注意。

ポイント

！痰の色（黄色、緑色、血液が混じっているなど）をチェックすることで、気管支や肺の状態、口腔の不潔状態がわかる。

専門的口腔清掃の奥義・2

対照的な硬組織と軟組織へのケア

口腔は、身体の中で一番硬い組織の歯と、身体の中でもっとも敏感で血管に富んだ粘膜が同居している複雑な器官である。そこを清掃するためには、対照的な組織の特徴をとらえたケアが必要となる。

専門家としての必要事項

1．一般的な口腔内の硬組織・軟組織の特徴と状況を頭に描けること。
2．療養者の口腔内の状況変化を、素早く読み取ることができること。
3．以上から、その療養者の硬組織・軟組織の状態、対照的な組織の特徴をとらえたケアのプログラムを組み立てられること。
4．硬組織・軟組織両方に対するケアをプログラムに沿って実施できること（医師、歯科医師の指示にスムーズに対応できる）。

口腔清掃のターゲット

必要小

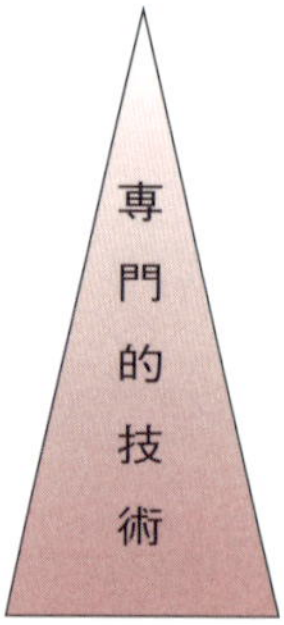

必要大

ケア方法	ターゲットとなる対象	
	軟組織	硬組織
・うがい	大きい食物残渣	平滑面、咬合面
・清拭 ・スポンジなど	粘膜面の付着物	平滑面、豊隆部の付着物
・洗浄	頬、口腔底、歯周ポケットの食物残渣	歯頸部、隣接部の食物残渣
・粘膜ブラシ ・クルクルブラシ	舌、頬、粘液、粘膜、唾液	歯頸部、歯根
・歯ブラシ	歯肉、浅いポケット	小窩、裂溝、補綴物
・補助清掃具	歯肉、深いポケット	複雑な隣接部、根分岐部、補綴物

（白田、北原，2000）

硬軟・使い分けケアの視点

◎血液循環を介して全身的身体状況を反映している◎

頬の粘膜

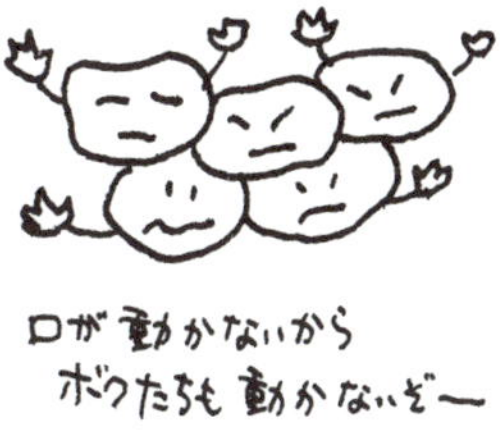
口が動かないから
ボクたちも動かないぞ〜

粘液や唾液は、口を使っていないと粘着性が高まり、こびりつく（☞5-9）。

舌背の粘膜

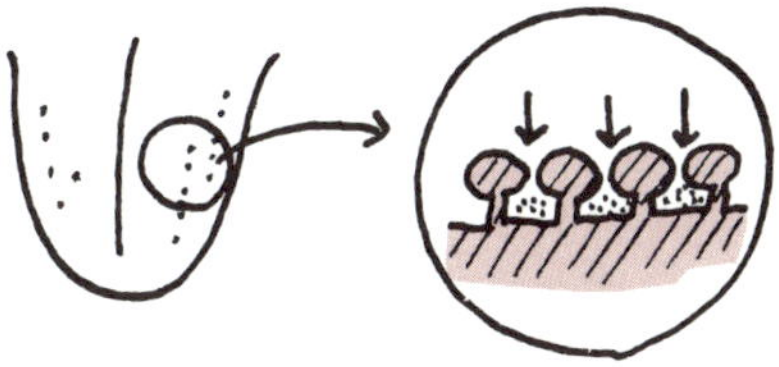

舌背には多くのデコボコ（味蕾など）がある。そこに入った食物残渣は、粘膜歯ブラシ（舌ブラシ）でこすらないと除去できない（☞5-17）。

◎唾液や口腔内の汚染の結果を直接的に反映している◎

歯（歯列）

形態は人によってそれぞれ異なる。

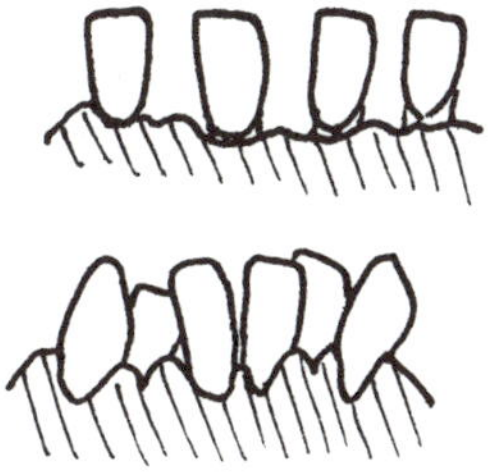

歯石や古くなったプラークは、物理的な方法でないと除去できない！

病原性バイオフィルムとなって、抗菌剤に抵抗性を示す（☞6-4）。

補綴物

可撤式であったり固定式であったり、人によってそれぞれ異なる（☞5-15）。

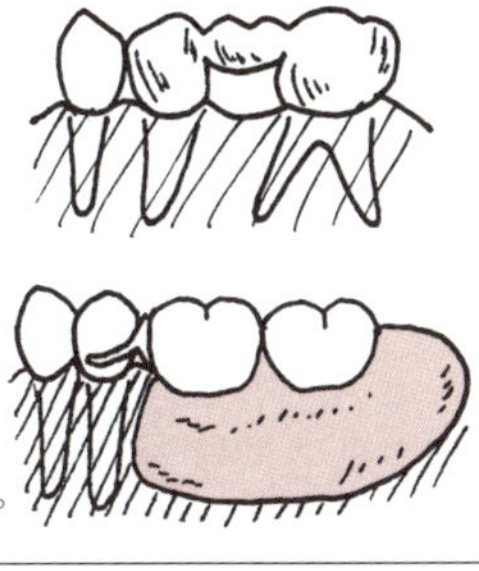

ポイント

！軟組織への粘膜ケアには、快適刺激の要素が強い。（☞5-10）

！口腔内は曲面、凸凹面、線でできている（平らではない）。

専門的口腔清掃の奥義・3

続・快感ブラッシング

一般的に介護を受けている療養者は、受け身になりやすい。介護食や歯科職による口腔ケアの介助も、療養者の自立を妨げる可能性もある。最初は受け身でも、口腔内という領域への「快」の刺激が、快適なケアを求める心身の「自発」を引き出すことが重要だ。療養者やその介護者に「またやってもらいたい」「次回はいつ来るのかしら」から、さらに「自分でもやろう」「どうやればいいのか」などという心を育むよう援助していきたい（☞5-10）。

快感ブラッシングがねらう心身の自発的行動

○「小さな自立」を大きく育てる。

- 不潔な口腔感覚は嫌だ。
- 口腔ケアの時間が楽しみだ。
- ここをケアして欲しい（部位の要求）
  ※背中のかゆい場所の指摘のように
- （家族や介護者）どうケアしたら喜ばれるのか聞きたい。
- 自身でも実行してみる。

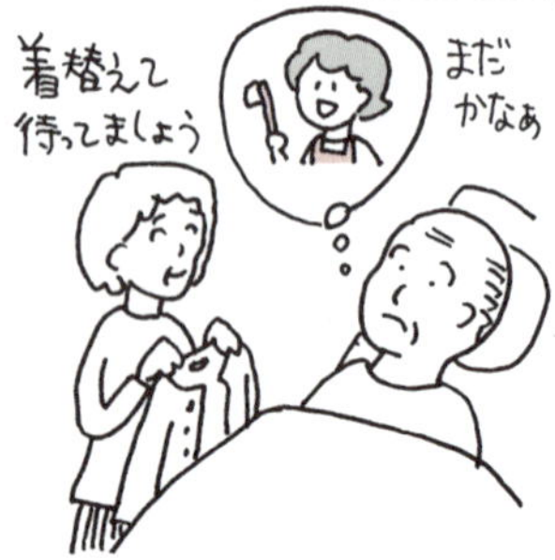

○他の生活関連動作とも連携して、QOL・自立度を高めよう。

※「寝たがり」療養者は、快感ブラッシングで起座位をとらせよう（気持ちいいことなら起きてくる）。

※家族や介護者に、歯科職が使っている口腔ケア“快感”グッズをそれとなくほのめかす（使ってみたがるように）。

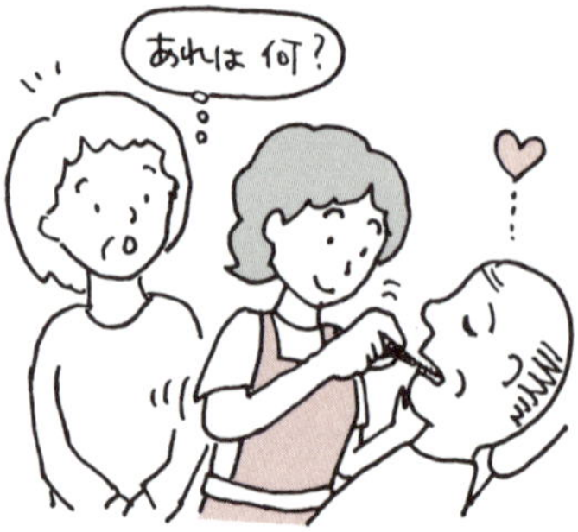

顔面刺激などから入るサッパリ感

○いきなり口腔ケアに入らず、顔を拭く気持ちよさから入るなど、導入も重要である（歯磨きのサッパリ感と同様な大脳辺縁系への覚醒刺激効果）。

○緊張感の高い人には、ブラッシング用のBGMなど音楽も効果的だ。

○ハーブなどによる香りや味による効果もある。

※その点で歯磨剤や洗口剤も、いくつか選択できる薬剤を用意する。

○エプロンやコップの選択など、視覚的な演出も重要になろう。

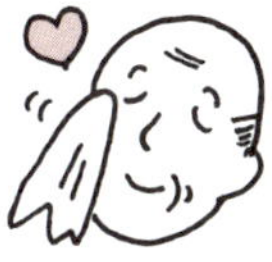

こだわろう“快感”毛先の選択

○ブラッシング自体の刺激は、歯垢などの除去だけでなく、粘膜面への快適な接触刺激である。したがって、ブラッシング時の快感は、歯磨きの方法（あて方、動かし方、圧など）だけではなく、それぞれの**歯ブラシ毛の種類**（毛の材質、硬さ、長さ、毛先の処理の仕方など）が関係する。歯垢除去効果だけを考えた選択とはやや異なってくる。

※衛生面ではナイロンだが、同じナイロンでもメーカーによってかなり差がある。

※粘膜面には比較的毛先は長く、やや軟らかめのもの。歯肉溝や歯間コル部への刺激には、毛先が細く長いものが適している。

○最終的には、本人に気に入ったものを選択してもらう。

○歯間ブラシ、粘膜ブラシ、トゥースエッテ®なども、快適刺激に有効である。

※舌の味蕾の間の食物残渣を取り、頬の粘膜も清掃する。

○口腔にあわせた歯ブラシの大きさや形も重要。

※口角を無理に引っぱったり、柄が頬骨部にあたるなど。

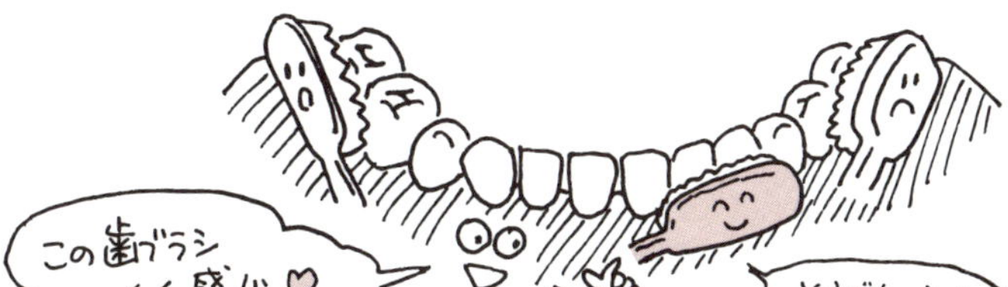

8―3

ここを触ると痛い！

○口腔粘膜の炎症やびらん、潰瘍などには十分注意する。

○炎症や傷はなくても、長期間、経口摂取やブラッシングをしていなかった療養者は、口腔内に過敏が出現している可能性が高いので注意すること。

※過敏があれば、まずそのケアから（☞7-14）。

◎ココがイタイ！◎

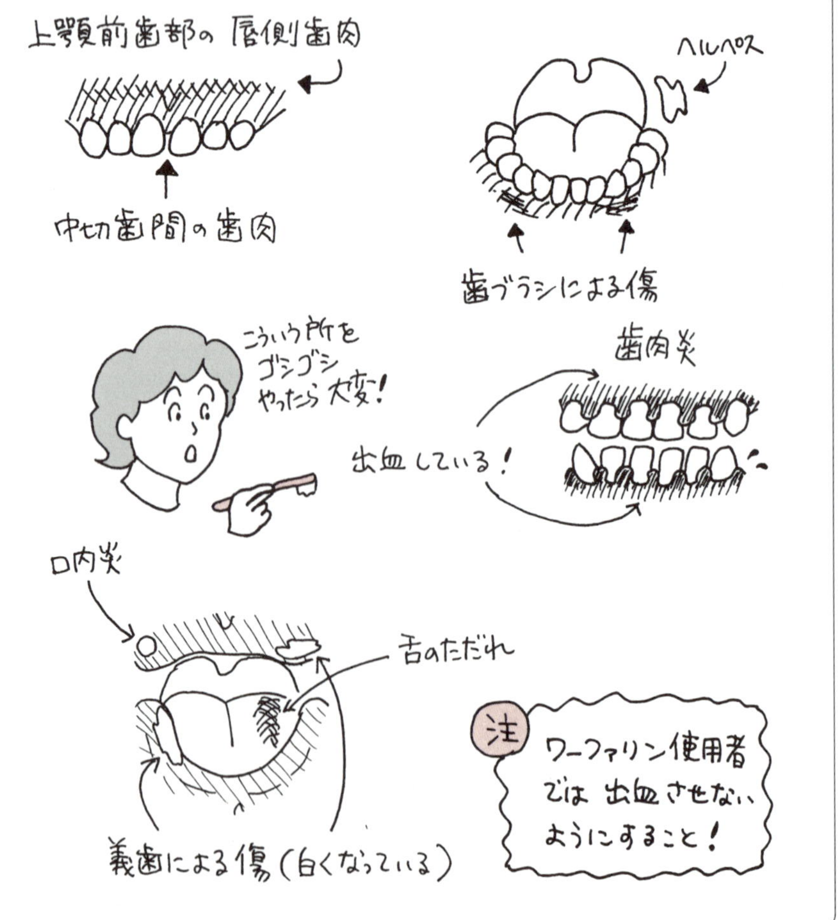

専門的清掃の急所、快感のツボ （☞ 8-1）

○口腔清掃である以上、清掃効果、疾患予防効果も高くなければならない。

○しかし不思議なことに、歯周疾患部位（歯肉溝や歯間コル部）への刺激も、「**鈍い痛み**」と、何ともいえない「**気持ちよさ**」が共存する、絶妙な「**快感のツボ**」である。

※毛先などの刺激の程度や刺激時間の長さによって、その感覚が微妙に変化してくることがわかる。

◎コルを刺激◎

歯間にきちんと歯ブラシの毛先を入れる。

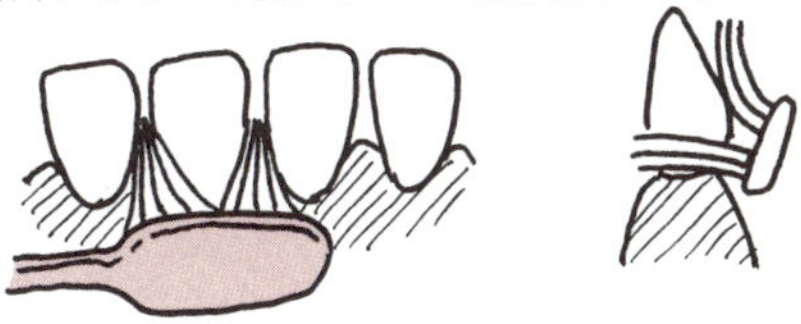

フロスやインターデンタルブラシにフッ素のゲルをつけて清掃する。

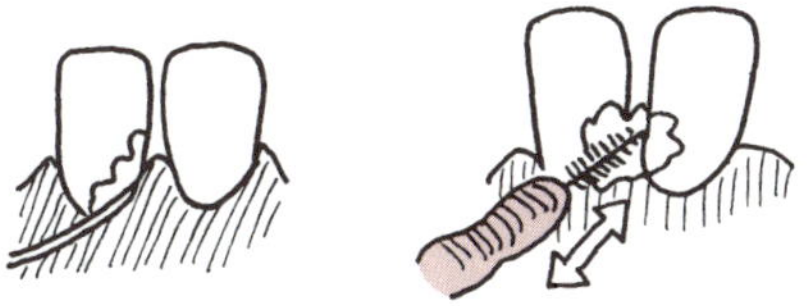

◎ポケットを刺激◎

ポケット内に歯ブラシの毛先を入れる。

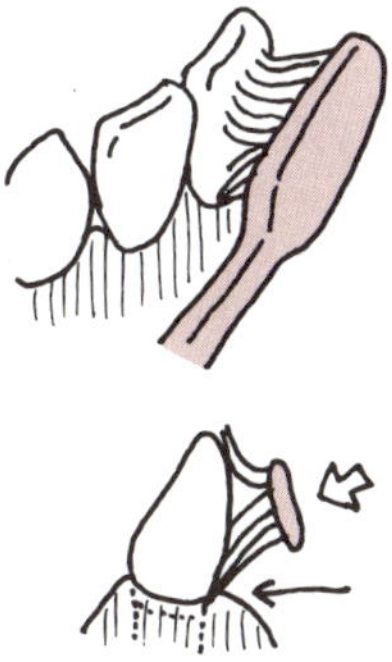

ポイント

！訪問活動全体で「快」を与える口腔ケアが基本だ。その上で、さらにブラッシング技術としても「快感」を与える腕を身につけたい。

！口腔ケアの気持ちよさは主観的な感覚であるから、フェイススケール（☞付録2）などを用いて評価してみよう。

セルフケアの指導や介護者への助言を成功させるには？

療養者へのセルフケア指導や家族と他の専門職などへの助言は、口腔内の問題点および介護状況を十分把握することから始まる。口腔ケアの意義や必要性を感じていない場合も多いため、口腔内の観察を主眼として、問題意識を共有することが重要だ。それをベースにして、それぞれの療養環境に合わせた、基本的な口腔ケア技術を身につけてもらう援助の工夫が必要となる。

指導・助言の進め方 〜5つのポイント〜

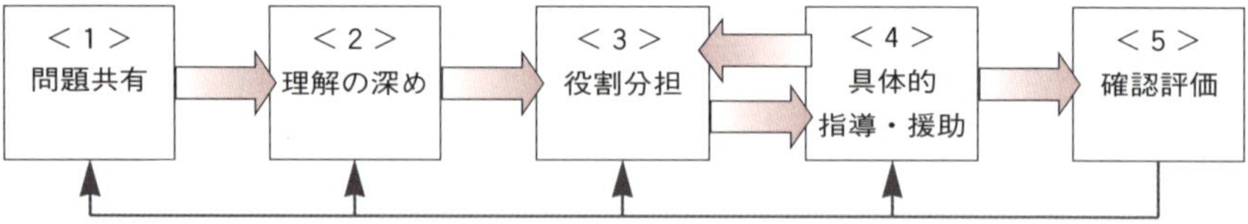

1．問題共有（アセスメントポイント ☞3-7〜11）

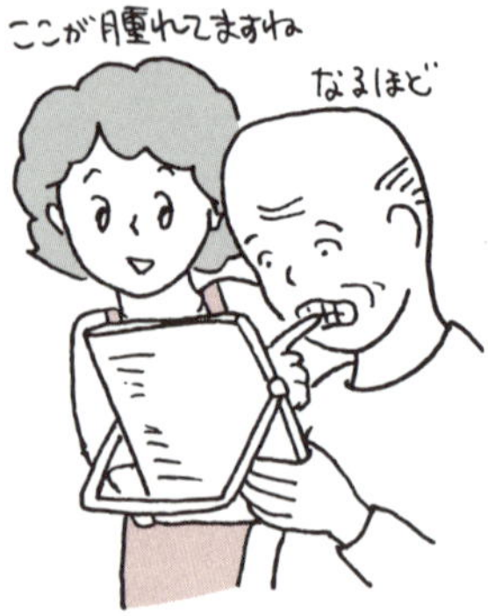

○どこに、どのような問題があるのかを共有する。

○そのためには、**一緒に観察**して問題点を教える（一緒に見ることが可能なのは、口腔の利点、最高の教育媒体となる）。

○相手の反応に合わせて情報提供を工夫する。

※最初からエーッという顔をされることもある。
※無理強いせず、再度の機会を待つ。

○見方（観察）のポイントは、

①今の問題と予測に基づく予防的チェックポイントがある。

②口腔内の汚れ（食物残渣、歯垢）や出血、腫れ、機能的な動きなど。

※専門職の口腔観察などのアセスメントポイントと同じ。

2．理解の深め（理解・意欲　☞4-4）

○問題を放置した場合の影響は？　その大きさは？　その予後は？　ケアの効果（短期的、長期的）や可能性は？

○療養者・介助者などが「やろう」という気持ちを起こすのが大切。

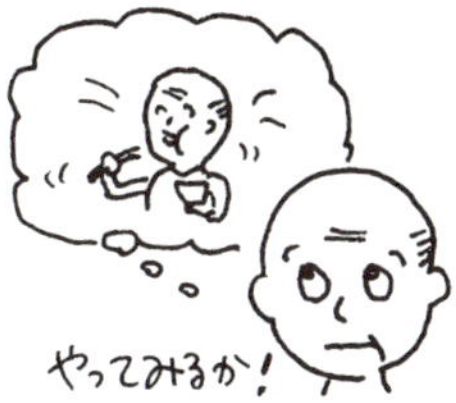

3．役割分担

○まず、専門職として可能な支援内容を示す。

○療養者・介助者などがどの程度まで実施可能かの確認をする。

※療養者のセルフケア能力（☞4-4）、介護者の疲労度や介護負担（☞3-16）

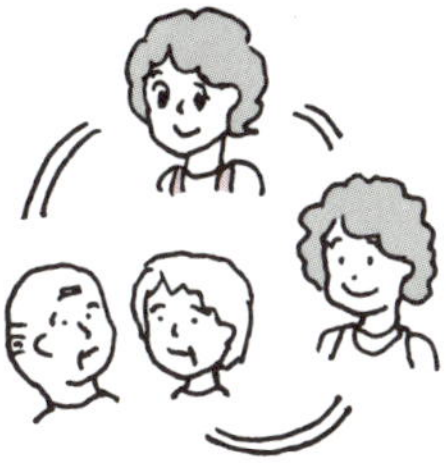

4．具体的指導・援助

○療養者・家族・介護職の具体的対応方法を指導する。

○相手の反応を見て、希望などよく聞きながら助言する。

※自分の思ったことばかり話さない。

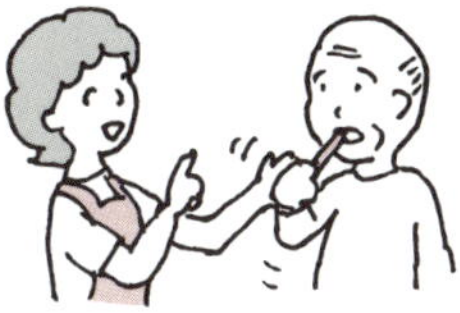

5．確認評価（モニタリング　☞4-11）

○専門職と療養者・介護者とは、知識情報のギャップがあるのは当然だ。指導をどのように受け止めたかにより、予想外のことも起こりうる。

○指導する側も、療養環境が実際にどのようなものかは把握しきれてはいない。

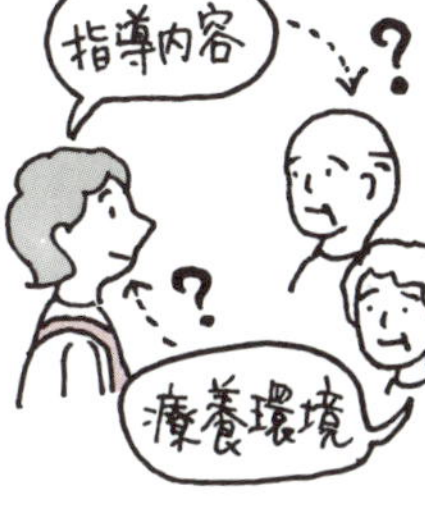

8－4

指導・助言の５つのポイント

◎療養者・介護者にむく道具選びは適切か？◎

○高価なものや新製品に飛びつきやすい。

○専門職と同じように扱えると思わないこと。

○不適切な大きさ、毛先の硬さや形などに注意する。

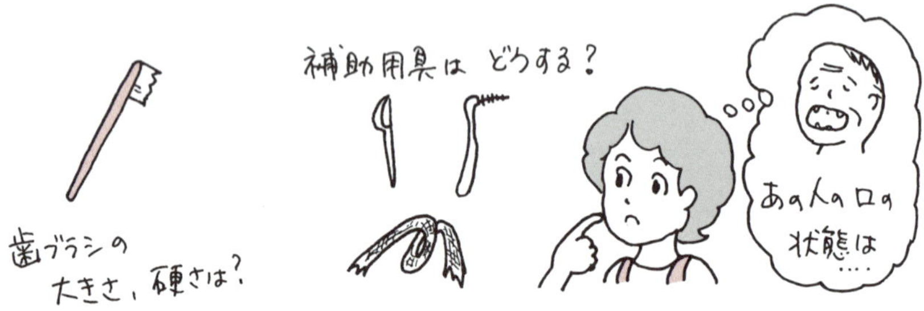

◎いつ、どこで、誰が実施するのか？◎

～そこには理想と現実のギャップが～

○理想的には食前、食後の両方で実施が望ましいが……。

※食前のケアは口腔機能を起こす準備と口腔状況の把握の要素もある。

○でも、誰が？……介護負担・セルフケア能力を勘案して、支援体制を調整する。

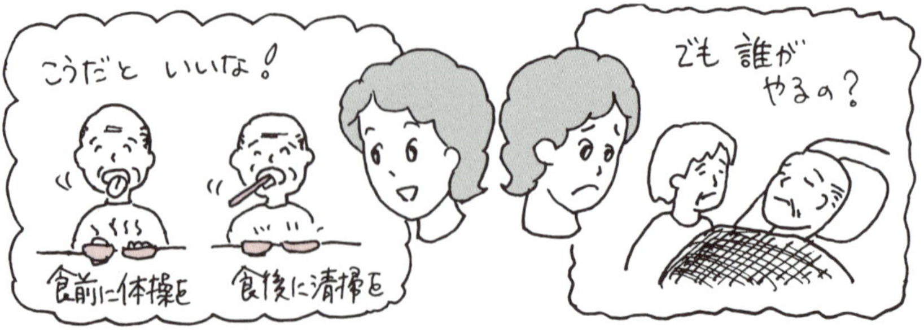

◎レベルにあった援助の方向か？◎

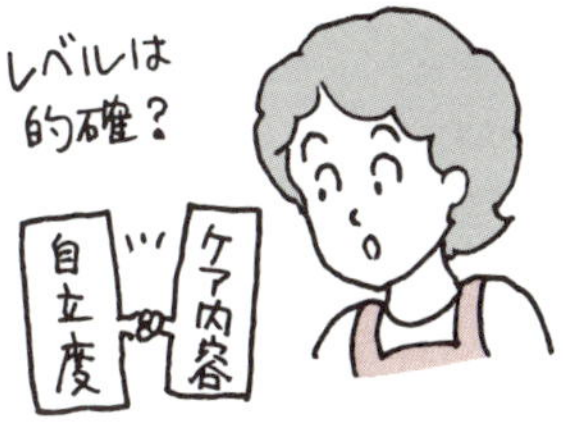

○体位（☞5-4）や自立度レベルにあった指導援助（☞5-4）は？

※大別すると以下の３レベルがある。

○次元の異なる２つのねらいが相反することも。

口腔ケアのレベル	ねらい１（生活ケア）
全 介 助	＋・快適さや爽快感 ・介護負担の考慮
一部介助	＋・残存機能の活用 ・過剰介護の防止
自　立	・手指機能訓練としての要素 ・自立の支援 ・社会性の拡大

ねらい２（問題解決ケア）
衛生面・機能面から見た口腔内の問題点（口腔観察などのアセスメント結果）の解決

◎実際に、どのように実施するのか？◎

○基本的には平素からやっている方法をベースにする。

○歯磨きのセルフケア、介護方法の指導助言（次ページ参照）。

※力の入れ方（歯磨き圧）、動かし方、ブラシの把持方法、ブラシのあて方・角度、両手の活用、誤嚥予防の顎位（頭位）など。

◎危険予測はできているか？◎　（☞1-13）

全身状態も把握してトラブルを防ぐ

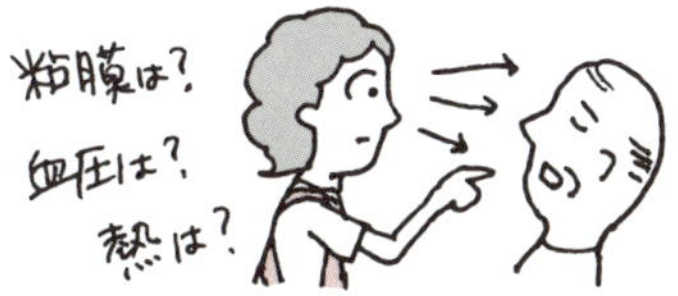

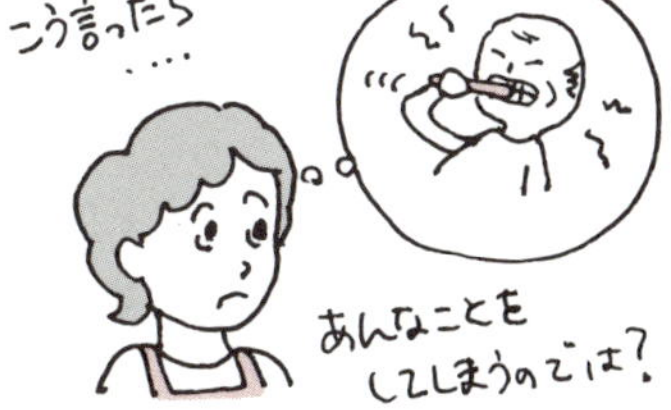

8—4

歯磨き介護実施上の指導・助言法

重要チェックポイント	よくある修正点
・力の入れ方（歯磨き圧）は？ 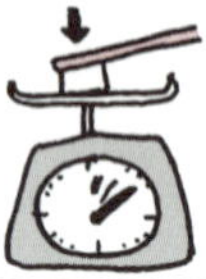	強すぎることが多い？ 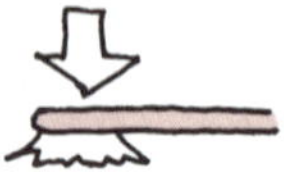 ×悪い例× 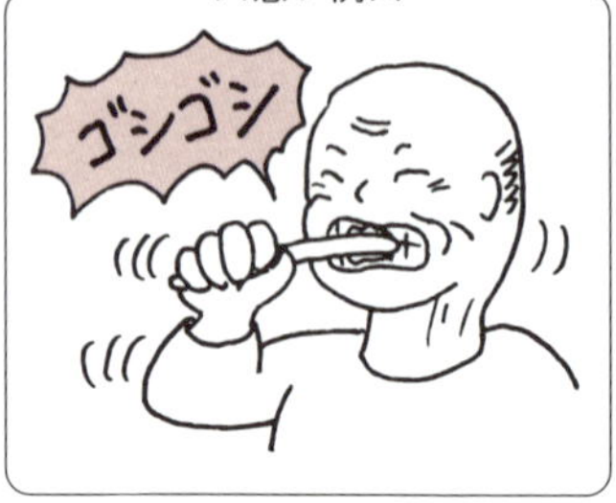
・動かし方は？ 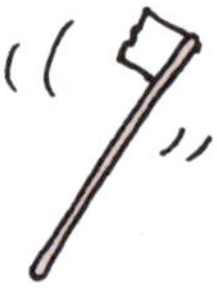	大きく動かし過ぎ（腕から動かす、固定がない、脇が閉まっていない）。 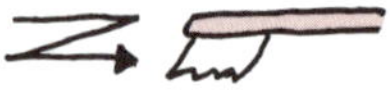 ○よい例○ 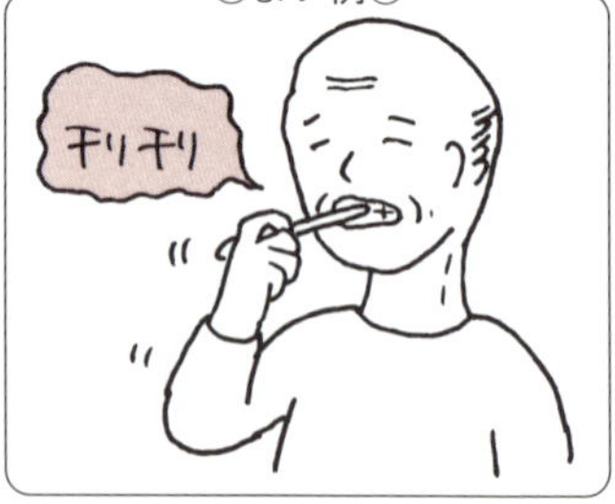
・ブラシの把持方法は? 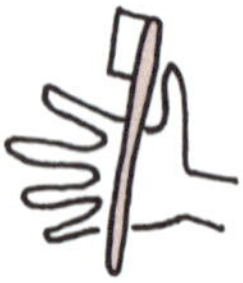	握り込まずにペングリップに（力入れ過ぎず） 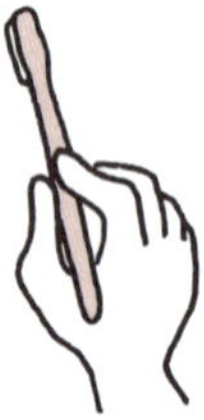
・ブラシのあて方、角度は？ 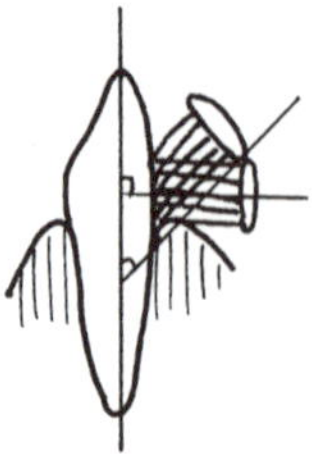	歯面に毛先がきちっとあたっていない（どこにあたっているのか確認をする。特に歯と歯茎の境目に）。 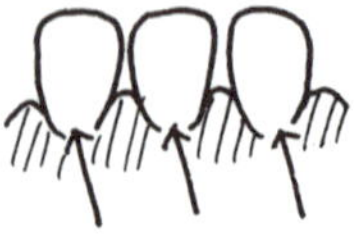 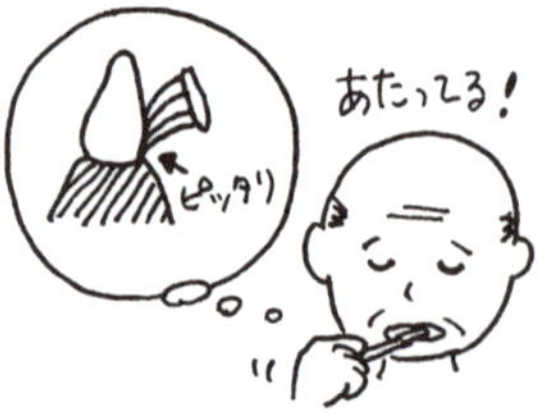 見せて確認。見なくても歯と歯茎の境目にあたった感覚を教える。

重要チェックポイント	よくある修正点	
・空いた手指の使い方は？ 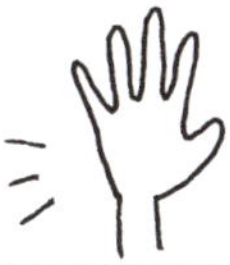	顎の固定や口唇・頬の排除に使う。 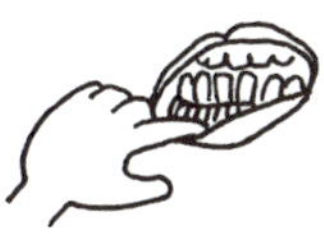	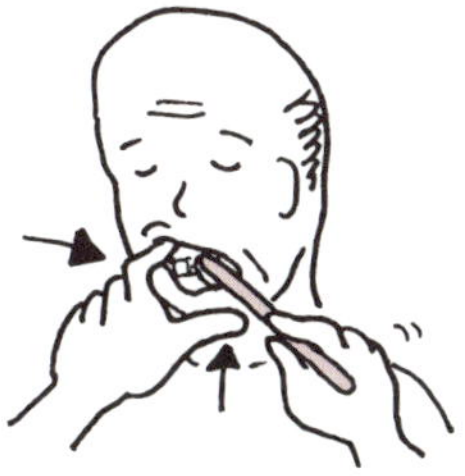 顎固定しながら指で口唇や口角を排除する。この時、顎を引くようにしている。
・誤嚥予防の顎位（頭位）か？ 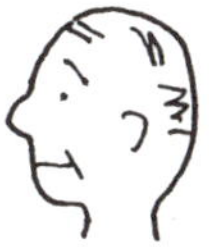	療養者の顎を引くようにする。 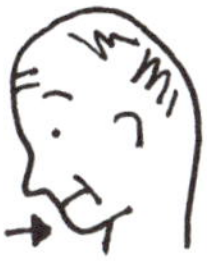	
・とれた汚れの処理の仕方は？ 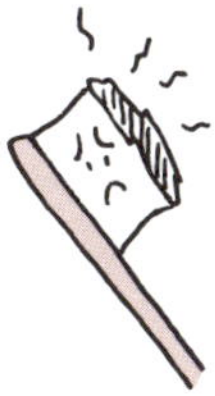	そのままで磨き続けていないか（不顕性誤嚥の可能性も）？ 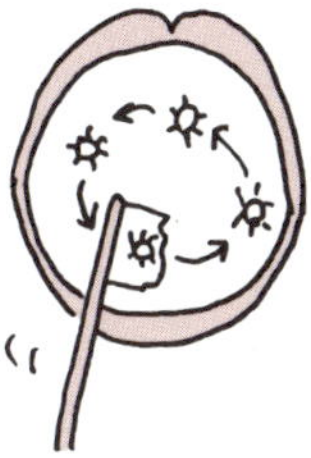	 清掃具に付着した汚れを、ガーゼやティッシュペーパーで拭きとったり、コップの水ですすぐようにしている。

（北原、白田, 2000）

ポイント

！相手がどこまでやれるか、やれないのか。隠された可能性も信じつつ、“力”を見抜くことが重要。

！指導・助言には、歯科専門職のしっかりとしたアセスメントがベースとなる。口腔内の問題点と同様に、本人のセルフケア能力（☞3-12）や介護者の疲労度や介護負担（☞3-16）も、しっかりとアセスメントしよう（☞3-4）。

電動歯ブラシも使いよう

電動歯ブラシは、従来に比べ多種多様な製品が生まれ、その種類は極めて多く、使用感も格段に改善されてきた。その使用方法は、電動の毛先の動きなどを利用するためにむやみに動かさないことなど、手動の場合と明らかに異なる。介護や自立を支援する意味からも、十分磨く力のない介護者や利き腕の不自由な療養者などに必要に応じて用い、それぞれの製品の特徴をふまえて使い方を指導するとよい。

さまざまなタイプ・清掃システム

○**振動型**……市販されている製品ではもっとも多く、重さも大体100g程度。

- ・左右振動型（ローリングタイプ）
- ・前後振動型（スクラビングタイプ）
- ・左右振動＋前後振動型
- ・微振動型、超高速振動（音波歯ブラシ）型*

○**回転型**

- ・毛束回転型（把持部と歯ブラシがやや大きめ。舌側の清掃力は大きいが、150～200g位の重さがある。）
- ・回転反復型（1歯ずつ磨くように用いる。孤立歯の清掃に便利。）

○**手動歯ブラシ装着型**……手動歯ブラシを装着できるのが特徴。動きは振動が中心となる。

○**吸引機能・給水機能付帯型**……給水しながら歯垢清掃を行える。吸引も同時に行えるタイプもあり、誤嚥のおそれのある療養者にも安心して使用できる。持ち運びに難があるので、一般家庭より施設・病院むきである（手用歯ブラシを使用するタイプも市販されている）。

○**その他**

*振動型の中には、毎分3万回以上の超高速振動により音波を発生させ、歯垢や着色の除去効率の高い製品（音波ブラシ）も出ている。
*最近はコードレス、乾電池式などが増えている。

利点と欠点～適応となるケースは？～

電動歯ブラシの利点

・複雑な歯磨き動作を必要とせず、一定の清掃効果が得やすい。

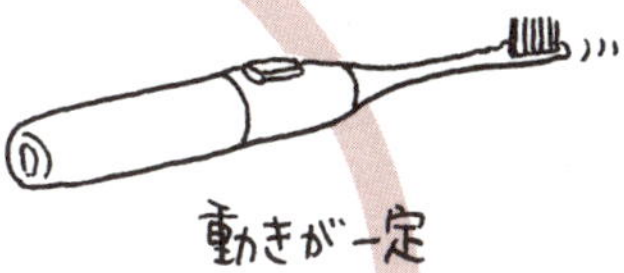
動きが一定

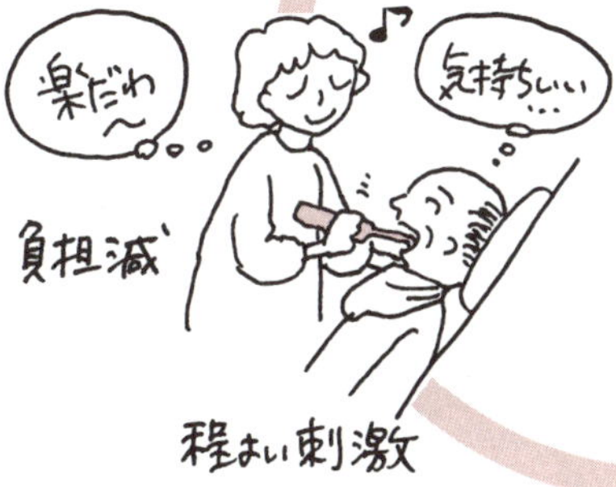
楽だわ～
気持ちいい…
負担減
程よい刺激

・介護者や療養者の歯磨き負担の軽減や、清掃効果向上になりうる。
・筋肉や唾液分泌のためのマッサージなど、使い方の工夫も可能である。

電動歯ブラシの欠点

・重さ、振動などへの違和感。
・把持力の不足や困難性。

・軟組織、動揺歯への為害性。

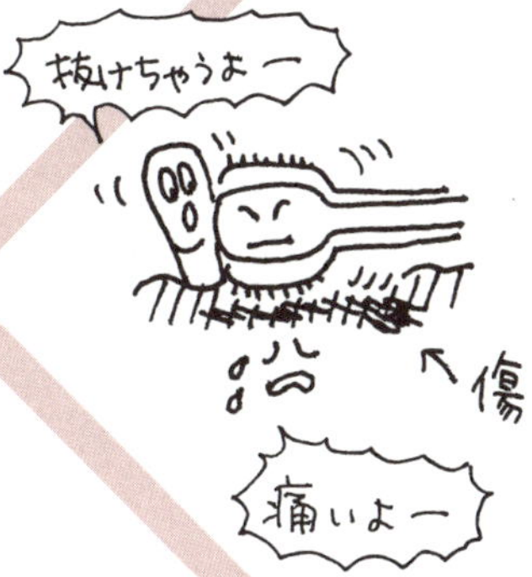
抜けちゃうよー
傷
痛いよー

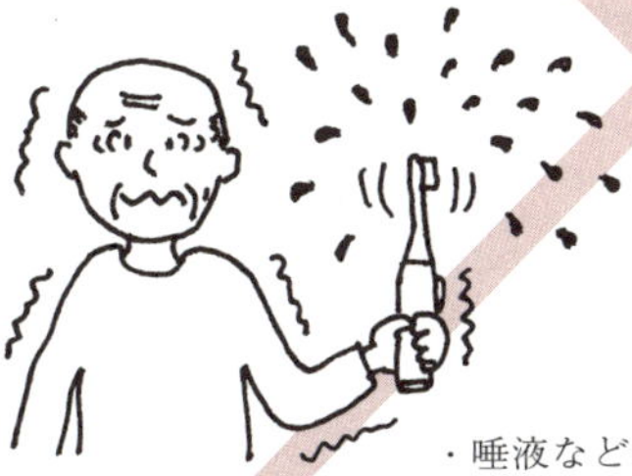

・唾液などの飛散。

8—5

機種選択のポイント

1. 機種の清掃システム、使い勝手、コストを把握しよう。
2. これに、使用者（療養者や介護者）の能力や好み、および口腔内の状況を鑑みて検討する。
3. 清掃システムによってブラシの当て方などの使用法に違いが生じるので、留意する。

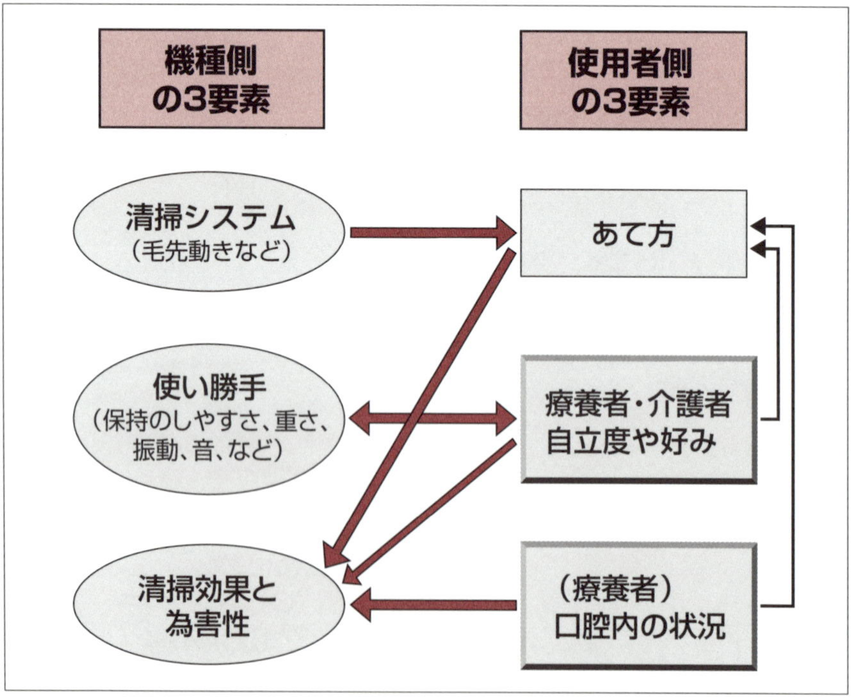

・療養者の自立度や好みの違いは？……使い勝手（保持のしやすさ、重さ、振動、音など）は、自分で使用するときと、介助してもらうときとでは異なる。
・口腔内の状況の違いは？……粘膜の炎症、動揺歯の存在。
・清掃システム（毛先動きなど）の違いは？……あて方の違い、清掃効果の違い。
・コストなどの経済面は？……障害の程度などにより、給付対象となることもある。

使い方指導の３つのポイント

歯面へのあて方

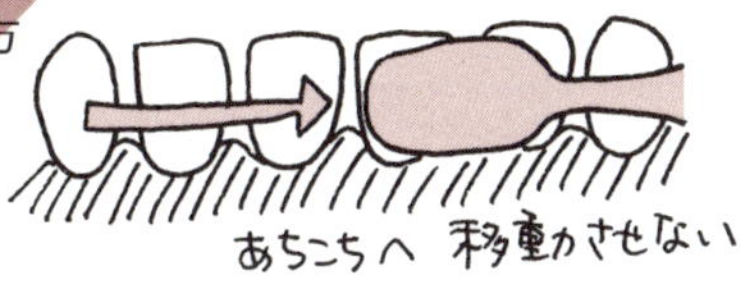
あちこちへ 移動させない

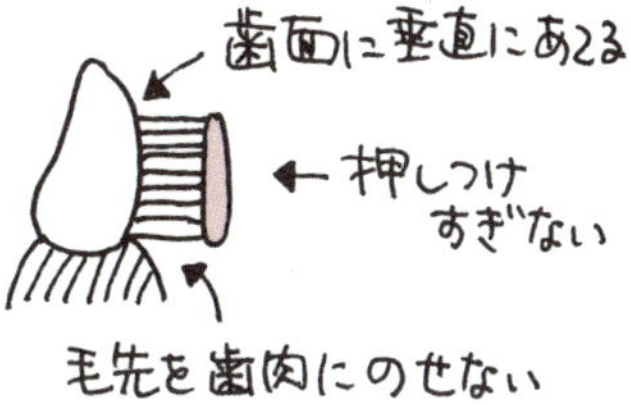
歯面に垂直にあてる
押しつけすぎない
毛先を歯肉にのせない

・歯面上の毛先の移動はなるべく限定された範囲にとどめ、軟組織は磨かない。
・基本的には、毛先を歯面に垂直にあてる（必要に応じ軟組織に為害性のない範囲で、角度を変える）。
・毛先の自動的な動きを利用し、手用ブラシのような運動は不要。
・介護者の場合は、必要に応じて自身の口腔内で体験してもらう。

・歯牙にかかる圧力が必要以上にならないようにする。
・部位を大きく移動する場合、いったん電動を止めて行う。

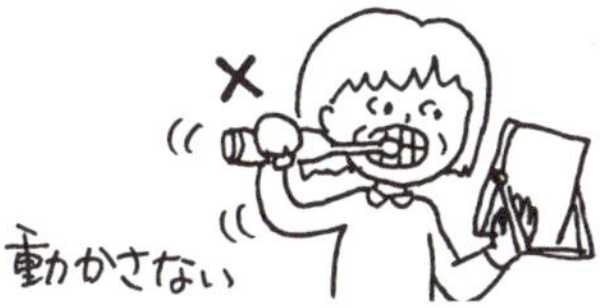
×
動かさない

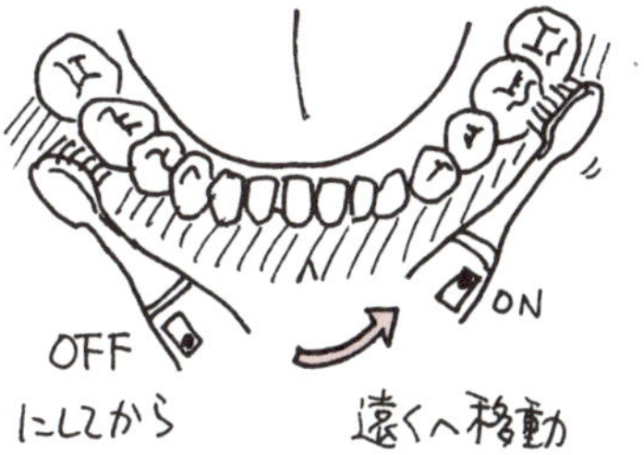
OFF
にしてから
ON
遠くへ移動

電動歯ブラシの把持

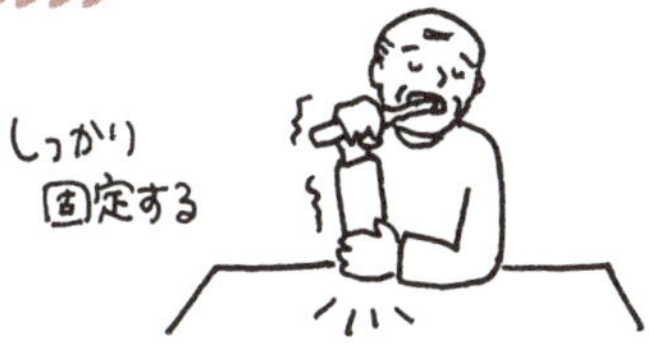
しっかり
固定する

・振動によりぶれないような安定した把持の確保。たとえば、肘をテーブルの上にのせたり、三角布で支えたりして腕が安定し、負担が少なくなるように工夫する。

習慣性・継続性

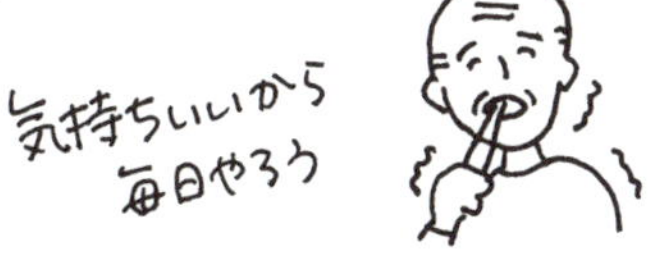
気持ちいいから
毎日やろう

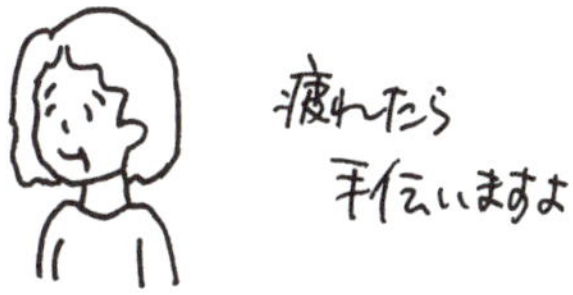
疲れたら
手伝いますよ

（☞4-4、5）

8—6

口腔機能と食品の相性学
～この手の食べ物はどう？～

在宅療養者においては、加齢や障害に伴う筋力や分泌機能の低下に加え、歯の動揺や喪失と歯周病の進行などにより、硬い物や咀嚼力を必要とする食べ物が食べにくくなる。栄養の確保に加え、QOLとしての食事の“楽しみ”を考えたとき、できるだけ多くのバリエーションの中から好きなものを選択できることが望ましい。しかし、明らかに食べることが難しい食品や調理形態があることも事実である。口腔機能をよく理解し（☞7-3）、食べ物との相性から療養者に適した食品を、本人の嗜好まで含めて選択していくことが必要になる。

口腔内と食べ物の相性

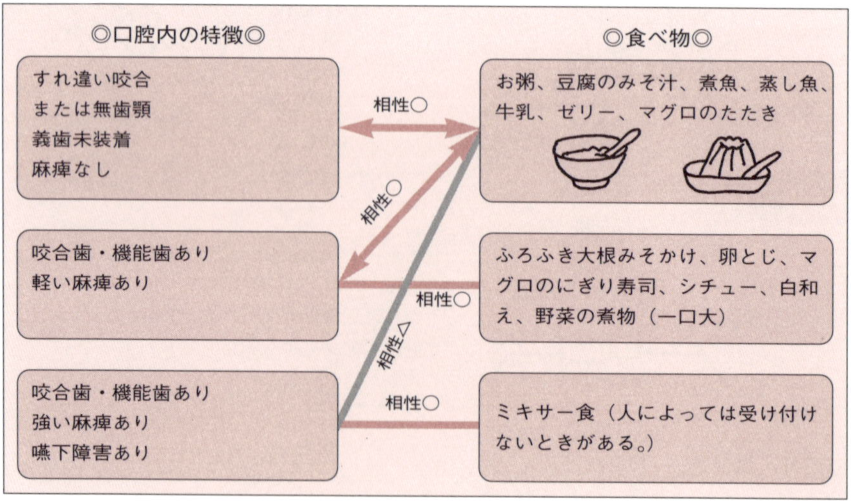

・薬物類は何かに混ぜ込んだり、和え物にしたりする（トマトの皮は必ず剝く）。
・食塊としてバラバラになりにくいものの方が、全体的に食べやすい。
・高齢者の場合、それまでの食生活や嗜好の影響が大きい。特に長年好んで食べてきた物の摂食能は、口腔機能が落ちても（機能的に相性が悪くても）高い。

口腔機能と調理形態の考え方　～リンゴを選択してみると～

○咀嚼・嚥下障害のある人にとっては食べにくいが、調理工夫すれば食べられるようになる。

口腔機能						リンゴの調理形態	難解度ランク	難しいわけ
飲み込み	歯	舌	頬	口唇	唾液			
△						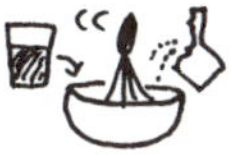 ジュース＋増粘剤	8	
◎		○		◎		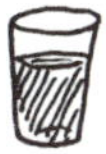 ジュース	1	口唇と咽頭がしっかり閉鎖しないと困難。
△				△		 すりおろして煮る	7	
○				○	○	 すりおろし	5	水分と繊維の2つの形態に分離しやすい。
○				○	○	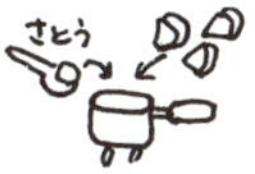 煮る（甘煮）	6	
○		△	○	○	○	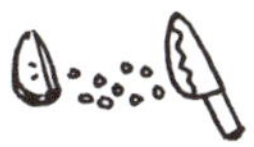 きざみ	3	口腔内で散らばって食塊形成が難しい。
○	△	○	○	○	○	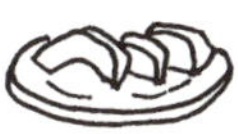 薄切り	4	
○	◎	○	○	○	○	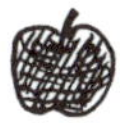 丸ごと	2	

（印はその機能の必要程度：◎よく使う　○使う　△やや使う）

※程よい酸味は、嚥下反射を促進する。

（白田、茶山、北原，2000）

この食べ物はここを使う！

そば

口唇、吸う力が必要。

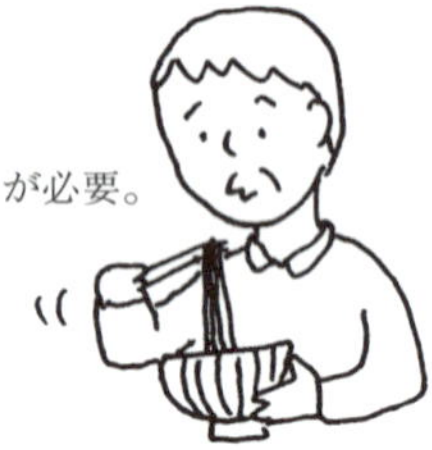

サトイモ

頬の力が必要。

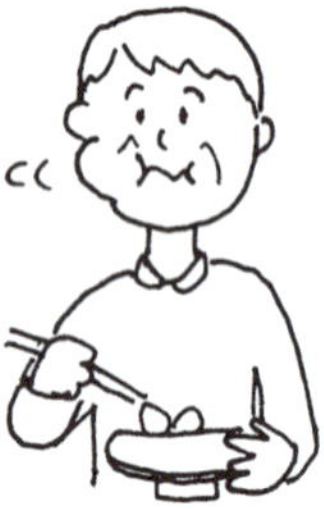

ゼリー

普通は噛まない。

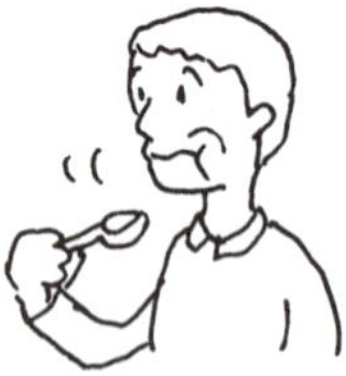

舌がゼリーを口蓋に押しつける力が必要。

レタス

口唇でとらえ、舌でたたみながら臼歯へ送る。

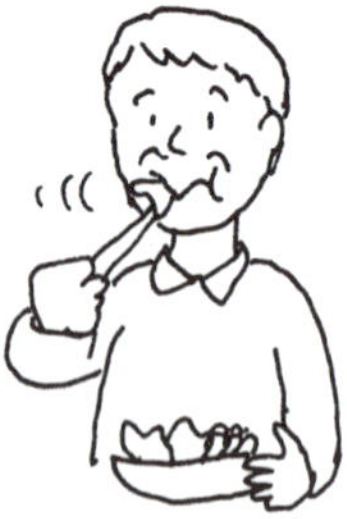

◎それぞれの機能◎

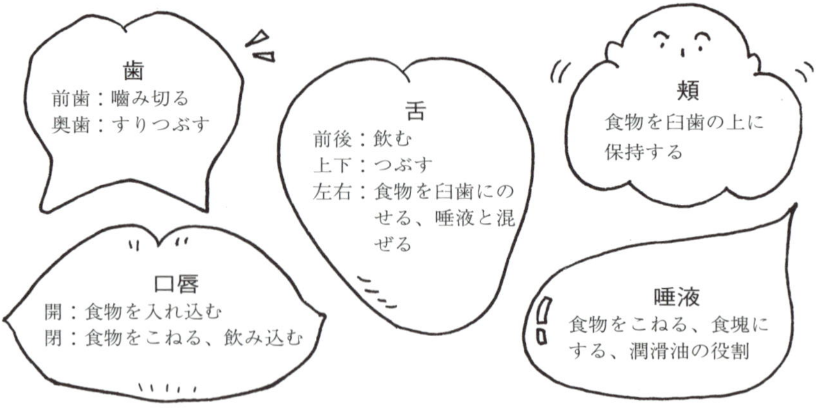

ゴマ

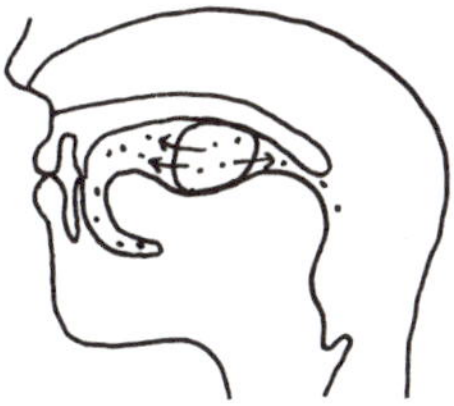

・口の中に広がり、唾液がでてくる。
・小さくても噛まないとむせる。

食塊とは別に単独行動をとる。

きな粉

・むせる。
・呼吸とのタイミングや吸い込み調節が難しい。

（粉薬も注意）

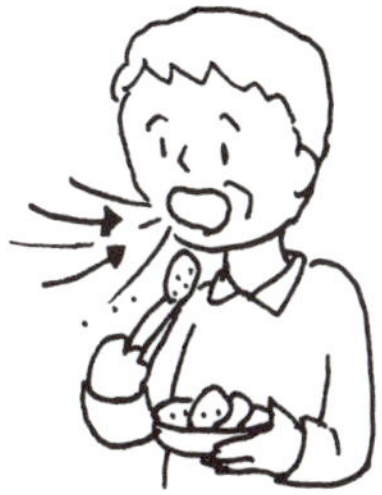

こんにゃく

・噛まないと飲み込みにくい。
・舌と頬を使って、歯の必要大。

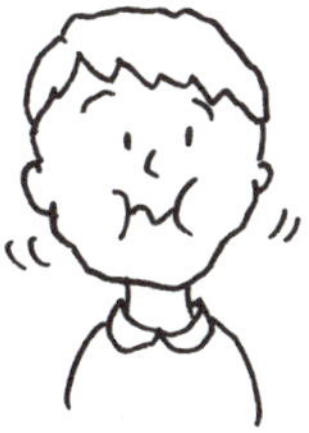

味の濃い物と薄い物に違い

味つけで行き先が異なる。

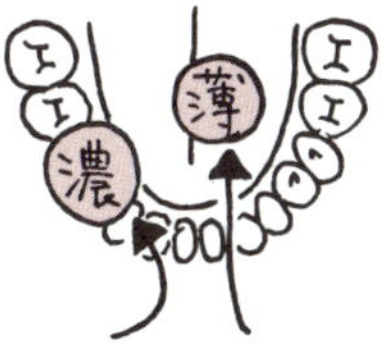

いきなり歯へ　　いきなり舌へ

○細かく切った「きざみ食」は恐ろしい。まして混ぜたものはもっと注意を！

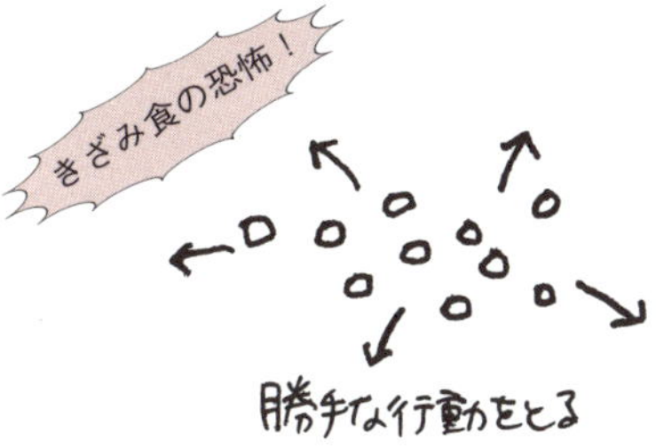
きざみ食の恐怖！
勝手な行動をとる

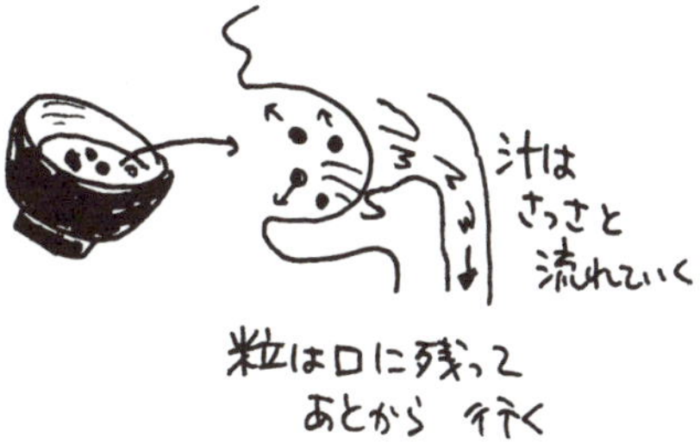
汁はさっさと流れていく
粒は口に残ってあとから行く

・散らばるのでまとめにくい。
・小さいので歯の上に持って行きにくい。
・総表面積が大きいので、多量の唾液を要する。
・汁物ときざんだ物の組合せは最悪（２段階嚥下になる）。

○ベビーフードも味つけ変えればシルバーフード。

義歯と食品の相性学
～義歯が苦手な食べ物・料理～

療養者・高齢者では、義歯を装着している人が多い上、咀嚼・嚥下など口腔機能の低下も加わり、一層食事が摂りにくいハンディを負っている。歯科専門職としては、摂食機能を熟知するとともに、義歯の特徴をふまえた食物形態や調理法についても知っておこう。

義歯装着者の背負うハンディ

○総義歯は歯がない分、食品の噛みごたえをとらえるセンサーが鈍感になっている（歯根膜受容器の感覚が粘膜受容器の感覚に代わっている）。→食塊が細かくなったという感覚に乏しい（喉に詰まらせやすい）。→唾液の分泌も減少傾向にある。

○大きな義歯では、固有口腔（口腔内の広さ）が狭くなる（食物を処理する場が狭い）。

→そのため、まともな義歯がないと食塊をまとめにくく、嚥下も難しくなる（義歯がないと、歯のない分だけ口腔内は広くなりすぎている）。

○顎や舌、頬などの運動域が狭くなっている（義歯が外れないように動かすため、制限が生じる）。

→言語の発声にも影響してくる。

○義歯を入れることにより、味覚が低下することが多い。

→・上顎の口蓋粘膜を覆うことにより、口蓋の味蕾や感覚が機能しない。
・おいしさは触覚、圧覚、温度感覚を含む複合感覚である。
・噛まないと出ない味もある。

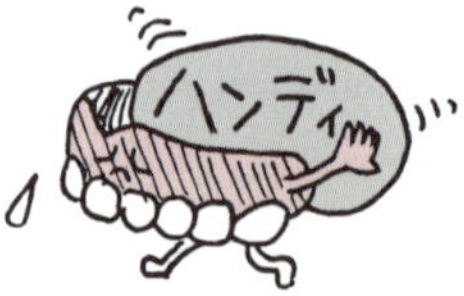

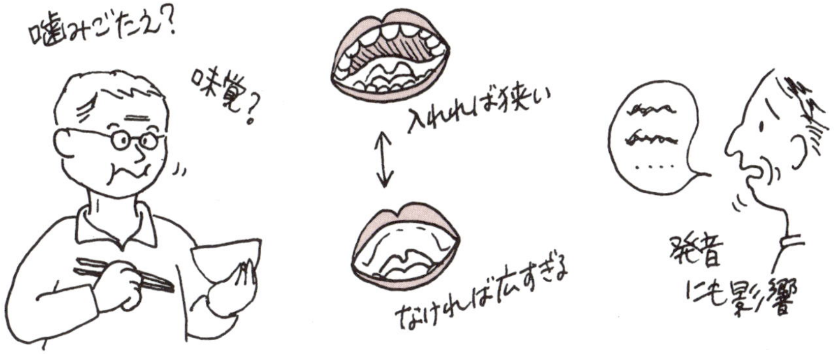
噛みごたえ？
味覚？
入れれば狭い
なければ広すぎる
発音にも影響

義歯での食べ難さ基本的パターン

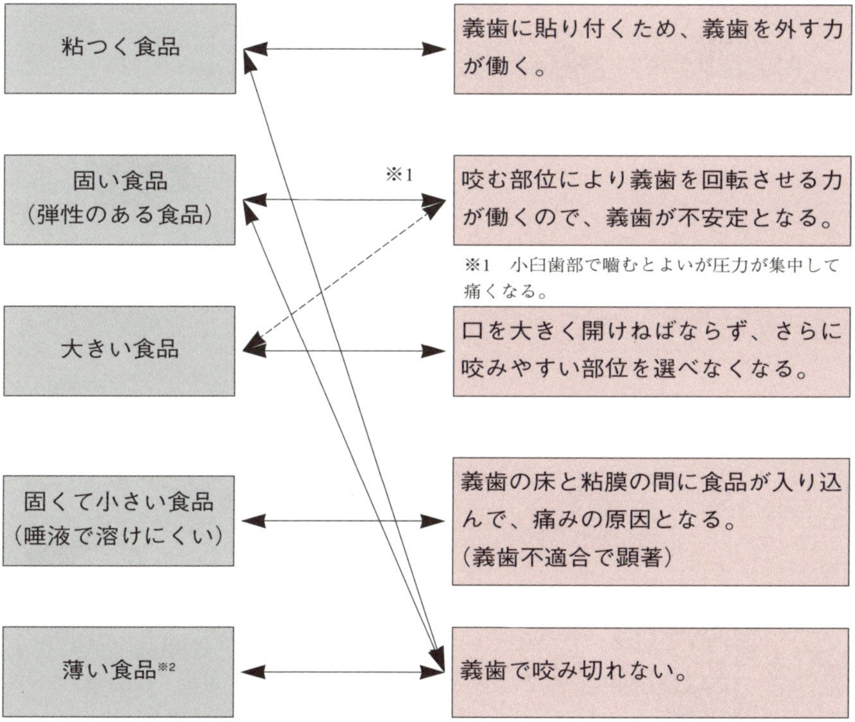
粘つく食品
固い食品
（弾性のある食品）
大きい食品
固くて小さい食品
（唾液で溶けにくい）
薄い食品※2
義歯に貼り付くため、義歯を外す力が働く。
※1
咬む部位により義歯を回転させる力が働くので、義歯が不安定となる。
※1　小臼歯部で噛むとよいが圧力が集中して痛くなる。
口を大きく開けねばならず、さらに咬みやすい部位を選べなくなる。
義歯の床と粘膜の間に食品が入り込んで、痛みの原因となる。
（義歯不適合で顕著）
義歯で咬み切れない。

※2　粘膜の義歯可動量よりも薄い食品。

8—7

義歯で食べにくい食品

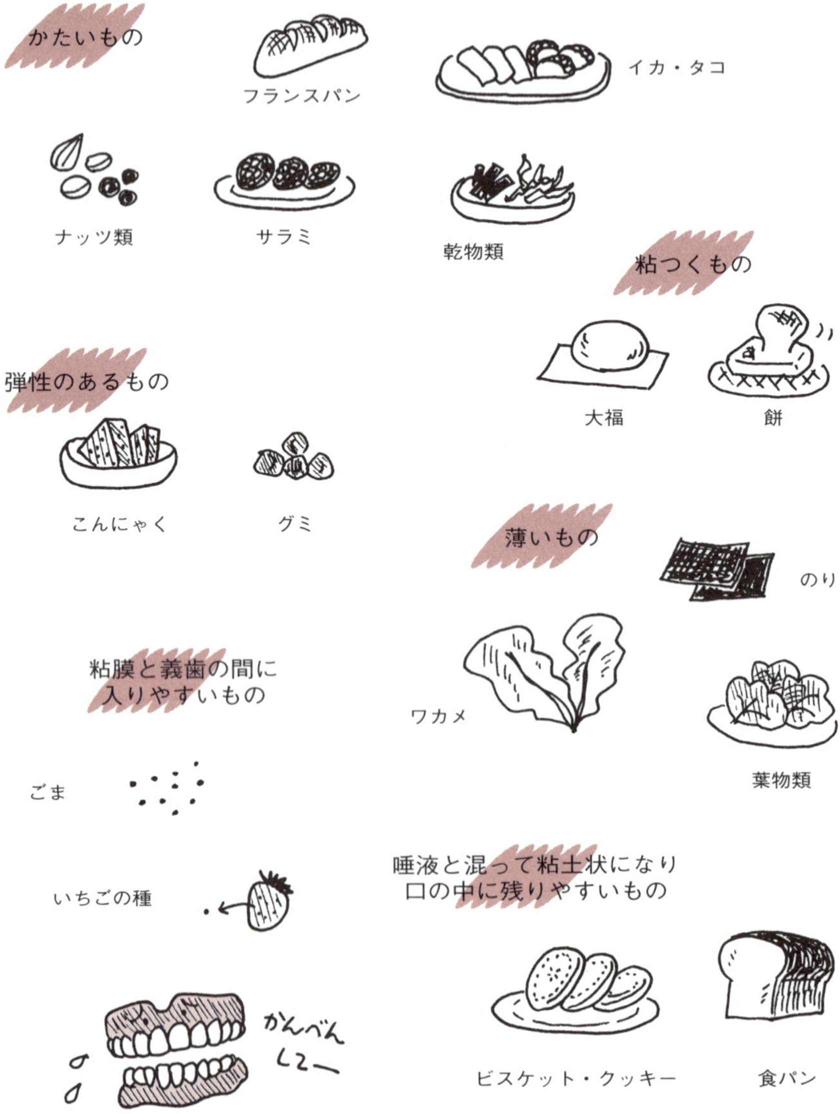
かたいもの
フランスパン
イカ・タコ
ナッツ類
サラミ
乾物類
粘つくもの
大福
餅
弾性のあるもの
こんにゃく
グミ
薄いもの
のり
ワカメ
葉物類
粘膜と義歯の間に
入りやすいもの
ごま
いちごの種
かんべん
して～
唾液と混って粘土状になり
口の中に残りやすいもの
ビスケット・クッキー
食パン

義歯でも食べやすくする調理法

〜食べにくい食物も、調理法で食べやすくなる〜

・とろみをつける。

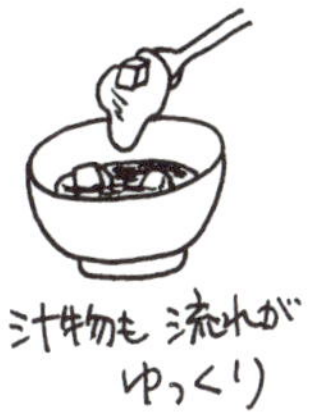
汁物も 流れが
ゆっくり

・水分を含ませ、軟らかくする。
（大根や豆などの煮物）

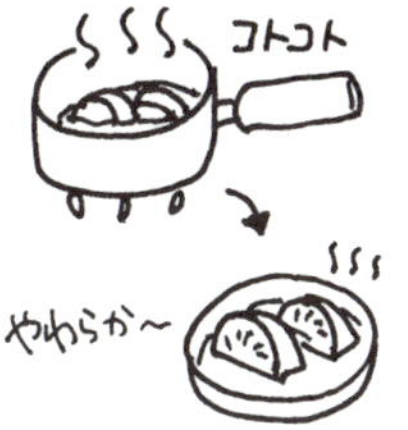
コトコト
やわらか〜

・かくし包丁

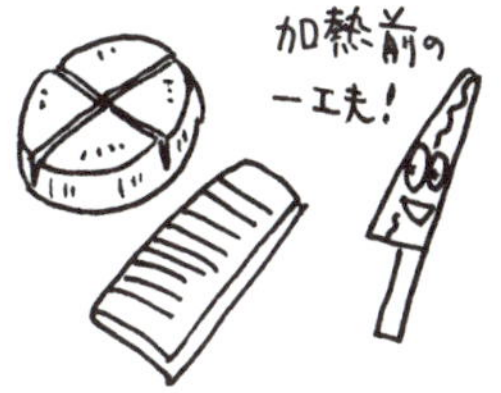
加熱前の
一工夫!

・２度挽き（鳥のつくねなど）

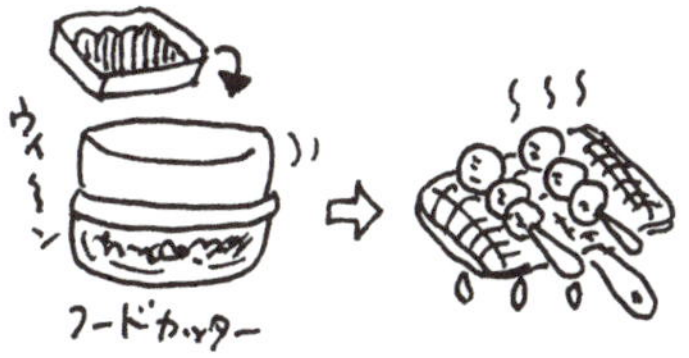
ウィーン
フードカッター

・酢漬け
（カルシウムも酢で軟らかく）

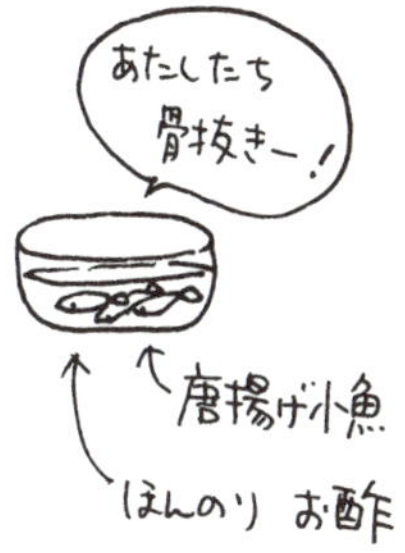
あたしたち
骨抜きー!
唐揚げ小魚
ほんのり お酢

・薄切り重ね（ミルフィーユ風豚カツ）

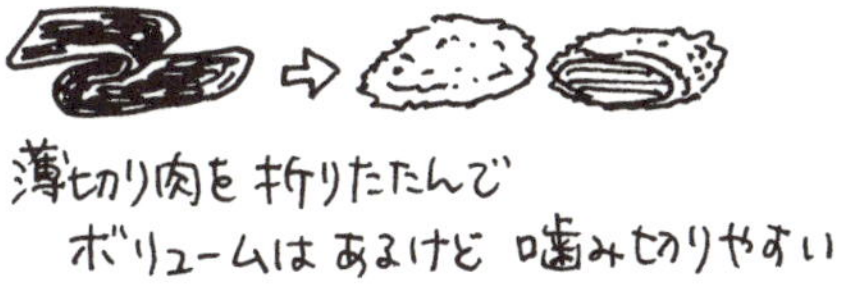
薄切り肉を 折りたたんで
ボリュームは あるけど 噛み切りやすい

ポイント

！高齢者ほど義歯装着後に使いこなすまでに時間がかかる（平均４週）。

！加齢や病気に伴い、顎堤や諸組織の微妙な変化により義歯が合わなくなる。定期的な診査と調整が必要である。

！既製の総菜も、ひと手間かければ食べやすいオリジナル１品に早変わり。

義歯の特徴を知った上での口腔ケア

義歯にはひとつとして同様のものはない。特に、最近の部分床義歯はより複雑で精巧な形態のものが多い。療養者の使用している義歯の特徴を知り、そのケアをすることになるが、複雑な義歯ほど、それを支えている歯・歯周への影響を考えた口腔ケアが必要となる。口腔内の状態を清潔に保つために、介護者に義歯や残存歯へのケアを理解してもらうと同時に、専門職が訪問していつまでも義歯を使いこなせるよう援助しよう。

義歯の特徴をまず知ろう

◎全部床義歯◎※1

○レジン床※2……適合が悪くなってもリベースなどにより調整しやすい。

○金属床……適合が悪くなると調整しにくい。塩素などの義歯洗浄剤で材質が劣化しやすいので注意する（☞5-16）。

※1 総義歯の歯槽堤へのマッサージは、唾液分泌を高めるだけでなく、自律神経への刺激としての効果も高い（☞5-10）

※2 床が大きいほど、バイオフィルムの温床となる。

◎部分床義歯◎

○アタッチメント……精巧で目立たないバネがケアのポイント。

○テレスコープ（コーヌスクローネなど）……バネはなく、ぴったりとして動きが少ないため噛みやすい。歯周組織が悪くなると致命傷になる。

○磁性アタッチメント……磁力により義歯の吸着力を補うが、義歯と粘膜面の閉鎖が不十分なこともあり、汚れやすい。電磁波による診査（MRI）を使用するときには義歯を外すこと。

○オーバーデンチャー……根面板の上に義歯がのるために、その間に汚れが付着しやすい。

最近のバネの目立たない義歯

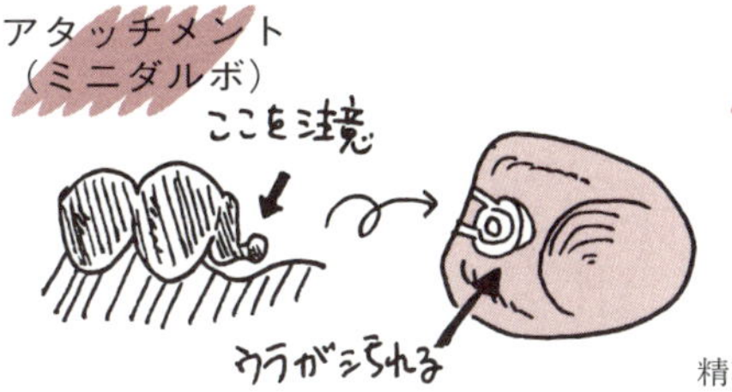

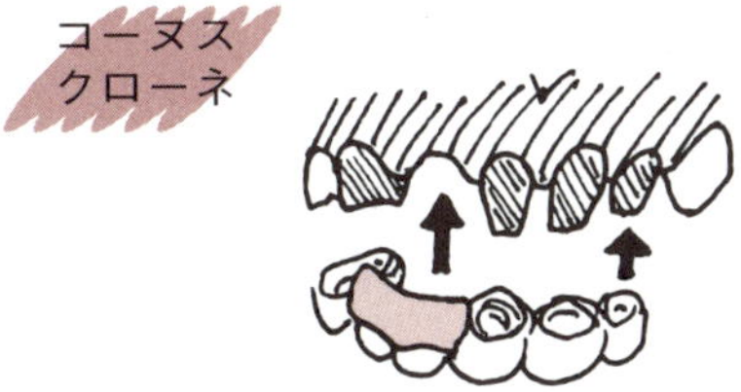

精巧な義歯は、歯牙が動揺すると入らなくなる。

新しいタイプの義歯の着脱注意点

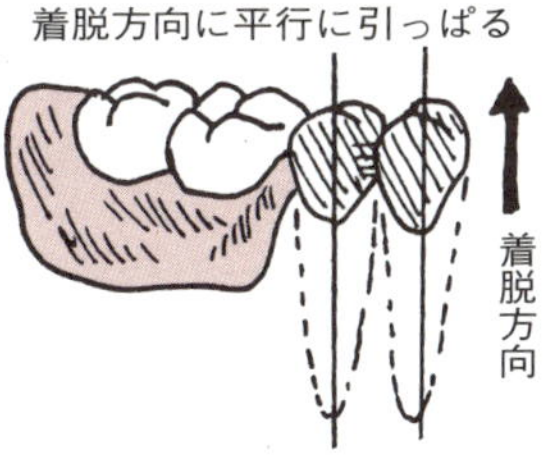

○一般的な義歯の着脱（☞5-13）はともかく、新しいタイプの義歯は扱い慣れていない人には難しい。

○特にテレスコープや磁性アタッチメントは、着脱を間違えると、残存歯（支台歯、孤立歯）に影響を及ぼすことがある。

○咬合面に垂直に、左右同時に押し下げ（上顎）、または押し上げて（下顎）着脱する。

※本来の設計は、左右交互に押し下げ（押し上げ）るようになっていない。

脳を刺激するために歯根膜から情報伝達!!

歯根は残そう！
そのためには、クラスプのかかる歯（鉤歯）を大切に管理する。

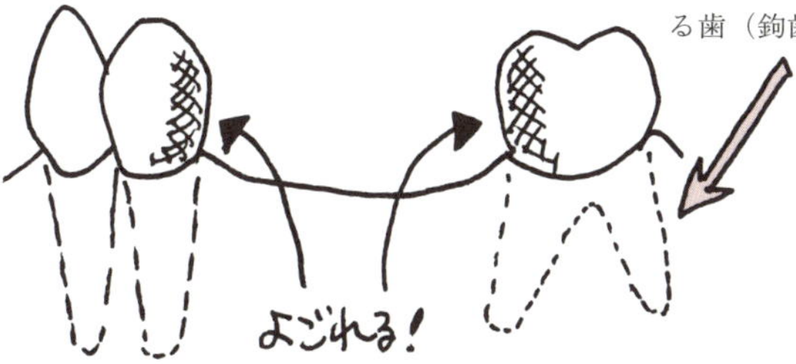

※咀嚼中、義歯は動揺するので、残存歯との接触部は汚れやすい。

いろいろなクラスプ

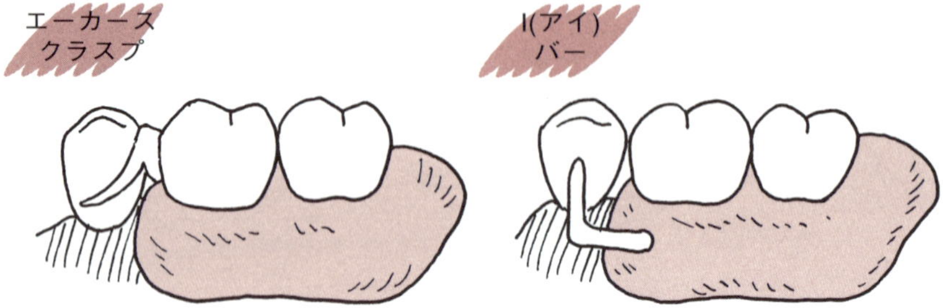
エーカース
クラスプ
I(アイ)
バー

義歯の支台としての残存歯のケア

○残存歯は、補綴物の安定と歯根膜を介した口腔感覚のセンサーとして重要だ。

○磨く際には、食物残渣、プラーク、血液、浸出液は必ずガーゼ、布、ティッシュペーパーで口腔内より除去、もしくは洗う。

○使用する清掃用具は、個人のその時の口腔内の状況に合わせ決めよう。

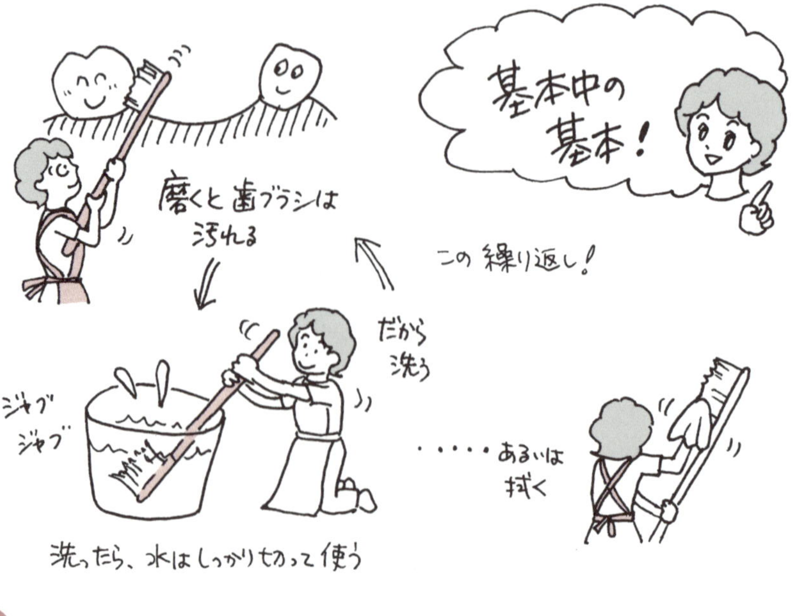
基本中の
基本！
磨くと歯ブラシは
汚れる
この繰り返し！
だから
洗う
ジャブ
ジャブ
……あるいは
拭く
洗ったら、水はしっかり切って使う

残存歯の磨き方

1. 歯ブラシで歯冠の周囲を磨く。
2. ガーゼを使って磨く。
3. 歯頸部は歯周病予防のため歯周ポケットを大きくしないように。歯牙や金属冠もスケーラーでプラークを除去し、歯石を付着させないように。
4. 炎症のある場合には、動揺をおこさないように、食事の度に清掃する。特に歯周ポケットをきれいにする。
5. 歯根膜を最後まで残すことに力を注ぐ。これが専門的ケア。

あらゆる方向からブラシをあてる。

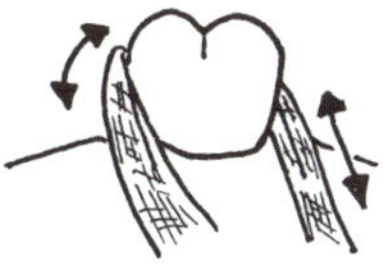

ガーゼでこする。

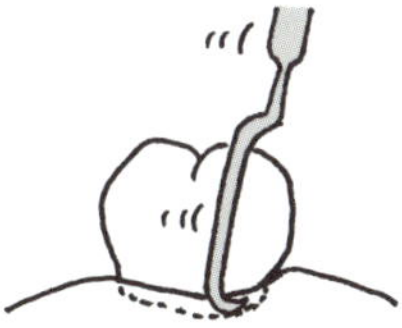

歯周ポケット内も徹底的に清掃。

インプラントの清掃

○歯科の高度先進医療のひとつであるインプラント治療を受けた人も増えている。
○その種類は多岐におよび、歯科衛生士の訪問による専門的なケアが必要となろう。

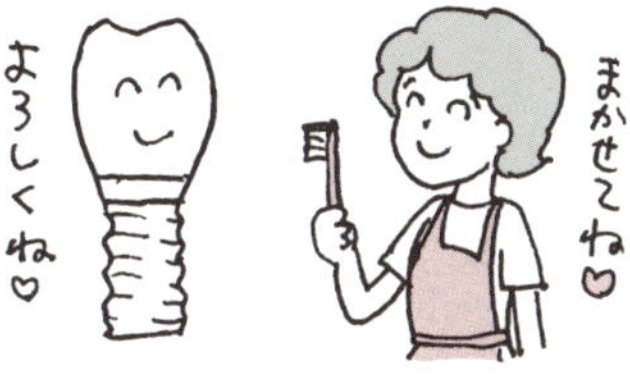

ポイント

！部分床義歯は、２次う蝕と歯周病にしない。残った歯牙のケアが命！

知っておこう
歯痛へのツボ刺激

歯の痛みなど、歯科医療にかかるまでの一時的な応急処置として、東洋医学のツボが役立つこともある。歯科に関連するツボ、「経穴」を知っておくと便利。

ツボを刺激してみよう

○ツボは、東洋医学で経穴（けいけつ）という。経穴と経穴は互いにある一定の規則に従って関連する経絡（けいらく）で結ばれ、身体全体に分布している。

○経絡は、経験的に臓腑に関係していることがわかっている。ツボを刺激することによって、その経絡の関与している組織や臓器の病的症状を改善したり、機能を賦活したりする。

歯科でのツボ刺激

主たるツボ　〜すぐに歯痛を止めたい！〜

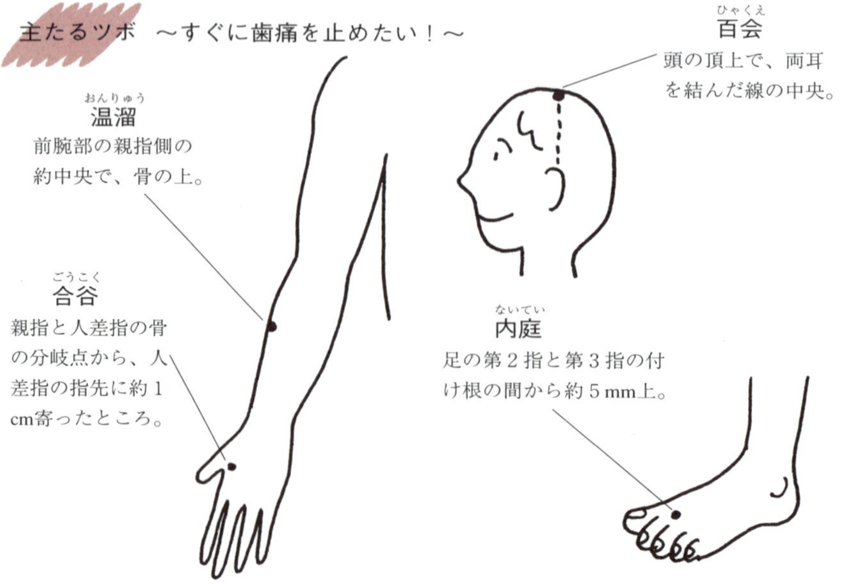
百会（ひゃくえ）
頭の頂上で、両耳を結んだ線の中央。
温溜（おんりゅう）
前腕部の親指側の約中央で、骨の上。
合谷（ごうこく）
親指と人差指の骨の分岐点から、人差指の指先に約1cm寄ったところ。
内庭（ないてい）
足の第2指と第3指の付け根の間から約5mm上。

補助のツボ　～上の歯が痛い～

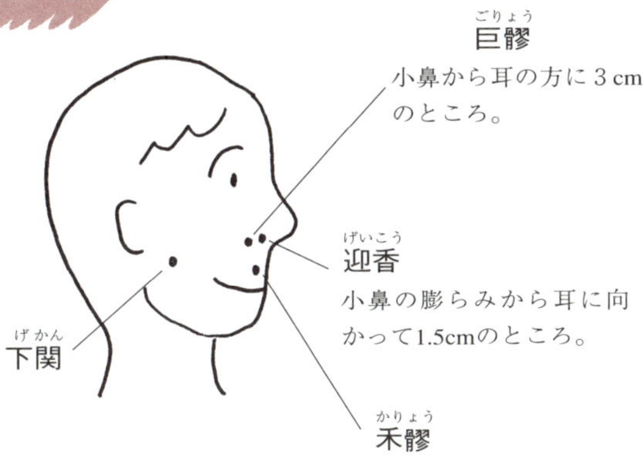
巨髎（ごりょう）
小鼻から耳の方に 3 cm のところ。
迎香（げいこう）
小鼻の膨らみから耳に向かって1.5cmのところ。
下関（げかん）
禾髎（かりょう）

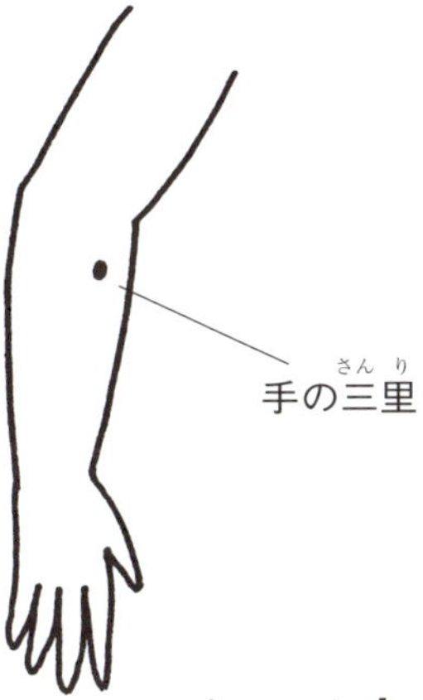
手の三里（さんり）

補助のツボ　～下の歯が痛い～

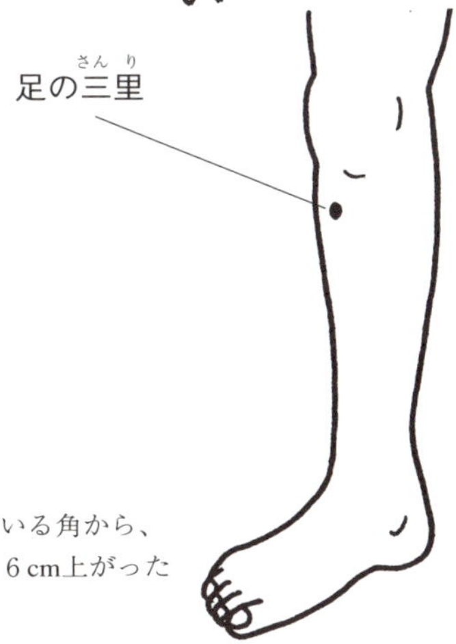
足の三里（さんり）

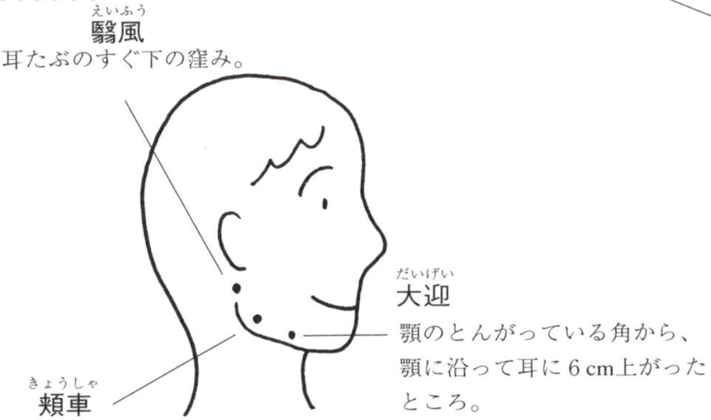
翳風（えいふう）
耳たぶのすぐ下の窪み。
大迎（だいげい）
顎のとんがっている角から、顎に沿って耳に 6 cm上がったところ。
頬車（きょうしゃ）

参考文献
鈴木弘文、斎藤隆夫. 症状別医学ツボ早わかり百科. 東京: 1981.

ポイント

！ツボの場所はあくまでも目安。その付近で押してみると、コリコリしてわかる。しこりがあったり、くぼんでいたり、気持ちがよかったり、敏感に痛んだり、他の部位と違う感じがする場所がツボである。

！指圧のみならず、歯ブラシ、爪楊枝などで刺激する方法もある。

これは便利！デジタルAV機器の活用

訪問口腔ケアにとって、小型で簡便、かつ即時にその場で見られるデジタルＡＶ機器は、大変に役立つ。単に、口腔内状況の記録としてばかりでなく、療養者本人や家族への説得力ある説明のため、さらに歯科医師への報告や他職種とのケア・カンファレンスに用いる映像情報の媒体として、これほど便利なものはない。

口腔ケアとデジタルAV機器

○撮影しながら（また、撮影後も）直ちにモニター画面で映像を確認でき、記録としてばかりでなく、その場での療養者への説明にも役立つ。動画の場合は、機能面の記録や評価のための貴重な資料となる。医師や他のケア・スタッフに療養者の口腔状況をスピーディに、かつ的確に伝えることができる。

○眼が見えにくい高齢者にも、自身の口腔中を大画面モニター（家庭用ＴＶ）に映し出し、手鏡代わりにもなる。これらはビデオ・プリンターにも出力でき、カラー写真として記録を残すこともできる。

○撮影に当たっては、療養者や介護者（家族）に使用目的をはっきりと告げ、同意をきちんと得てから実施する（医師連絡や他機関への情報提供の際と同じである）。

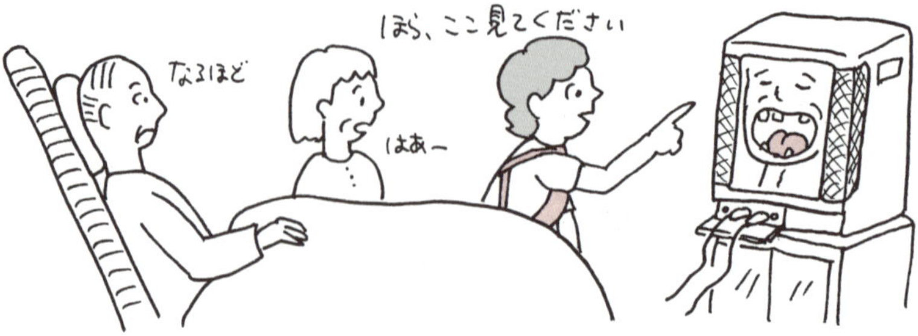

訪問口腔ケアに適した機器を選ぶポイント

○カラー液晶モニター装備のもの。

○ある程度以上の画質のもの（デジタルカメラでは150万画素～200万画素、ビデオではHi8やDV）。

○口腔内の接写（マクロ撮影）が可能なもの。

○レンズを向けられたとき、心理的抵抗感の比較的少ない液晶タイプのもの。

○持ち運びに便利な小型・軽量のもの。

○その場で即時に、かつ容易にテレビなどにも画像の出力ができるもの。

デジタルカメラ

◎デジタルカメラの利点◎

・ポケットに入る位、小型である。
・撮影に失敗した画像や不要な画像は、容易に消去できる。
・パソコンと連携することにより、記録の管理、編集が容易にできる。
・撮影した画像を電子メールにて遠隔地に送ることも可能。

×デジタルカメラの欠点×

・原則として静止画像しか記録できない（動画撮影機能を装備した機器もある）。
・高画質カメラは多少高価になる（10～15万円程度）。
・カメラ単体では撮影画像の保存枚数が極めて少ない（パソコンと連携し、パソコン内に保存することが前提にある）。

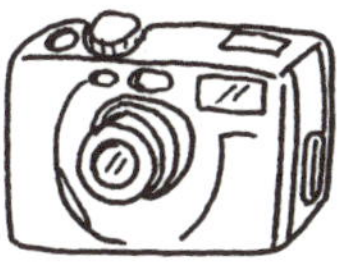

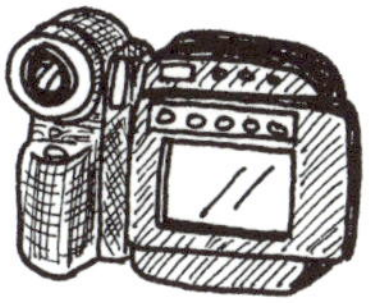
「レンズをのぞいて
撮られている」
という印象の少ない
形がベター。

ビデオカメラ

◎ビデオカメラの利点◎

・動きのある映像にむいている。
・比較的暗くてもよく撮影できる。
・同時に音声も記録される。
・馴染みの多いビデオテープに記録するので、操作がわかりやすい。
・テープが比較的安価で手に入りやすい。
・家庭用テレビへの接続が楽である。

×ビデオカメラの欠点×

・持ち運びに便利な小型機種は比較的高価（25～30万円）。
・デジタルカメラと比較して、必要な映像の探索や編集が大変。
・記録が貯まってくると、テープの保存場所確保が必要になる。

替え歌で口腔ケアを！
～舌体操の歌～

口腔ケアを生活の中で根づかせていくためには、それを「楽しく」実践してもらう工夫も必要となってくる。例えば、5-20で取り上げた健口体操は、音楽に合わせて楽しく実践できるよう工夫することができる。ここにあげた「舌体操の歌」のように、替え歌などに楽しく口腔ケアの実践法や意義を盛り込み、施設やデイサービスなどでの食事やお茶の時間などに取り入れ、学習してもらおう。ここにあげた例を参考に、いろいろな歌で作ってみよう。

○テレビなどで今流行の歌（「朝ドラのメロディ」など）も、テレビ好きの高齢者は喜ぶ。

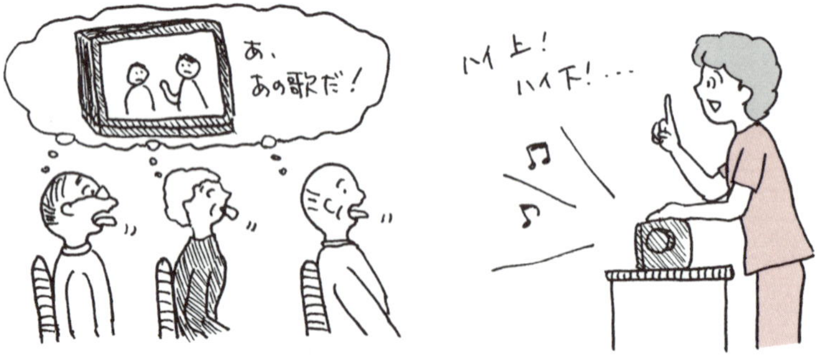

ポイント

！療養者の好む流行歌や民謡、謡歌などで、口腔機能を効果的に引き出す音楽を選択しよう。

！単純に歌にあわせて舌や顔面の体操を考えよう。

！集団で行うと効果的。

舌体操の歌（炭坑節替え歌）
～舌の動きと唾液の出が快調になる歌～

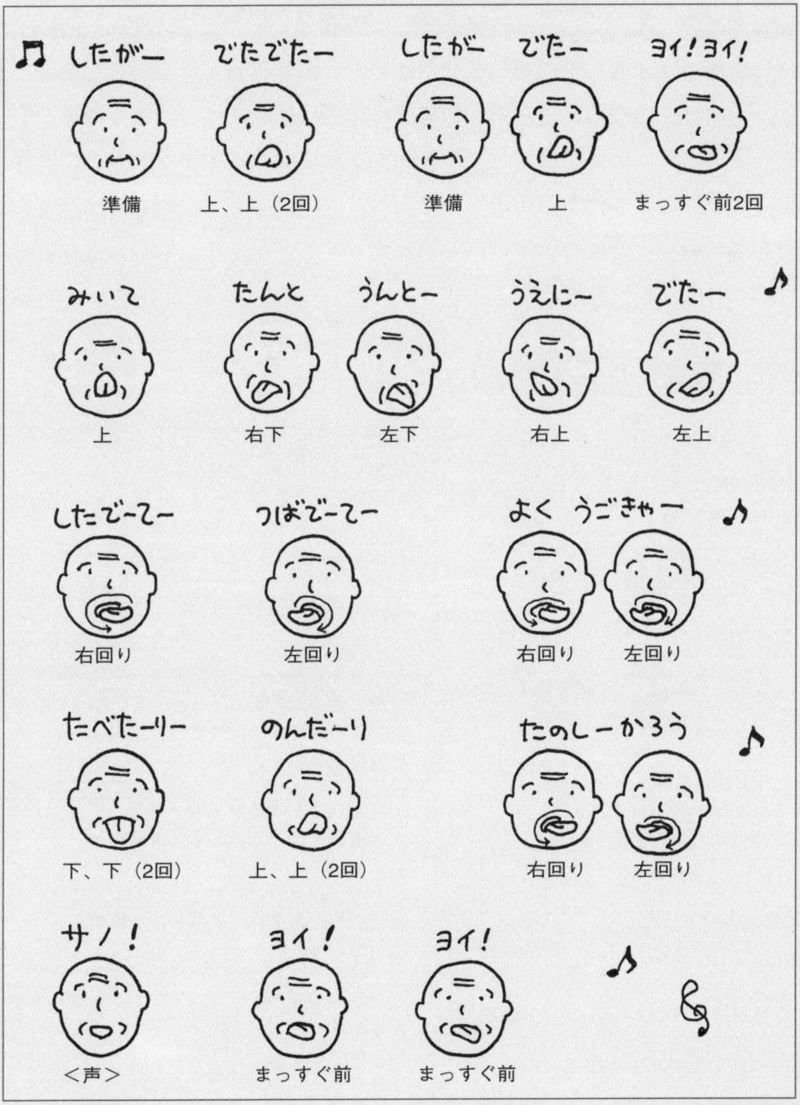

（北原、白田、長島, 1998）

口腔ケアと常用薬剤

在宅療養者は、何らかの薬剤を長期にわたって服用している場合が多い。それらの薬剤は、口腔内に何らかの影響や具体的な症状を伴うことがある。特に唾液分泌抑制作用のある薬剤は、口腔内が不潔になりやすかったり、口腔乾燥を生じる。このように薬剤によっては歯科診療や口腔ケアに際して問題となるものも多いので、診療やケア前に主治医などから情報を得て薬剤の確認を行って行っておくべきである。

口腔内症状から疑う薬剤

口腔内症状	疑う薬剤
歯肉の肥大増殖 歯肉からの出血	・高血圧など治療薬：ニフェジピン ・痙攣発作治療薬：ヒダントイン ・＜血栓塞栓治療薬、消炎剤＋抗菌剤、抗腫瘍薬など＞ 抗凝血剤：ワーファリン内服薬
口腔乾燥 （☞ 7-11）	・＜抗精神薬、抗不安薬、抗鬱薬、抗パーキンソン薬、抗リウマチ薬、抗ヒスタミン薬、抗アレルギー薬、不整脈治療薬、降圧利尿薬、血管拡張薬、気管支喘息治療薬、鎮咳去痰薬、鎮痙薬、消化性潰瘍治療薬、X線造影剤、抗悪性腫瘍薬など＞（☞ 2ページ先参照）
口内炎 （薬物性口内炎） （☞ 5-19）	・＜抗生物質、サルファ剤、ピリン系剤、サルチル酸剤、抗てんかん薬、抗精神薬、ヨード剤など＞
口腔カンジダ症	・＜抗菌剤・ステロイド剤・抗腫瘍剤＞ ・放射線治療
味覚障害 （☞ 7-13）	・高血圧症治療薬：アンジオテンシン変換酵素阻害薬 ・抗リウマチ薬：ペニラシミン

（岡部栄逸朗. これ一冊でわかる歯科に関連する薬の知識. 東京: クインテッセンス出版, 1997. より引用改変）

○薬剤の影響で、たとえ歯肉増殖をきたしても、プラークコントロールをきちんとすると、増殖が抑えられる。専門的口腔清掃としての PMTC がおすすめである。(☞8-1)

長期連用で注意すべき薬剤

長期連用薬剤	注　意　点
抗精神薬 三環系抗鬱剤 　イミプラミン 　デルミプラミン MAO 阻害剤 　フェナルジン	交感神経系アミンの作用を増強させるので、局所麻酔剤のエピネフリンやノルエピネフリンなどで異常高血圧症を呈することがある。これらを添加した局所麻酔剤の使用は避ける。
パーキンソン治療薬 　L - DOPA	カテコールアミンに対する感受性が亢進しており、局所麻酔剤のエピネフリンやノルエピネフリンなどの使用で、異常高血圧症や頻脈を呈することがある。これらを添加した局所麻酔剤の使用は避ける。
抗コリンエステラーゼ薬 　ネオスチグミン 　ピリドスチグミン	プロカイン、テトラカインなどのエステル型局所麻酔薬の作用を延長させる。投与量に注意。
副腎皮質ホルモン剤 　ハイドロコーチゾン	長期にステロイド療法を受けている患者は副腎が萎縮し、精神的・身体的ストレスにより、副腎皮質不全（副腎クリーゼ）の可能性がある。術前のステロイドカバーが必要になることがある。
抗凝固薬 　ワーファリンカリウム 　アスピリン 　塩酸チクロピジン 　ヘパリン	抗凝固剤の服用患者（脳梗塞、心筋梗塞、心臓弁膜疾患、動脈閉鎖性疾患、人工透析者など）での観血的処置について、主治医との相談や対診が必要。また、抗菌剤、消炎鎮痛剤との併用により、出血傾向が高くなる。
ジギタリス 　ジギトキシン 　ラナトサイド C	低カリウム血症となり、不整脈やジギタリス中毒の危険性あり。主治医との相談や対診が必要。

○脳梗塞の患者や心臓手術した療養者では、抗凝固剤を服用していることが多い。口腔ケアでかえって出血が止まらないことも多いので、歯周組織を傷つけないよう柔らかいブラシを用いるが、歯垢はきちっとと取る（☞8-1）。

唾液分泌を抑制（長期連用による）する副作用のある薬剤

種別	症状	薬剤名
催眠鎮痛剤	不眠症	トリアゾラム（ハルシオン）
抗不安薬	鬱病による不安 神経症における不安	オキサゾラム（セレナール） ジアゼパム（セルシン）
抗てんかん剤	小型（運動）発作 精神運動発作 自律神経発作	クロナゼパム（ランドセン）
抗パーキンソン剤	パーキンソン症候群	塩酸プロフェナミン（パーキン）
精神神経用剤	鬱病、鬱状態	塩酸マプロチリン（ルジオミール） 塩酸イミプラミン（トフラニール）
鎮痙剤	胃酸過多、胃炎、十二指腸潰瘍	ロートエキス 臭化ブチルスコポラミン（ブスコパン）
鎮暈剤	内耳障害に基づくめまい	塩酸ジフェニドール（セファドール）
不整脈用剤	頻脈性不整脈（心室症）	コハク酸ジベンゾリン（シベノール）
血圧降下剤	高血圧症	臭化ヘキサメトニウム（メトプロミン）
鎮咳剤	気管支喘息、喘息性気管支炎、急性・慢性気管支炎	アスドリン
気管支拡張剤	気管支喘息、慢性気管支炎、アレルギー性鼻炎	臭化イプラトロピウム（アトロベント）
消化性潰瘍用剤	胃、十二指腸潰瘍	臭化グリコピロニウム（ロビナール）
抗ヒスタミン剤	じんま疹、アレルギー性鼻炎、気管支喘息、アレルギー性皮膚疾患	メキタジン（ゼフラン） マレイン酸クロルフェニラミン（アレルギン） 塩酸ジフェニルピラリン（ハイスタミン） チオクル酸ジフェニルピラリン（プロコン） 塩酸シプロヘプタジン（ペリアクチン） フマル酸クレマスチン（タベジール）

唾液分泌を抑制する副作用のある市販薬一覧（市販名）

種別	薬剤名（市販名）
感冒剤	dl-マレイン酸クロルフェニラミン（コンタック600） マレイン酸カルビノキサミン（パブロン鼻炎カプセル） フマル酸クレマスチン（新ルルA錠） 塩酸ジフェニルピラリン（スカイナーカプセル） 塩酸トリプロリジン（新ノバポン顆粒）
乗り物酔いの薬	ジメンヒドリナート（ルージーS） タンニン酸ジフェンヒドラミン（新トリプラソフト） マレイン酸フェニラミン（アネロンキャップ） 塩酸メクリジン（タイガー）
鎮痙剤（胃薬）	ヨウ化ジフェニルピペリジノメチルジオキソラン（キューポン錠） ロートエキス（ソルマック・ペイン） 臭化チメピジウム（タナベSEカプセル） 臭化ブチルスコポラミン（ブスコパンA錠） 臭化メチルアトロピン（タケダ鎮痛鎮痙胃腸薬） 臭化メチルオクタトロピン（三共鎮痛鎮痙胃腸薬） 臭化メチルベナクチジウム（エジオン胃腸鎮痛鎮痙薬） 臭化水素酸スコポラミン（ナルコリンカプセル）

（左ページおよび上記は、土屋真規，熊谷崇．歯科医院におけるプラークコントロールシステムの構築．歯界展望　1997; 84(1): 58-106. より引用改変）

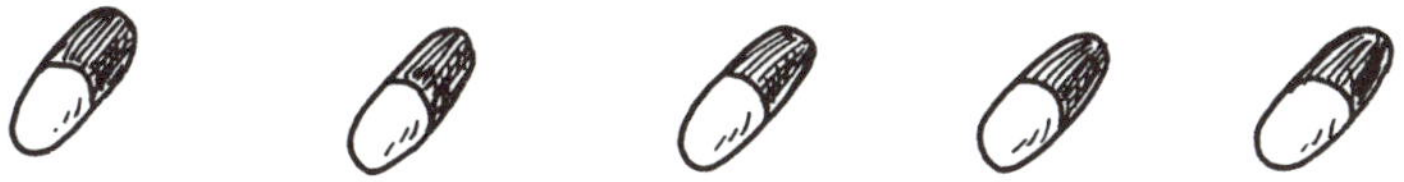

ポイント

！療養者の服用しがちな薬剤、特に抗精神薬は、ほとんどの薬剤で唾液分泌抑制が長期連用の副作用とされている。したがって、口腔乾燥（☞7-11）と唾液分泌へのケア（☞5-21、23）が重要になる。

！状況をよく踏まえ、それに対応した口腔ケアをできるようになろう。

在宅歯科施術前の全身状態評価

在宅療養者への口腔ケア実施にあたっては、その直前に全身状態をアセスメントしておくこと（☞3-5）が重要である。歯科衛生士や介護者・家族による口腔ケアでは、観血処置、外科的侵襲を伴うことはほとんどないが、歯科治療の場合、以下の表のような危険度基準やその着目点を知っておくことで、安全な口腔ケア実施の判断にも役立つ。

在宅の歯科施術危険度基準の一例

点数		0点	1点	2点
年齢		60歳以下	61～70歳	71歳以上
体温		平均時に比較して変化なし	平均時の体温 ±0.3～0.5℃	平均時の体温 ±0.6～1.0℃以上
血圧		収縮期圧160mmHg以下 拡張期圧 95mmHg以下 あるいは初診時に比較して変動なくコントロールされ、安定	収縮期圧 161～180mmHg以内 拡張期圧 96～100mmHg以内 あるいは初診時に比較して、収縮期圧、拡張期圧の両者か、いずれかが±10%以内の変化	収縮期圧 181mmHg以上 拡張期圧 101mmHg以上 あるいは初診時に比較して、収縮期圧、拡張期圧の両者か、いずれかが±11%以上の変化
脈拍	数	初診時に比較して変動なし（60～80回/分）	初診時に比較して ±10%以内の変化	初診時に比較して ±11%以上の変化
	調律	・整脈 ・初診時1回/分の欠滞に変化なし（専門医に受診中）	・初診時に認められた1回/分の欠滞が2～3回/分に増加	・初診時に認められなかった欠滞の出現 ・初診時に認められた1回/分の欠滞が4回以上/分に増加
呼吸		・円滑、規則的 ・初診時に比較して変化なし	・初診時に比較してわずかに変化あり	・初診時に比較して著変あり ・努力性呼吸 ・チアノーゼ

次頁につづく

点数	0点	1点	2点
握　力	初診時に比較して変化なし	初診時に比較してわずかに減弱	初診時に比較して著明に減弱
患者の自覚症状（気分）	良　好	不　良	きわめて不良
他覚症状（家族による観察）	良　好	不　良	きわめて不良
全身的疾患の所見	初診時に比較して変化なし	初診時に比較して変化あり	初診時に比較して著変あり

※「欠滞」とは、心臓の衰弱や障害などで脈拍が一時的に止まったり、不規則になったりすること。

判定

危険度分類（群）	I	II	III
危険度判定評価総計点数	0～2	3～8	9以上
判定結果	計画どおり診療を行う	・診療計画を検討 ・診療時間をできるだけ短縮 ・観血処置は行わない	延期 （主治医へ対診依頼）

（東理十三雄. 臨床歯科全身管理ハンドブック. 東京: 南江堂, 1991. より引用改変）

ポイント

！口腔ケア実施にあたって、全身状態評価の具体的な着目点を理解しておくとよい。

！スケーリング（歯石除去）などの歯科治療に近い予防処置や診療補助を行う場合は、これに準じて考えよう。

！高齢者・療養者によくある病気や異常とも関係づけ、全身状態を評価する目を持とう（☞3-5、7-2）

第 9 部

ケア充実のための周辺技術・知識

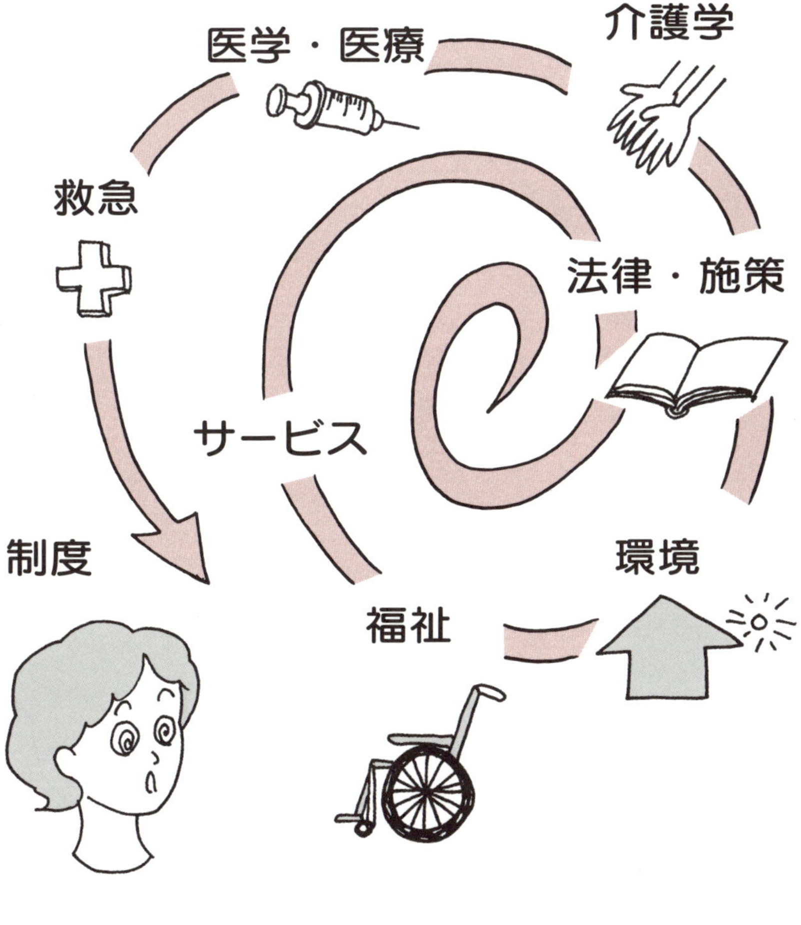

廃用症候群の捉え方

廃用症候群とは、寝たきりや安静などによって生じる全身の機能や能力の低下をいう。急性期を脱し退院した療養者が、その後狭い家の中で低い心身活動状況にあることで、さらなるADL低下を招く。口腔ケアなどの生活行動も、廃用症候群の予防になると同時に、廃用症候群は口腔領域にも現れることを念頭に置いておこう。

代表的な廃用症候群には、次のようなタイプがある。

精神機能（知的活動）の低下

○刺激の乏しい生活では、ものを考え判断する精神機能が衰える。
○まず活動意欲の低下を生じ、排泄に関する知覚とコントロール機能が衰える。
○進行すると痴呆へと移行することもある。

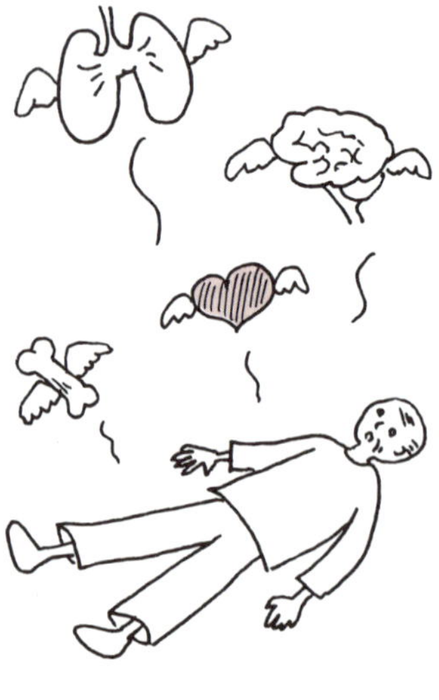

心肺機能の低下

○全身に酸素や栄養を補給する心臓と肺の機能も、３週間の安静で20～30％低下するとされている。
○心肺機能の低下により、立ったときの動悸や息切れ、めまいが生じる。
○予備力の乏しい高齢者では、１週間ほどの絶対安静で寝たきりになる例もある。

筋肉の萎縮・筋力低下・骨の萎縮

○寝たままでいると、活動の源となる筋肉が萎縮し、平衡感覚も鈍くなって立って歩くのが困難になる（動物実験では筋力は寝たきり状態にあると１日３％ずつ落ち、１週間で10〜15％低下するとの報告がある）。

○活動の不足は骨も萎縮させるので、転びやすいだけでなく、転ぶと骨折を起こしやすくなる（高齢の女性など、骨粗鬆症があるとさらに骨が萎縮してもろくなってしまう）。

関節の拘縮

（☞9-2）

○拘縮は、関節の動きが滑らかでなくなり、固まってしまうことを指す。

○関節を動かさないでいると、４日ほどで拘縮が始まり、３週間で動きの制限がはっきりと現れる。

○拘縮による運動制限により症候群が重複して生じると考えられる。

口腔領域の廃用症候群

（☞7-1）

○顔面表情筋の低下

○咀嚼嚥下筋の低下

○顎関節の拘縮（開口量の減少）

○顎骨の萎縮や変形

○唾液分泌機能、舌運動機能の低下

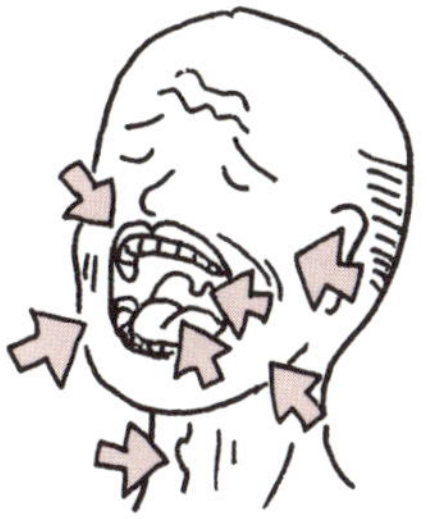

ポイント

！神経筋難病などでは疾患の本態が神経筋の萎縮や麻痺であるが、その結果の活動低下により、さらに廃用症候群が重なることとなる。

！介護における ADL 障害への働きかけは、この廃用症候群との闘いだ。

自立支援のための関節体操

～関節の動きをスムーズにするために～

療養者の過度の安静は、身体や精神も弱らせる（☞9-1）。1ヵ月以上の寝たきりは、筋力の衰え、関節の固まり（拘縮）、立ちくらみを引き起こす。特に口腔ケアに関連した手指などの機能の低下を防ぐために、関節が動かなくならないような予防や、機能回復のための自律・他律の関節訓練（ROM訓練*）を口腔ケアに併せて実施することも効果的である。もちろん口腔ケア習慣の自立を支援すること自体も、手指を含めたリハビリ効果になっている。

関節の動きをスムーズに

○関節が動きにくくならないためには、1日1回、関節をゆっくり動かす。ただし、痛みが起こるほど無理はしない（関節可動域訓練）。

肩関節

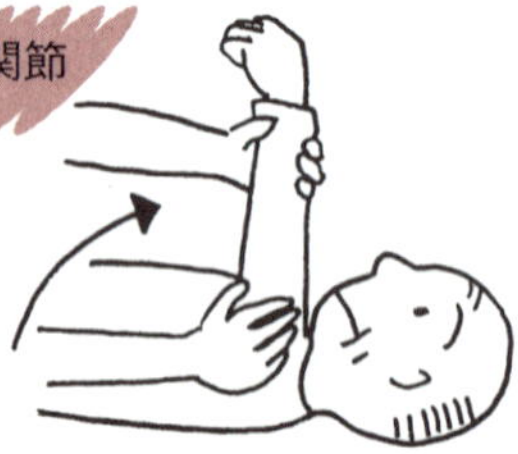

前方や横水平に上げる。自力で動かせないときには直角まで。バンザイまではしない。

前腕

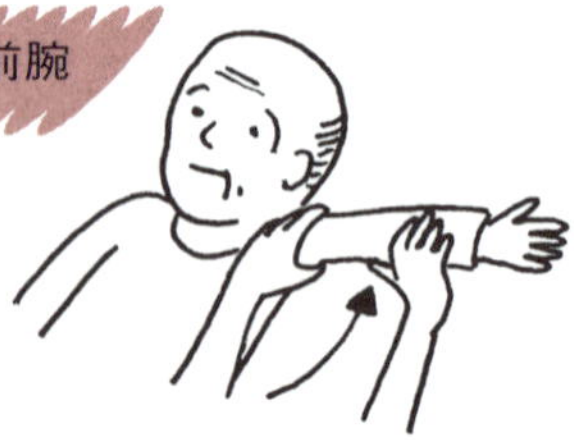

片腕で肩甲をつかみ、静かに上へあげ外転。90度までにする。

M-P関節

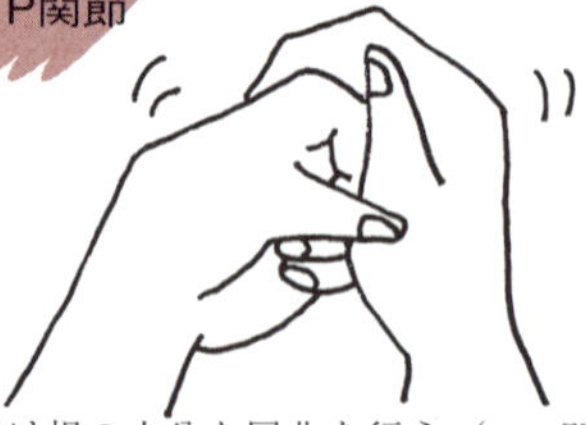

指の付け根の十分な屈曲を行う（M-P関節は、中手骨と指骨基節との間の関節を指す）。

親指

歯ブラシを握る前にやってみよう!!

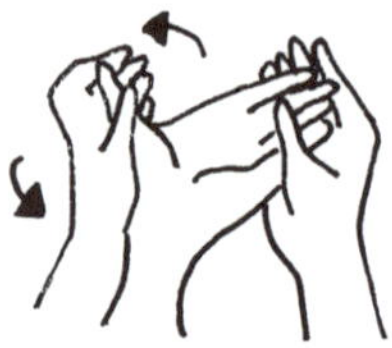

親指をよく広げて動かす。

*関節可動域訓練（ROM　Range of Motion 訓練）

自分で動かしてみよう

○介護者のみならず本人もできれば、なるべく自分で動かすことも勧める。楽しく習慣化できる工夫が重要。痛みが起これば、それ以上はやめる。

◎歯ブラシ前の手指手首体操◎

指の運動

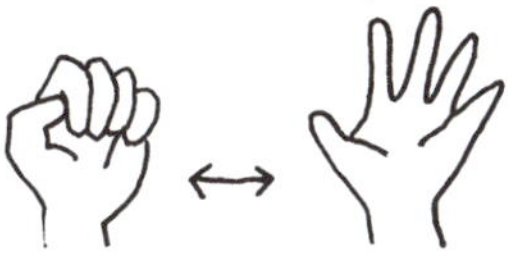

「グー」「パー」のくり返し。

手首の運動

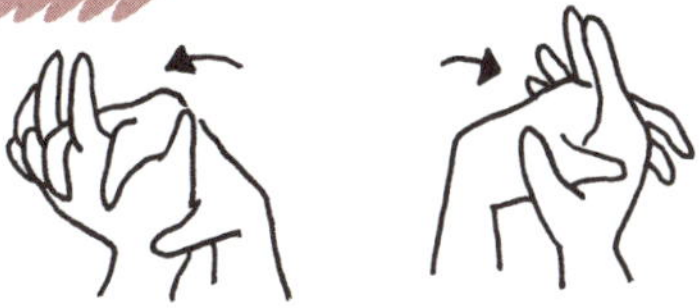

両手を合わせて、ゆっくり倒したり回したりする。

腕の上下運動

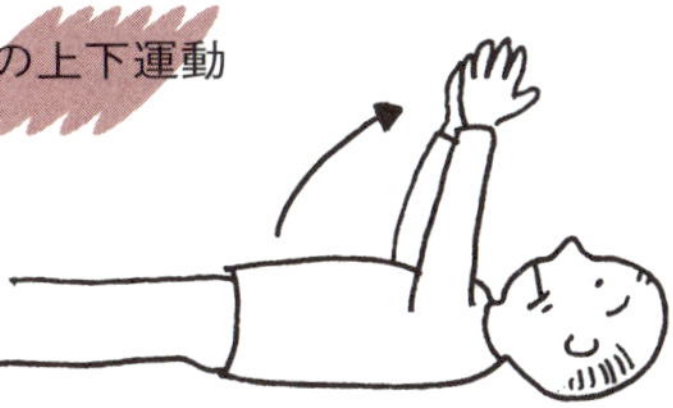

肘をよく伸ばして両手を前方に上げる。90度以上は上げないようにする。

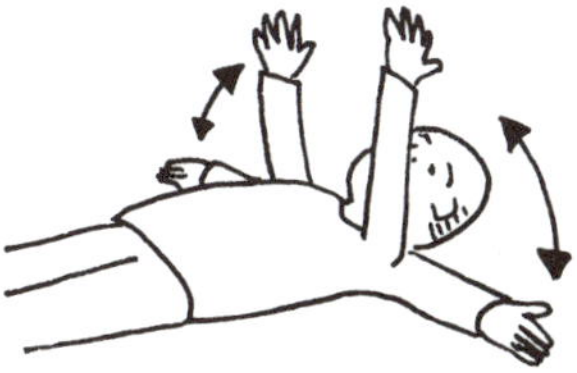

両手を横から前方に、ゆっくり上げ下げする。

手指以外の部位も同じ

足首

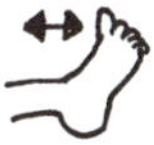

曲げ伸ばし。

膝

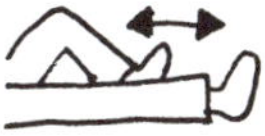

片方ずつ。

両方一緒に。

太ももから腰まで

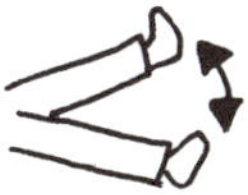

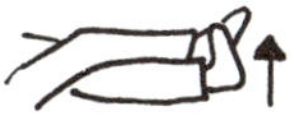

持ち上げる。

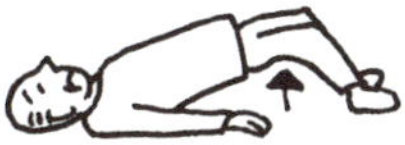

腰を浮かす。

防ごう脱水、生かそう座位の力

全身の筋肉量が減少しやすい寝たきり療養者は脱水になりやすい。水分を嚥下しやすくする口腔機能訓練や食介助指導などの口腔ケアは、脱水予防に通じていく。また急性期の患者以外で、できる限り座位をとって口腔ケアを実施することは、覚醒水準が上がり、誤嚥予防のみでなく、褥瘡予防、排泄自立、便秘解消、筋力増強に通じていく。

なぜ脱水？

◎１日の水分出納◎

排泄：	尿 1,500cc
	皮膚・肺 700～1,000cc
	糞便 200～300cc
摂取：	飲水 1,500cc
	固形食 700～1,000cc
	燃焼水 200～300cc

○筋肉は重要な水分の貯蔵庫である。全身の筋肉量の減少する傾向にある高齢者と、水分摂取に難がある嚥下障害者は脱水になりやすい。

○脱水は血液循環の低下につながり、脳梗塞や心筋梗塞を併発しやすい。唾液分泌量の低下や痰の粘度も増加し、その結果口腔内に細菌が増殖しやすく、肺炎の合併にもさらされやすい。

○リハビリなどの活動後は、水分補給が重要。特に暑い夏は注意が必要だ。

○嚥下障害者や高齢の療養者の口腔ケア時に、口腔乾燥があったり、元気がなくなったり、微熱が出ている場合には、まず脱水を疑うべきだろう。

◎脱水症状◎

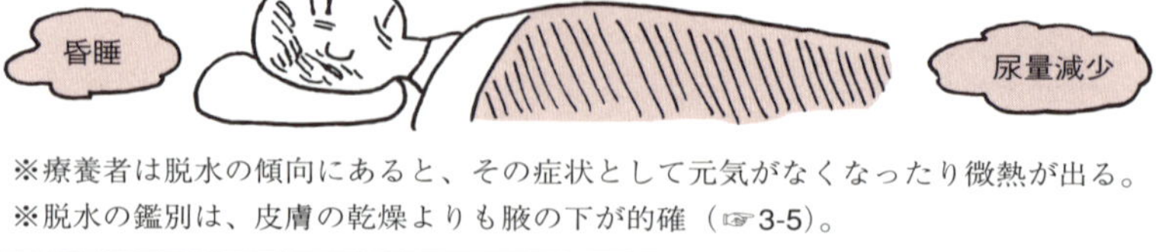
発熱
精神症状
皮膚の乾燥
昏睡
尿量減少

※療養者は脱水の傾向にあると、その症状として元気がなくなったり微熱が出る。

※脱水の鑑別は、皮膚の乾燥よりも腋の下が的確（☞3-5）。

脱水の予防

○１日の水分出納を知って、「このコップなら何杯」と、摂取量を確認しよう。

○時間を決めて水分を与えるとよい。

○嚥下障害者には増粘食品などを上手に利用しよう（☞7-8、付録9）。

座位の力

○寝たきりの療養者は、一般的には急性疾患の患者ではない。座位をとると、下図のような身体機能的に計り知れないリハビリ効果をもたらす。

○寝た姿勢で口腔ケアをするのは、単に姿勢による誤嚥だけでなく、覚醒水準が下がったままになるので、なおさら危険だ。

○座位はできる限り90度が理想である。

○座位への起き上がりの介助も知っておく（☞9-4）。

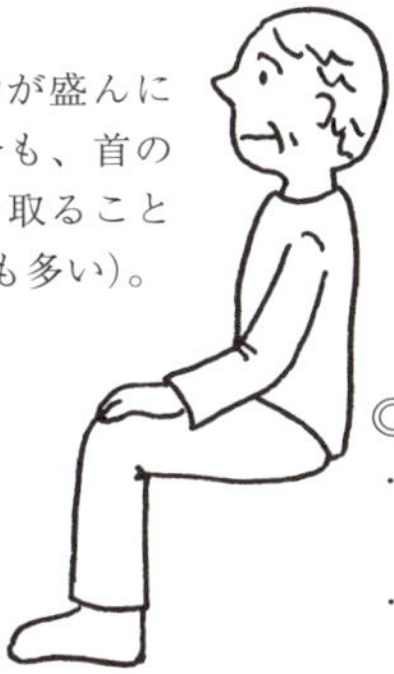

◎覚醒水準◎
・覚醒水準が上がり、筋活動が盛んになる（首がぐらぐらの場合も、首の安定を図りつつも、座位を取ることにより首の筋力が戻ることも多い）。

◎褥瘡予防◎
・褥瘡の治療と予防になる（体位交換は急性期）。

◎下肢拘縮◎
・下肢の拘縮予防にもなる。

◎排泄自立◎
・前頭葉の目覚めで、尿意を感じて排泄の自覚も高まる。
・上体を起こすと腹圧もかかり、直腸が立位となって便秘解消にも役立つ。

ポイント

！口腔ケア実施後にも水分補給には注意しよう。

！最初は寝たままの口腔ケアでも、徐々に座位へと誘導していこう。

！肺炎をくり返す療養者では、座位と水分と口腔ケアが重要だ！

これくらいできなきゃ
移動の介助

食事や口腔ケア時には、体位の確保が重要な意味を持つ（☞上巻5-4、7-8）。体位の変換や移動・移乗が自立してできない場合は、その介助が必要になる。安全に速やかに実施するためには、移動介助の基本を学んでおこう。

移動のための事前確認

1．療養者の心身状況
2．移動本人・家族の意志
3．利用する用具、補助具とその利用承諾
4．周囲の環境整備（障害物の除去など）
5．補助者（安全確保のため）
6．介助実施者の身体状況（必要に応じ、腰痛予防の準備体操）

移動介助のポイント

○安定期の療養者にとっては、廃用症候群の予防、生活の変化、拡大につながる。怖がっていないで、できる療養者には積極的に動かしたり起こしたりしよう。

○てこの原理を頭に入れておくとよい。

①重心、作用点（力を加える場所）、支点（力を支える場所）を捉える。
②支点は安定した場所に求める。
③作用点、支点は離れない（この距離が離れれば離れるほど、てこの腕が長くなり、力が必要となってしまう）。

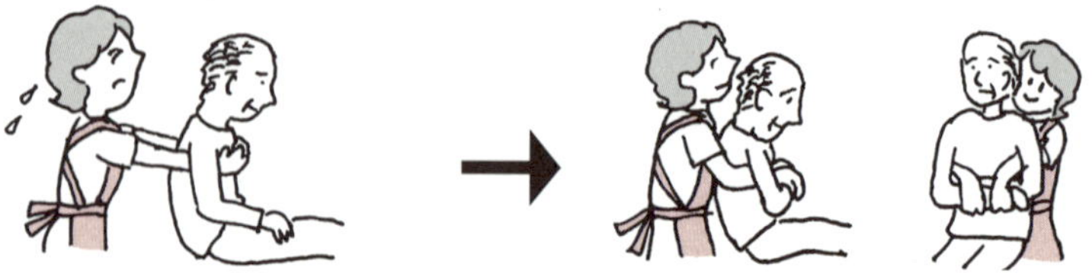

腕の長さが長くなると力が必要になる。　身体に引きつけると力は少なくて済む。

家具、補助具そして環境整備のポイント

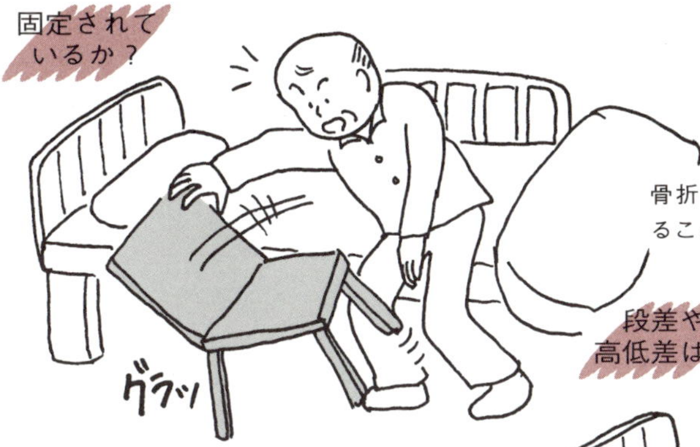

イスはぐらつかないか確認。

骨折で寝たきりになることも多い。

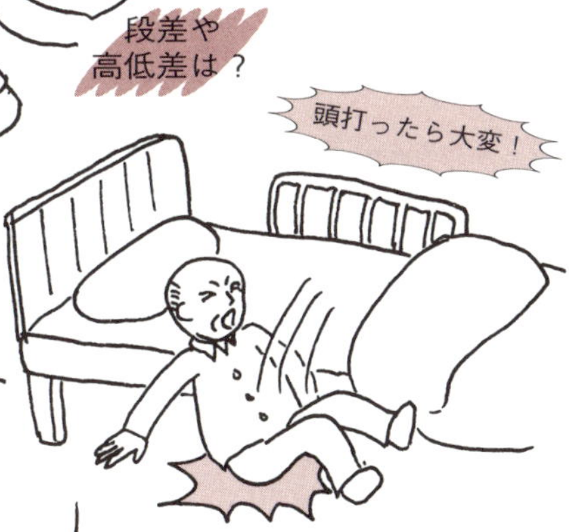
段差や高低差は？
頭打ったら大変！

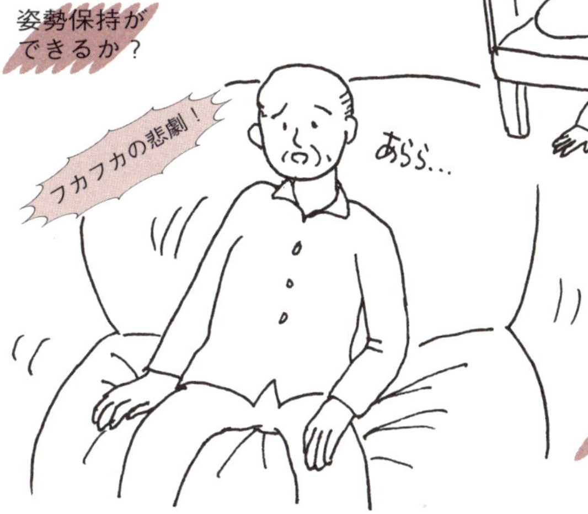
姿勢保持ができるか？
フカフカの悲劇！
あらら…

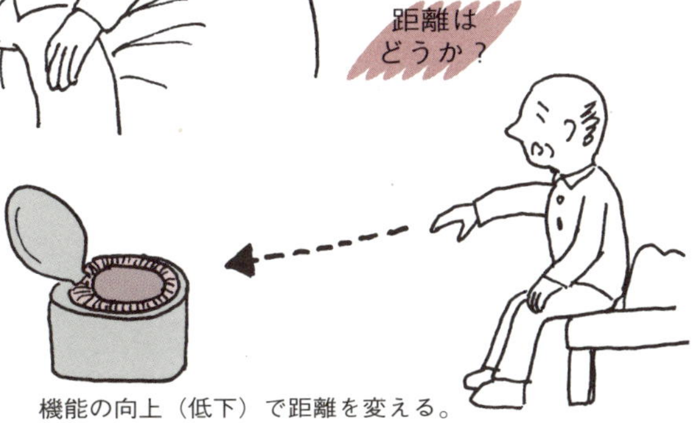
距離はどうか？

機能の向上（低下）で距離を変える。

9－4

起き上がりの介助

○座っている時間は、初めての場合は短く（５分以内）して、毎日少しずつ伸ばしていく。気分が悪くなったり顔が青ざめてきたら、すぐに寝るようにする。

ベッドの場合

ベッドの右側、療養者の顔の真横に立つ（寝床の場合は立て膝をつく）。麻痺のあるときは、麻痺側に。

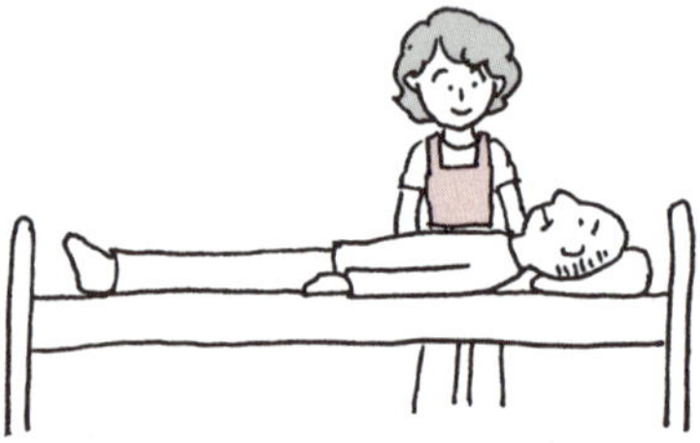

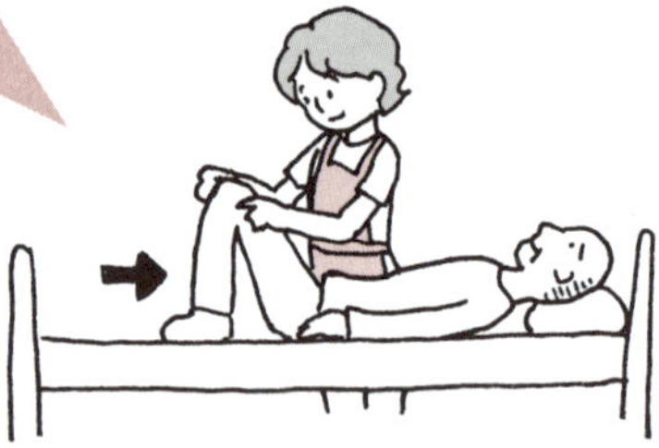

両膝をしっかり立てる（拘縮がない場合）。

介護者の左手を療養者の手前の腋の下から入れ、肩甲部を手のひらで支える。

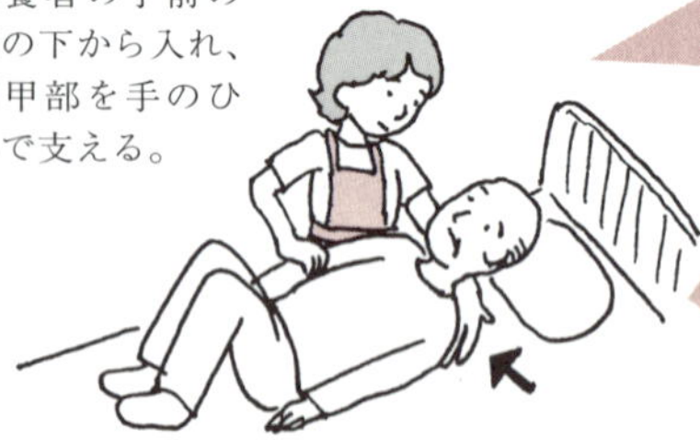

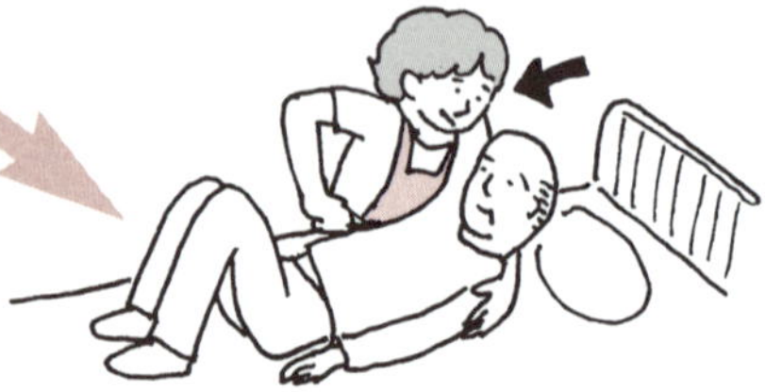

できれば、療養者の右腕を介護者の肩に掛けてもらう。

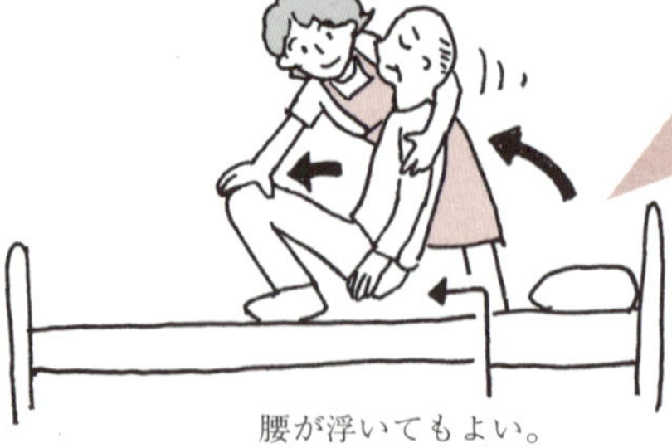

腰が浮いてもよい。

軽く目を閉じさせ、静かに起こす（急に起こすとめまいをおこすことがある）。この時、右手で療養者の右膝を前方に押すようにする。

ふとんの場合

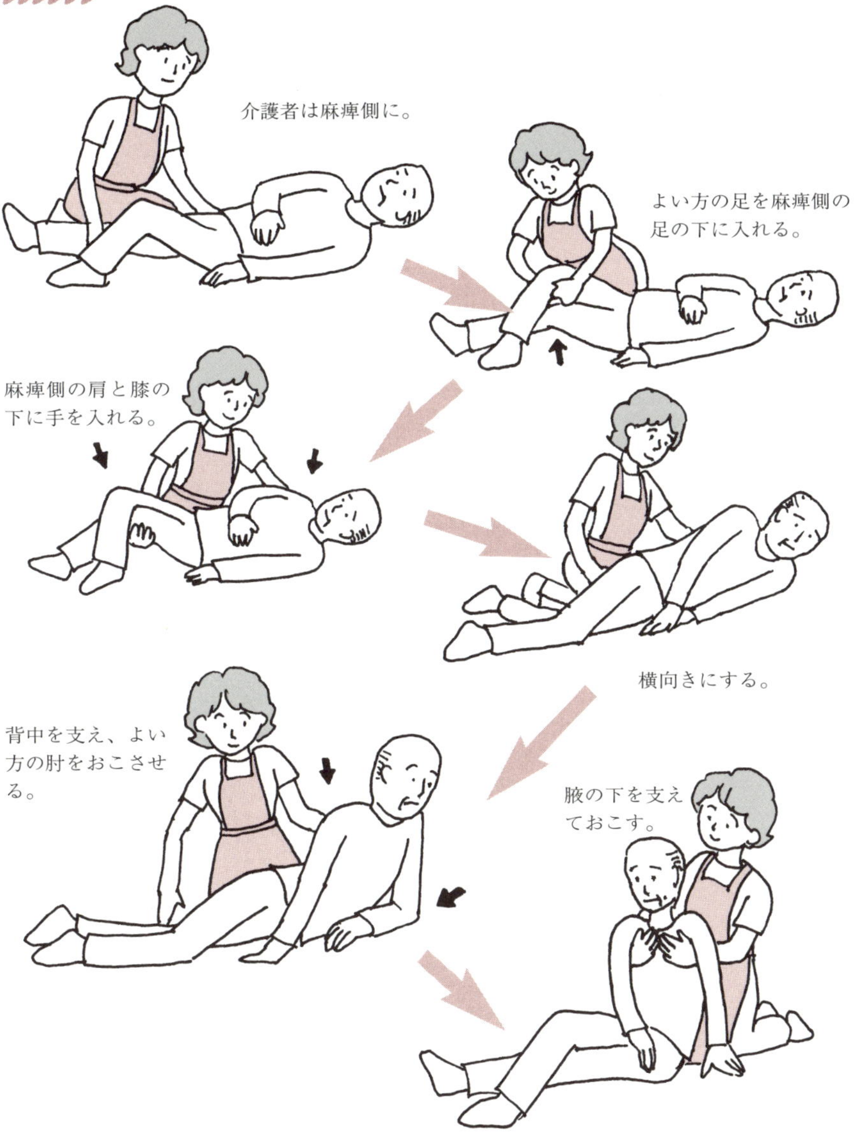
介護者は麻痺側に。
よい方の足を麻痺側の足の下に入れる。
麻痺側の肩と膝の下に手を入れる。
横向きにする。
背中を支え、よい方の肘をおこさせる。
腋の下を支えておこす。

9－4

側臥位の介助

○側臥位の介助では、以下の４点に気をつける。

1．健康状態の変化（顔貌、呼吸、脈拍、必要に応じ血圧など）

2．急激な動作の禁止

3．療養者・補助者との手順の共有

4．安心感の確保（手を添える、言葉を添える）

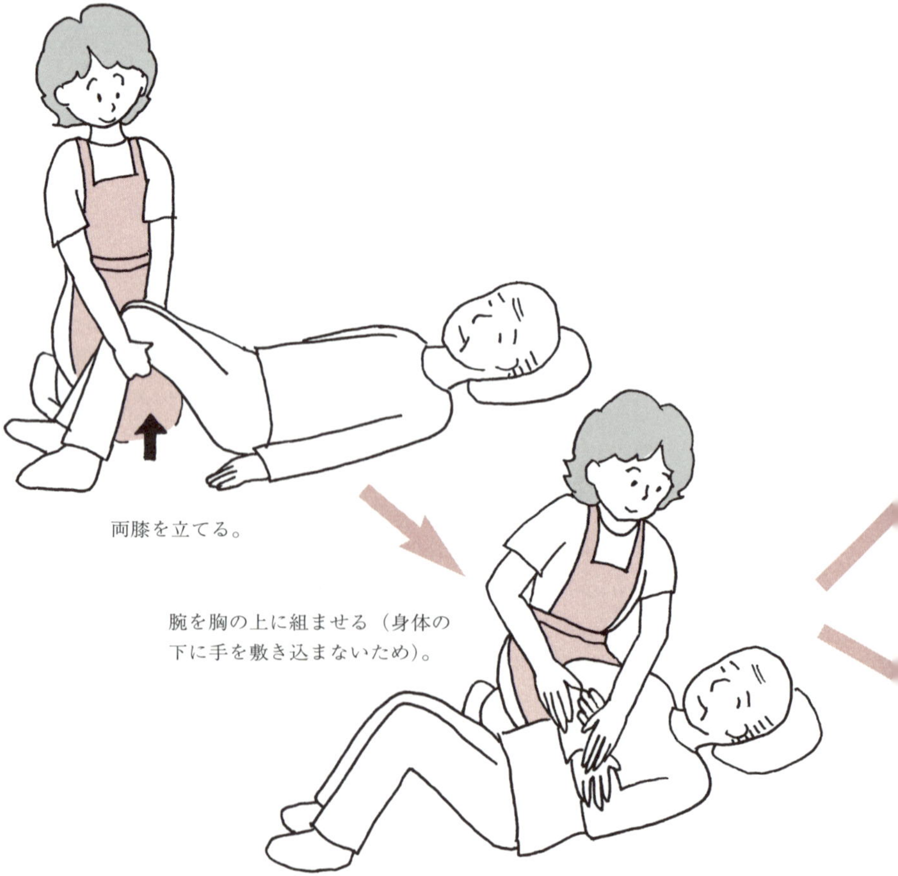

両膝を立てる。

腕を胸の上に組ませる（身体の下に手を敷き込まないため）。

手前に向きを変える

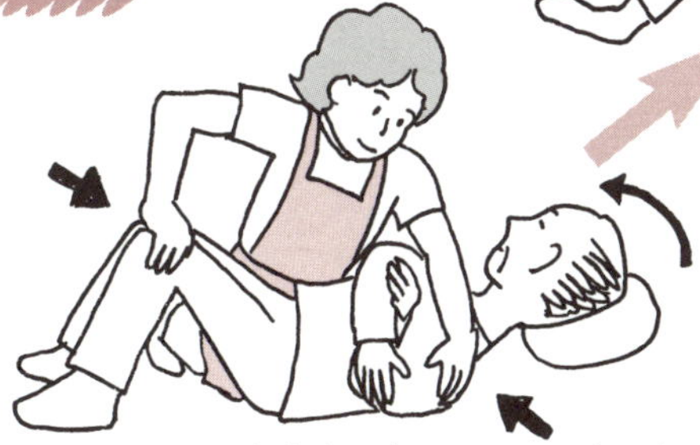

顔を先に向けてから、向こう側の肩と膝頭に手をかける。

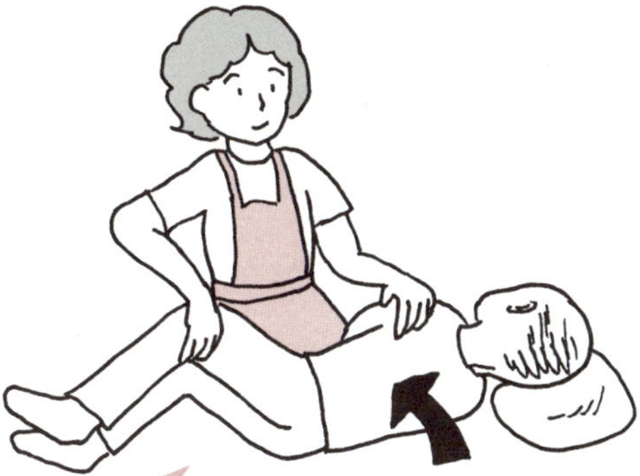

膝を手前に倒し、静かに手前に引く。

向こう側に変える

顔を先に向けて、膝を向こう側へ倒し、ついで肩を押し上げる。

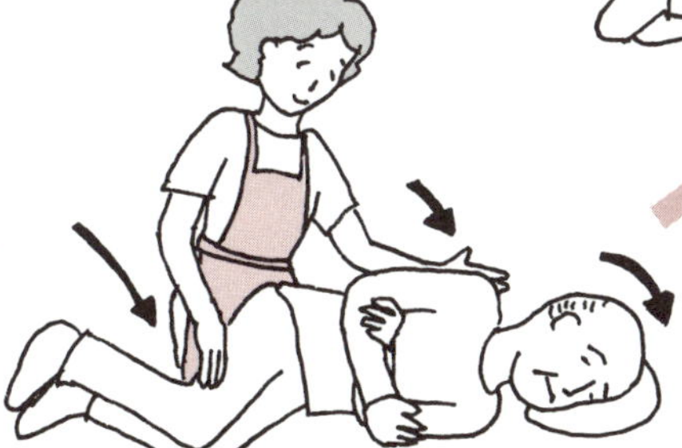

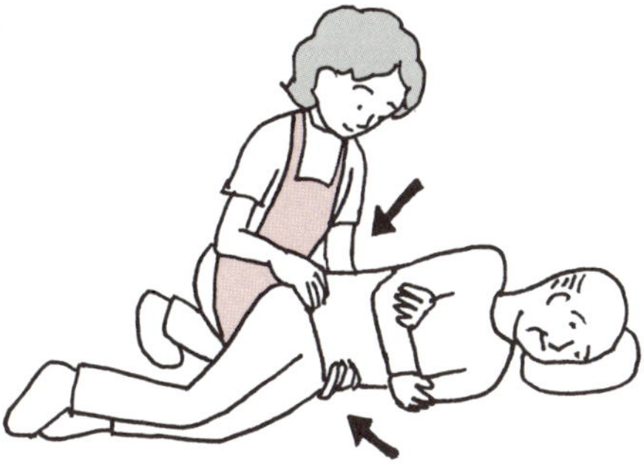

両手を療養者の腰にあて、右手を軽く押しながら左手を水平に引き、姿勢を安定させる。

位置を左右にずらす方法

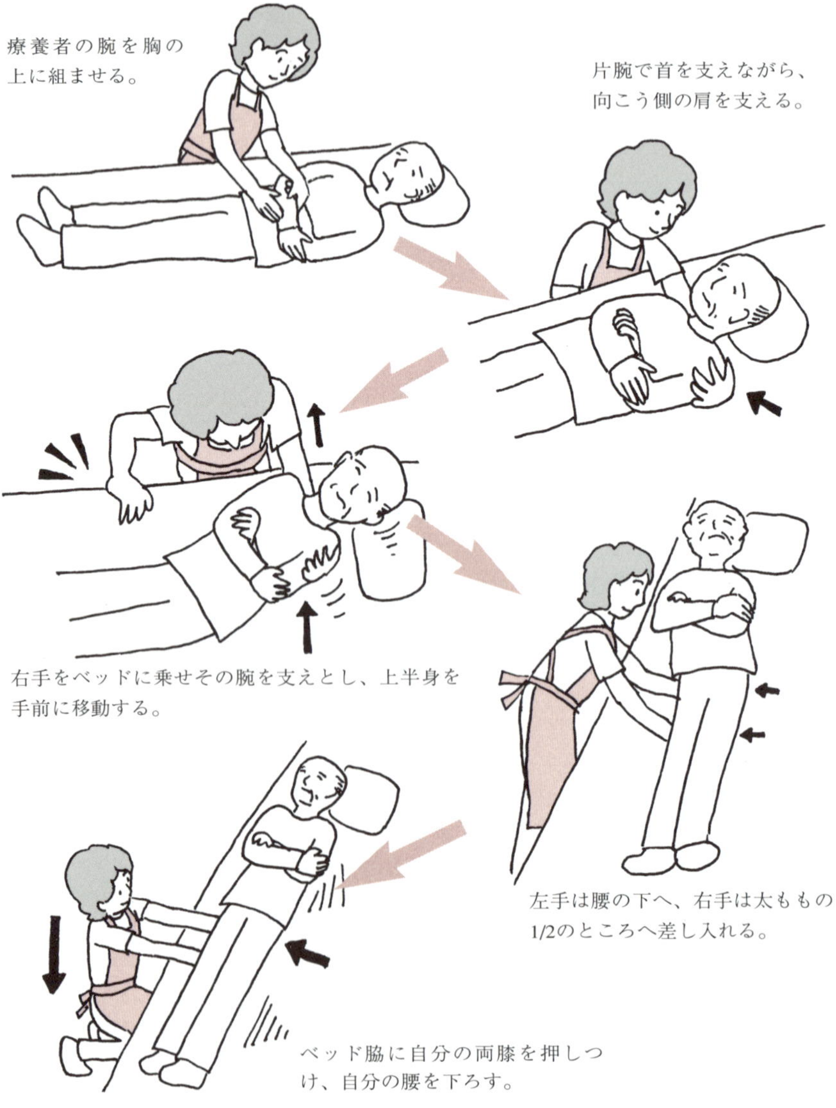

療養者の腕を胸の上に組ませる。

片腕で首を支えながら、向こう側の肩を支える。

右手をベッドに乗せその腕を支えとし、上半身を手前に移動する。

左手は腰の下へ、右手は太もも の1/2のところへ差し入れる。

ベッド脇に自分の両膝を押しつけ、自分の腰を下ろす。

車イスへの移乗

車イスをやや斜めにおき、よい方の手で車イスの肘あてを握る。

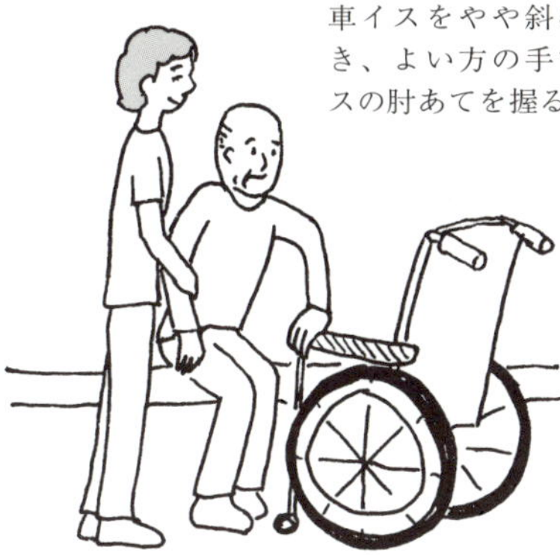

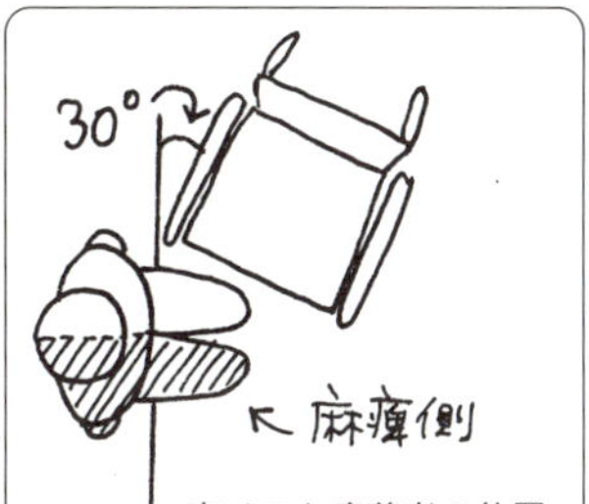

車イスと療養者の位置

状態を前屈みにして立ち上がる。

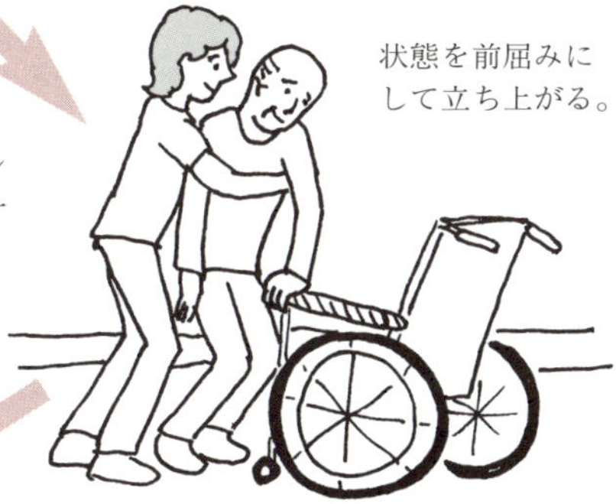

立ったまま、車イスのシートに腰を向けるまで十分にまわる。

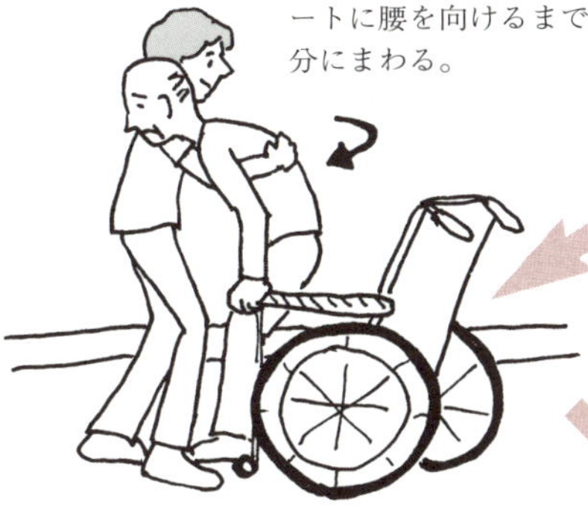

お辞儀をするように膝を曲げ、座る準備をする。

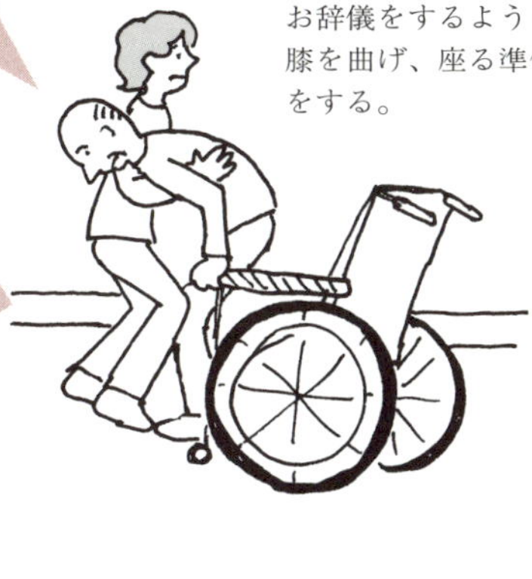

膝、腰を十分に曲げ、腰を下ろす。

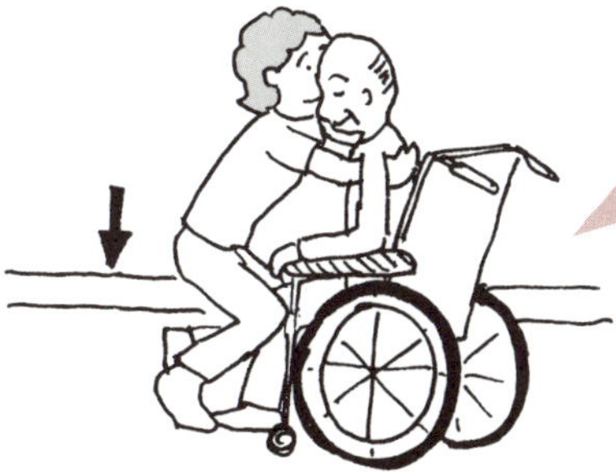

9－5

歯科診療所のバリアフリーで通所ケアを

高齢になったり、障害を持ったり、療養生活をおくるようになっても、歯科診療所に通院することは、生活の継続につながる重要なノーマライゼーションだ。通院自体が重要な身体的・精神的な機能訓練となる。しかしそれを拒むのは、病気や障害など療養者側の問題よりも、歯科医療施設などの構造上の障害もある。バリアフリーの視点で施設環境を見直し、通所ケアとして歯科診療所への通院を楽しくする工夫も、重要なケアなのだ。

バリアフリーとは？

○障害のある人が社会生活をしていく上で障壁（バリア）となるものを除去するという意味。もともとは昭和49年に国連障害者生活環境専門家会議が「バリアフリーデザイン」という報告書を出したことから、建物内の段差の解消など「物理的な障害の除去」という意味合いとして使用されるようになった。

○今日は、障害者の社会参加を困難にしている社会的、制度的、心理的なすべての障壁の除去という、より広い意味でも用いられている。（☞1-15）

ハートビル法

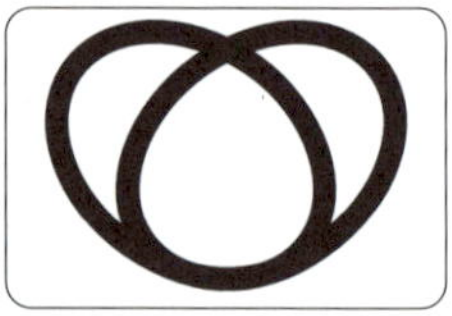

○不特定多数の者が利用する公共的性格を有する建築物を、高齢者、障害者などが円滑に利用できるようハートビル法（通称）が、平成6年に制定された。

○「ハートビルマーク（**右図**）」のあるデパート、ホテルなど特定建築物で、出入口・廊下・階段・トイレなどバリアフリーになっている。また各自治体ごとにきめ細やかな建築物のバリアフリーや福祉の街づくりを推進している。

歯科診療所の通所ケアへのアプローチ

○“自然”型……通常の歯科受診を推奨することが、通所ケアとなる。

○“意図”型……意図的に歯科診療所を通所ケアとしてプログラムする。
- ・楽しく通うような工夫を設ける（楽しめる場づくり）。
- ・歯科保健指導の中に口腔の機能訓練的な要素を盛り込む

○指定施設型…地域の一施設としての存在を誇示する。
- ・介護保険サービスの指定居宅サービス提供事業者として、歯科診療所で入浴サービスなども申請により指定を受ける事業者となりうる。（歯科診療に併せて受けて帰るような施設にする）

歯科診療所のバリアフリーのポイント

杖使用者の基準寸法（cm）

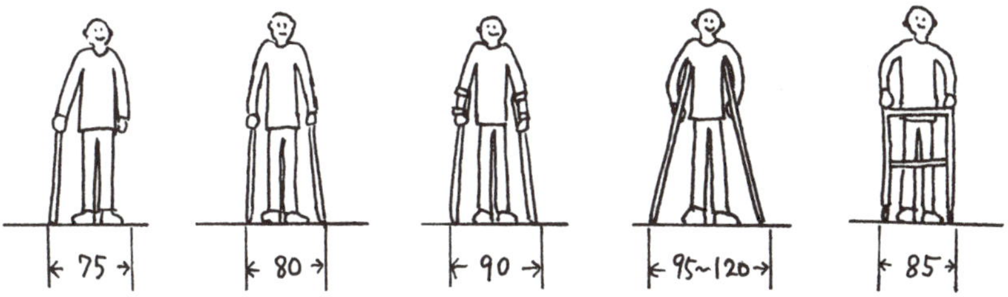

ステッキ型杖・T字型杖　前腕固定型杖　松葉杖　歩行器（車輪付）

車イス使用者の基準寸法

車イスの通行スペース

車イス１台が通行するために必要な道路幅は最低約90cmだが、横向きの人とすれ違うためには、120cm必要。

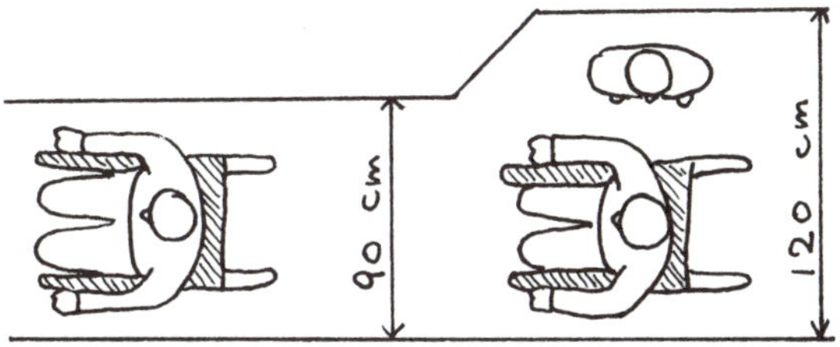

次ページにつづく

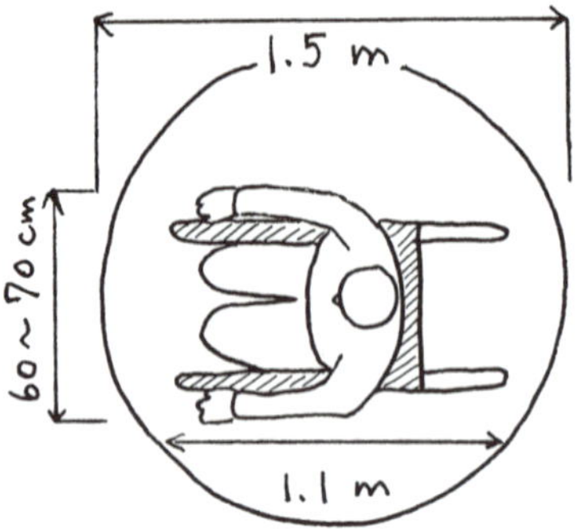

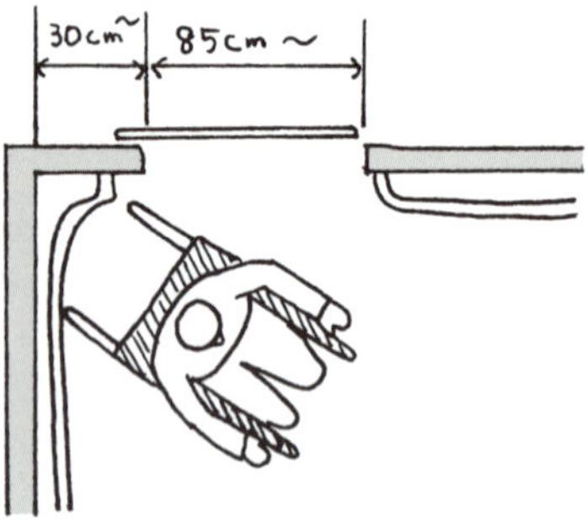

車椅子の回転スペース
車椅子を回転させるためには、最小寸法直径1.5m は必要。廊下の曲がり角で回転させるためには、廊下の幅の一方は 90cm でも、もう一方は 120cm 必要になる。

扉の開閉と寸法
車イスで出入口を通るには、引き戸・開き戸のどちらにしても、戸の把手側に最低 30 cm の引っ込みが必要。これがないと、把手に手が届かない。

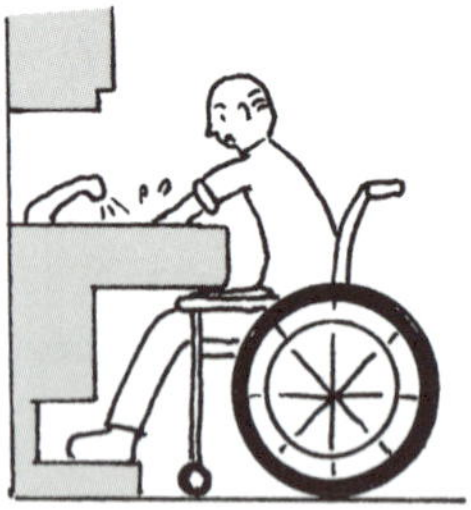

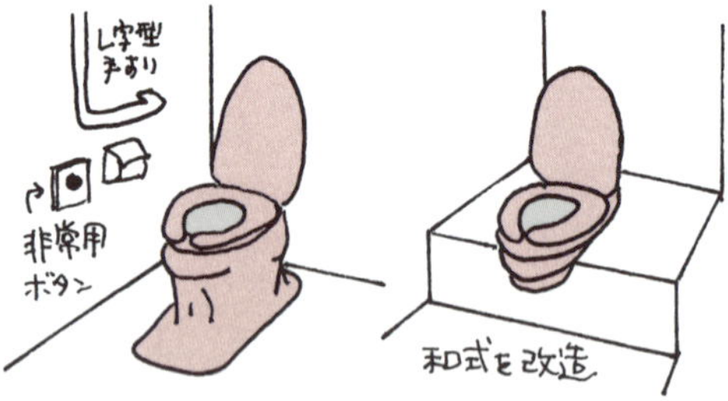

作業しやすい洗面所
ユニットの下部は、イスに座っての作業がしやすいように、2段階に分けて奥に引っ込め収納部を確保。

トイレ改造の工夫
和式便器も腰掛け式に改造できる。トイレ内での安全を考え、連絡用ブザーの設置や外から開場できるようにしたり、外開き・引き戸にするなど改造する。

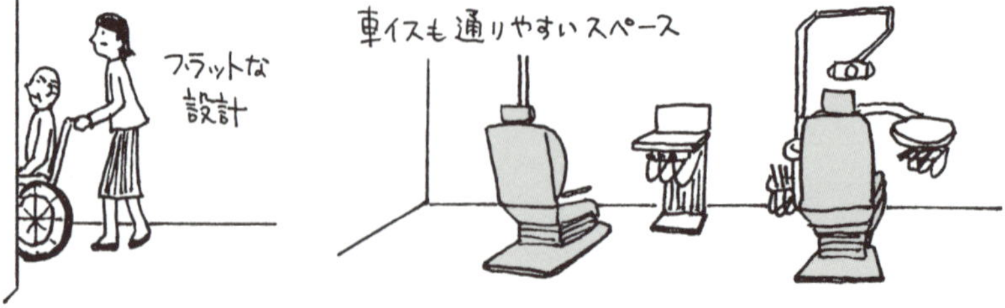

（関根博, 編. これからの医院建築. 日本プランニングセンター, 1995. より引用改変）

要介護高齢者や療養者の移動形態と施設利用上の問題点・配慮点

<table>
<tr><th>移動形態</th><th colspan="2">歩行障害</th><th colspan="2">車椅子使用</th></tr>
<tr><td>含まれる高齢者</td><td>日常生活に支障はないが、身体的低下の見られる高齢者。</td><td>つたい歩き、杖歩行、介助歩行の高齢者。</td><td>日常車椅子を使用し、自立または一部介助で生活する高齢者。</td><td>障害が重度で、日常生活全般に重度の介護を必要とする高齢者。</td></tr>
<tr><td>施設利用上の問題点</td><td colspan="2">・若年に比べ身体寸法が小さい。
・杖歩行の場合が多い。
・転びやすく、骨折しやすい。
・足腰が弱り、段差や階段が問題となる。
・上肢や指先の力が弱り、ドアノブの操作などが問題となる。
・バランス機能が低下し、よろけやすい。
・視力が低下し、物の識別がしにくい。
・聴力が低下し、聞き取りにくい。
・嗅覚や味覚が低下し、薬剤の過誤の場合も気づきにくい。
・体温調節機能が通常はよく保たれているが、寒冷暑熱温度に対する反応が低下する。
・排泄回数が多くなる。</td><td colspan="2">・車椅子に座ると手の届く範囲が狭くなり、視野も狭くなる。
・段差があると移動できない。
・車椅子の進行や回転には、広いスペースが必要。
・車椅子から便器や治療椅子への移乗には、手すりや補助設備が必要。
・若年の車椅子使用者と異なり、療養者の場合には移動や排泄に介助が必要なことが多い。
・体温調節機能や足の温度感覚が低下する場合が多い。</td></tr>
<tr><td>主な建築的配慮</td><td colspan="2">通路・診療室：敷居などの小さい段差も解消し、滑りにくく、つまずきにくい床材とする。必要な場合には、手すりを連続的に設ける。
洗面所：洗面化粧台とするか、または椅子に座って洗面できるようにする。
トイレ：洋式便器とし、手すりを設ける。
診療室と近接して設ける。</td><td colspan="2">通路・出入口：車椅子で楽に通行するために、通路を850mm・出入口を800mm以上とし、車椅子が回転するところにはそのためのスペースを設ける。
診療室：車椅子の移動・回転スペースを設け、車椅子に座ったままで診療を受けられるようにする。
トイレ：車椅子が回転できるスペースと、便器に移乗する際に使用する手すりを設ける。
受　付：カウンターを車椅子に対応した高さにする。
待合室：車椅子のままで待機できるスペースが必要。</td></tr>
</table>

高齢者のいろいろな精神障害
間違えないで老年期の痴呆症と鬱病

高齢者に発生する精神障害は、痴呆ばかりではない。急性のせん妄と慢性の痴呆疾患などの脳の器質的な障害によるもの、鬱病などの機能性の精神疾患もある。特に、痴呆が始まったと見られる高齢者の中に鬱病がまぎれていることが少なくない。高齢者が鬱病になると、痴呆症とよく似た症状（仮性痴呆）がでるので、口腔ケアでもその違いを知って、的確に対応しよう。

高齢者に発生する精神障害の分類

○高齢者に発生する精神障害は、大別すると、急性のせん妄や慢性の痴呆疾患など脳の器質的な障害によるものと、鬱病など機能性精神疾患に分けられる。

器質性精神障害	・せん妄	意識障害の一種。軽度の意識混濁に加え、錯覚、幻覚、それらに基づく妄想や興奮を伴う状態。老人では脳の器質疾患の際に発症するが、比較的急速に発症することが多い。
	・アルツハイマー性痴呆 ・脳血管性痴呆 ・初老期痴呆	☞7-2、21
機能性精神障害	・老年期幻覚妄想状態	初老期あるいは老年期に初発し、幻覚や妄想を主症状とする。精神分裂病と近縁の疾患。
	・老年期躁鬱病	気分の高揚した躁状態と、鬱状態を示す疾患をいう。不安、焦燥感から、自殺企図に至る傾向がある（**右表参照**）。
	・老年期神経症	心理的原因により生じる心身の機能障害。不安、焦燥、孤独感などをしきりに訴える抑鬱神経症と、心悸亢進、発汗、息苦しさなどの不安発作を伴う不安神経症がある。
	・老年期人格障害	喪失体験や環境変化などの影響で、老年期に際だってきた性格の偏り。精神障害や脳器質疾患の存在なしに生じる。周囲から嫌がられ共同生活のトラブルが多い自己中心的、猜疑的、非協調的、易怒的などの性格タイプと、単独行動が多く周囲の人に不気味な感じを与える内閉的、孤立的なタイプがある。

痴呆症と鬱病（仮性痴呆）の区別が大事

○高齢者は神経細胞の老化にさまざまの慢性的な身体症状も重なり、また社会や家庭における役割の喪失感が加わるなど、抑鬱状態を引き起こしやすい状況にある。

○高齢者が鬱病になると、痴呆症とよく似た症状（仮性痴呆）がでるので、その違いを知って的確に対応しよう。

	痴呆症	鬱病（仮性痴呆）
初期症状	ひどい物忘れなど、知能低下が目立つようになる。	物事に無関心になるなど、抑鬱状態がまず現れる。
表情	ニコニコ顔	険しく、眉間にしわ ボーッとしている
質問への返答	はぐらかしたり、間違えた言い訳をしたりしてとりつくる。	押し黙ることが多く、「わからなくなってしまった」などという。
食欲	食欲低下はないが、中には異常に食べる人がいる。	食べられない。
日内変動	夕から夜にかけて状態が悪化する傾向にある。	朝の気分が悪く、夕方に軽減する傾向がある。

（浴風会病院精神科　須貝祐一より一部改変）

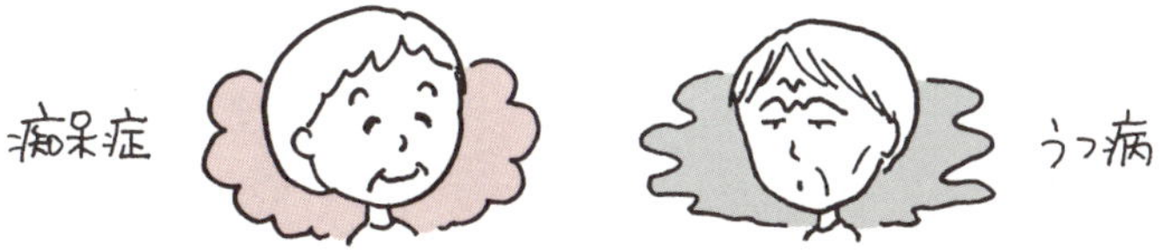

ポイント

！高齢者は、身体状況の低下によって一時的な意識障害をおこすので、区別しよう。

！高齢者ほど鬱病に伴う幻覚症状や妄想が出現しやすく、痴呆症と間違いやすい（☞付録6）。

！訪問口腔ケア実施の場合も、痴呆症では午前中に訪問するのがよく、鬱病の場合は午後に訪問して実施するのがよい。

9—7

痴呆や高齢の療養者とのコミュニケーション

在宅療養者の多くは高齢者であり、身体的・精神的な機能が衰え、また痴呆傾向にある者も少なくない。しかし長い歴史を生きてきた人生の大先輩でもある。そのような高齢者の特性をふまえたコミュニケーションを心がけ、口腔ケアという身体的接触を通じながら、より信頼関係を深めていこう。

痴呆患者との適切な会話例

○患者の異常な言動には、驚いて大騒ぎしたり叱ったりしてはいけない。患者がかえって悪意や攻撃と受けとりやすい。本人の身になって考えて、いたわりや励ましの心を忘れないようにする。

「歯医者になんか行きたくない」

× 「行かないと、歯が痛くなるよ」
○ 「行って帰りに美味しいものを食べてきましょうよ」

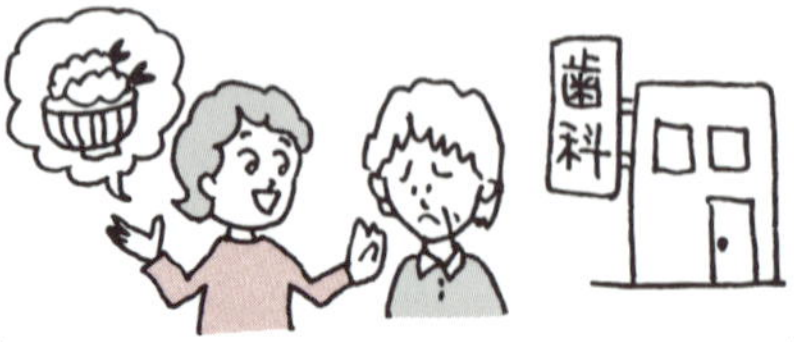

「私の入れ歯、とったでしょう」

× 「誰がとるもんですか」
○ 「困ったわね。一緒に探してみましょうね」

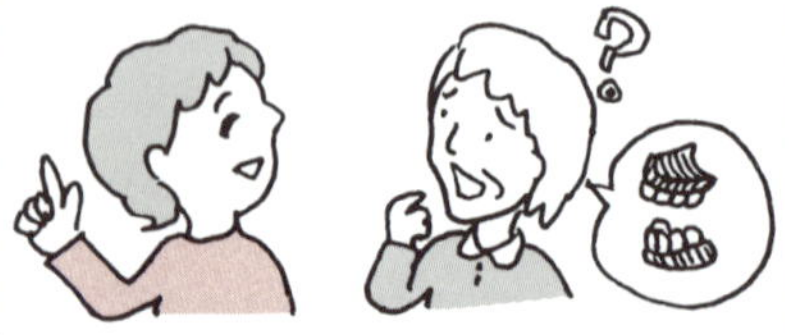

「まだご飯食べていないよ」

× 「さっき食べたでしょ！」
○ 「もうすぐできるから、お茶でも飲んで待っていましょうね」

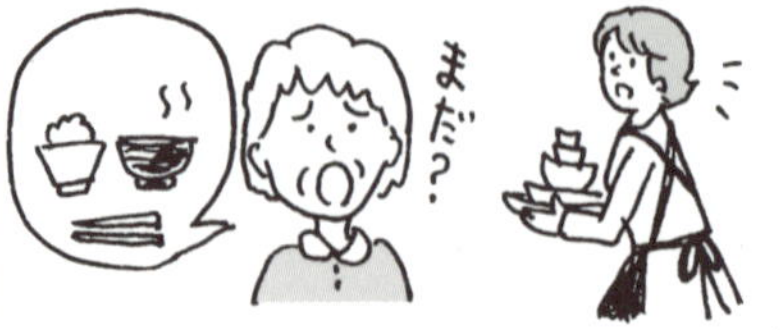

「歯がないから歯磨きしないよ」

× 「歯、あるじゃないの」
○ 「じゃあ、気持ちのいいお口のマッサージをして、おいしいものを食べましょうね」

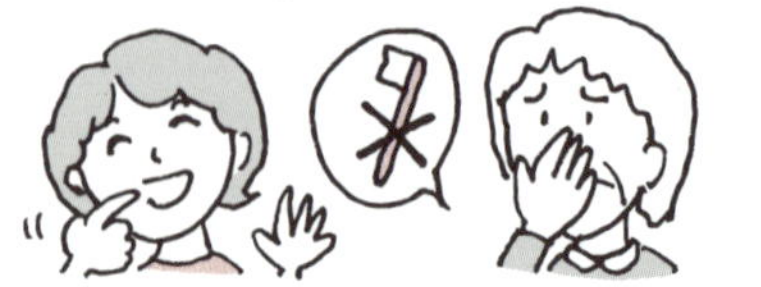

コミュニケーションを図るために

7つのYES!
2つのNO!

○高齢療養者とのコミュニケーションは、決して難しいことではない。自らの心にゆとりを持ち、温かく接する気持ちを常に持つようにしよう。

手を握るなど
スキンシップをはかる。

YES!

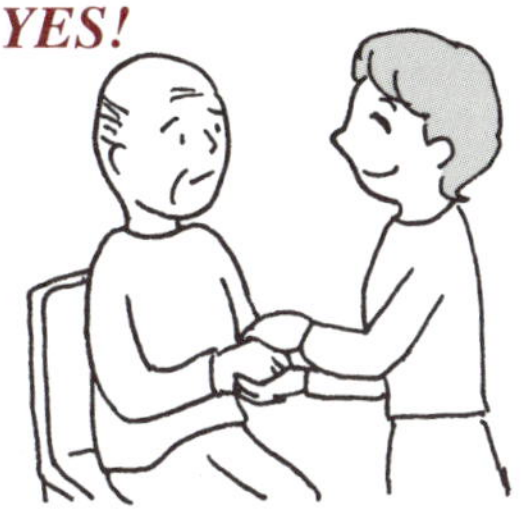

否定語はなるべくさけ、
肯定的に表現しよう。

NO!

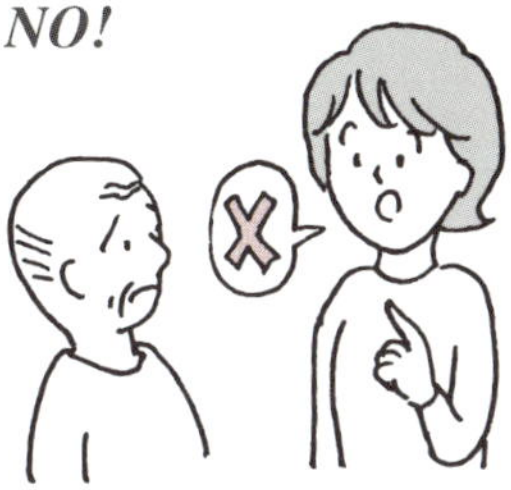

聞こえているかどうかは
たえず確認。

YES!

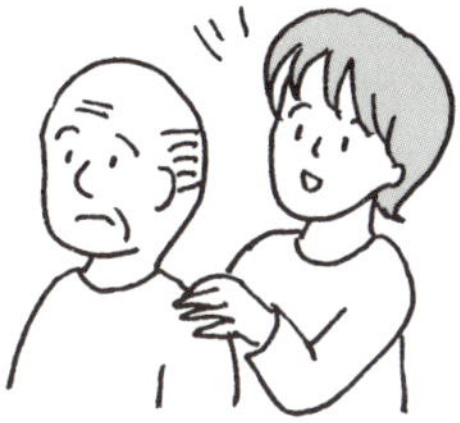

落ち着いた声で返事がくるの
をゆっくり待つ。

YES!

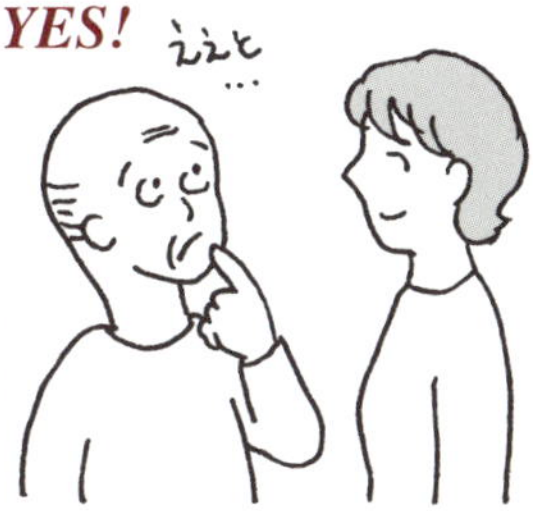

つとめて楽しげに
穏やかに接する。

YES!

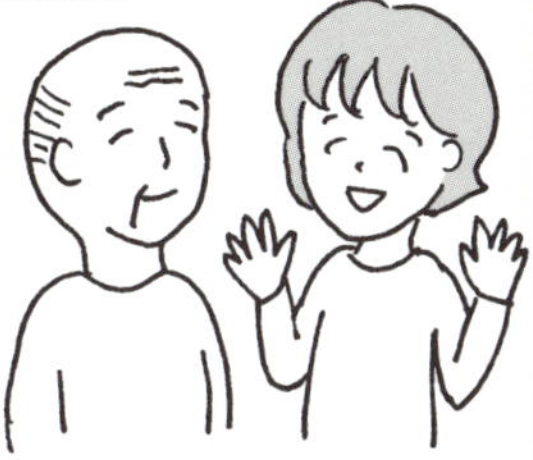

親身になって
情を通わせる。

YES!

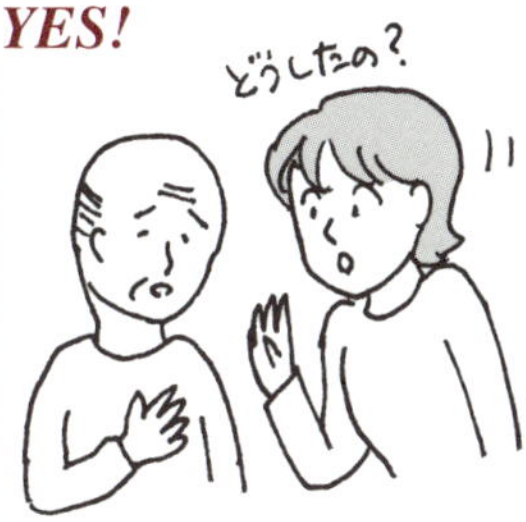

言葉でわからない時は
動作で示す。

YES!

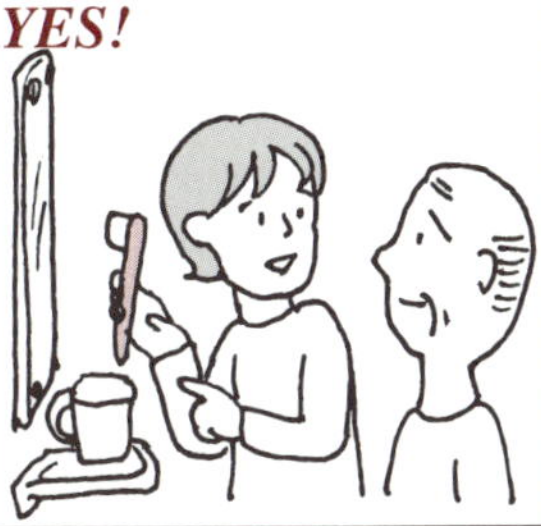

言葉は１つの
行動ごとに用いる、

YES!

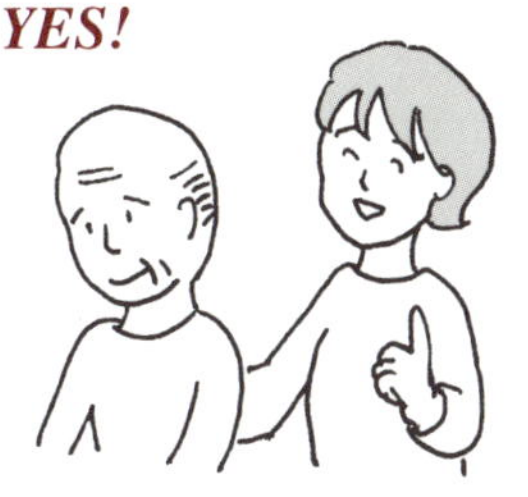

患者の言動を思いこみで
理由づけしない。

NO!

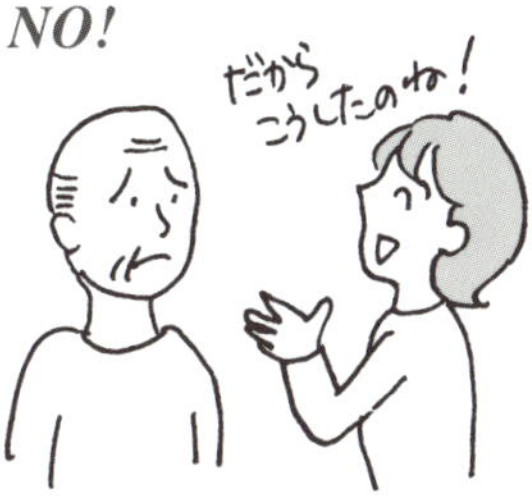

高齢者・障害者への虐待サインは早めに気づこう

介護力の低下しがちな家庭内では、多くのストレスがたまりやすい。それが弱者である高齢者・障害者に対しての虐待になってあらわれることもある。多少ともその疑いがあれば、問題が深刻な事態に発展しないよう、予防的な対応や進行防止策を講じることが療養者の人権上、大切である。

虐待とは何か

○虐待とは「親族など主として高齢者と何らかの人間関係のある者によって高齢者に加えられた行為で、高齢者心身に深い傷を負わせ、高齢者の基本的人権を侵害し、時に犯罪上の行為」をいう。

○虐待が疑われるような事例は、ほとんどは**訪問事業**によって**発見**されている（来所や電話による相談は少ない）。

虐待を取り巻く環境

○身体的虐待は夫や息子による介護に多く、世話の放棄・拒否や精神的いじめは息子や息子の妻で起こりやすい。

○要介護者にさまざまな問題行動があったり、介護が大変であったり、介護者に健康障害や性格上・精神上の問題がある場合、虐待が起こりやすい。

＊特に「介護する側」と「介護される側」の人間関係が重要である。要介護療養者に感謝のようすが薄かったり、反抗的・挑発的な場合、逆に無気力・依存的な場合が、虐待につながりやすい。☞1-10

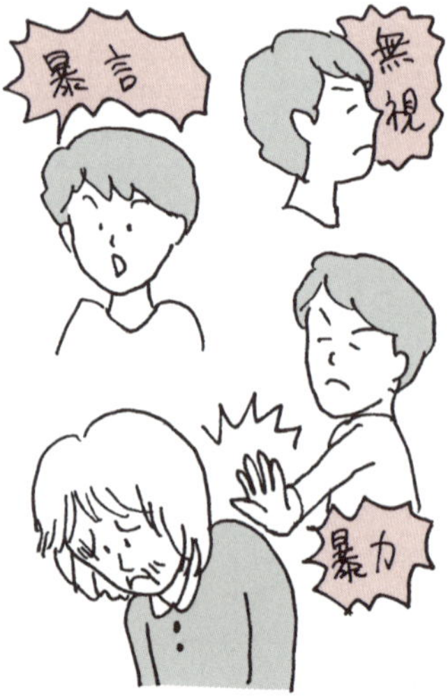

虐待の種類とその徴候

虐待の種類	兆候例
①身体的虐待	・説明のつかない（つじつまの合わない）傷・あざ・火傷、ミミズ腫れ、骨折の跡などがある。 ・たやすくおびえ、恐ろしがる。 ・保健医療関係者との会話や援助をためらう。話の内容がしばしば変化する。
②介護や世話の放棄・拒否・怠慢	・部屋や衣類が極端に非衛生的である。 ・適度な食事をしていない。 ・疾患症状が明白でも、医師の診断を受けていない。
③心理的虐待	・悪習慣（指しゃぶり、かみつき、ゆすりなど）、神経症的反応（ヒステリー、強迫観念、恐怖症など）など。 ・無力感、あきらめ、投げやりな態度が認められる。 ・食欲の変化、摂食障害（過食、拒食）がある。
④経済的虐待	・経済的に困っていないのに、お金がないと訴える。 ・知らない間に預貯金が引き出されたと訴える。
⑤性的虐待	――――――――
※介護者・家族に見られる徴候	・高齢者への冷淡な態度や無関心さ。 ・高齢者の世話や介護への拒否的な発言、過度に乱暴な口調。 ・経済的余裕に反して、お金をかけようとしない。 ・保健福祉の専門職にあうことを嫌がる。

＊このような兆候が複数あるようならば、各虐待を疑ってみる。
＊世話の放棄や拒否、身体的・精神的暴力が多い。

参考文献

1. （財）長寿社会開発センター編. 高齢者の安全確保に関する調査研究事業報告書 －高齢者虐待の実態に関する調査研究－. 東京:（財）長寿社会開発センター, 1997.

2. 高齢者処遇研究会編. 高齢者虐待防止マニュアル. 東京:（財）長寿社会開発センター, 1997.

ポイント

！虐待を疑ったら、すぐケアマネージャー、行政職員、介護支援センターなどに連絡・相談しよう。

☎日本高齢者虐待防止センター　Tel: 0424-62-1585 （毎週月曜日13～16時）

難病
その種類と対策

在宅療養者の中には、脳血管疾患などの加齢に関わる疾患ばかりでなく、「難病」の患者も少なくない。難病は比較的徐々に機能低下や症状が現れ、医療に依存する傾向が強い。療養者本人も家族も長期間の疾病進行に伴い、精神的・経済的に種々のストレスにさらされる。本人と家族を支えるためには、難病のケアに対する正しい認識を持ち、療養生活にあわせた保健と医療と福祉の総合的な援助が必要になる。

難病とは

○難病・奇病として昔から自然発生的にある言葉であり、医学上の用語として定義されているわけではない。どういう疾患を難病とするかは個人の主観や時代によりさまざまであった。

○厚生省は昭和47年以降「難病対策要綱」で「難病」として行政施策の対象にする疾患範囲を**右表**のように整理し、44疾患が医療費の公費負担され（**右ページ**）、118疾患が調査研究対象疾患となっている。これらを「特定疾患」と呼ぶ。

◎難病の対象範囲◎

①原因が不明で、的確な治療法がなく、かつ後遺症を残すおそれが少なくない疾患。
②経過が慢性的で、そのため患者家族の精神的、経済的負担が極めて大きい疾患。

日本で初めて「難病」という言葉が取り上げられたきっかけは、**昭和33年**から注目されたスモン病である。昭和42年以後、その大発生で社会的・医学的に対応が迫られた厚生省が、治療と研究に取り組む大型研究班を組織し、患者救済に効果を上げたことにある。**昭和47年特定疾患対策室**を設け、**「難病対策要綱」**を制定した。

医療費の公費負担のある難病（特定疾患医療給付対象疾患）

1．ベーチェット病
2．多発性硬化症
3．重症筋無力症
4．全身性エリテマトーデス
5．スモン
6．再生不良性貧血
7．サルコイドーシス
8．筋萎縮性側索硬化症
9．強皮症、皮膚筋炎および多発性筋炎
10．特発性血小板減少性紫斑病
11．結節性動脈周囲炎
12．潰瘍性大腸炎
13．大動脈炎症候群
14．ビュルガー病
15．天疱瘡
16．脊髄小脳変性症
17．クローン病
18．劇症肝炎
19．悪性関節リウマチ
20．パーキンソン病
（生活機能症度Ⅱ度またはⅢ度）
21．アミロイドーシス
22．脊柱靱帯骨化症
（著しい運動機能障害を伴うもの）
23．ハンチントン舞踏病
24．ウィリス動脈輪閉塞症
25．ウェゲナー肉芽腫症
26．特発性拡張型（うっ血型）心筋症
27．シャイ・ドレーガー症候群
28．表皮水疱症
（接合部型および栄養障害型）
29．膿疱性乾癬
30．広範脊柱管狭窄症
（生活機能症度Ⅱ度またはⅢ度）
31．原発性胆汁性肝硬変
32．重症急性膵炎
33．特発性大腿骨頭壊死症
34．混合性結合組織病
35．原発性免疫不全症候群
36．特発性間質性肺炎
（重症度Ⅲ度またはⅣ度）
37．網膜色素変性症
（重症度Ⅱ度、Ⅲ度またはⅣ度）
38．クロイツフェルト・ヤコブ病
39．原発性肺高血圧症
40．神経線維腫症（Ⅰ型・Ⅱ型）
（Ⅰ型についてはStage 4または5）
41．亜急性硬化症全脳炎
42．バッド・キアリ症候群
43．特発性慢性肺血栓塞栓症（肺高血圧型）
44．ファブリー病

*下線部は介護保険の「特定疾病」を示す。

要介護になりやすい３つの神経系難病

○パーキンソン病（☞7-17）

○脊髄小脳変性症（☞7-19）

○筋萎縮性側索硬化症（☞7-20）

※これらは40歳以上から介護保険の給付対象となる、加齢に起因した「特定疾病」（15疾病　☞9-17）に該当する（上表の下線部が該当）。

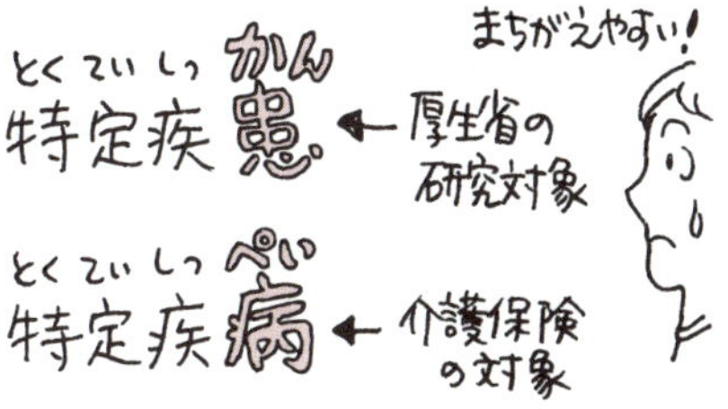

再考編
対応編
奥技編
周辺編
付録

難病対策の５本柱

○難病対策としては、以下のような５つの柱がある。特に在宅療養者にとっては、医療費の公費負担と難病患者等居宅生活支援事業が、直接的な支援サービスとして利用できよう。

①調査研究の推進

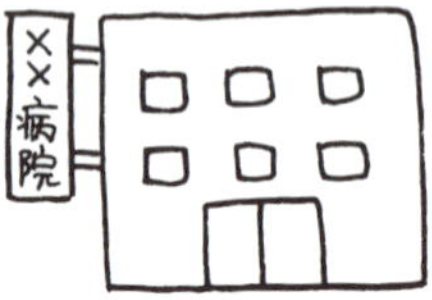

②医療施設などの整備

③医療費の自己負担の軽減

④地域における保健医療福祉の充実・連携
（難病の地域保健医療の推進）

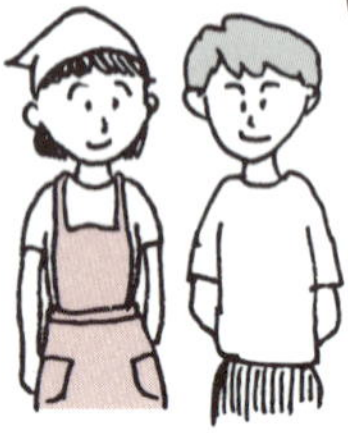

⑤ QOL の向上を目指した福祉施策の推進
・難病患者等居宅生活支援事業
・難病患者などのホームヘルプサービス事業・短期入所事業・日常生活用具給付事業　など

疾患による多様な症状

麻痺運動障害（脳、脊椎、筋肉が侵され運動機能障害） / **感覚障害**（脊髄障害や末梢神経障害などにより生じる。圧迫が気づかず褥瘡もできやすい） / **小脳機能障害、平衡機能障害** / **排尿障害** / **感染症**（肺炎と膀胱炎） / **嚥下障害、呼吸機能障害** / **腎機能障害** / **知能低下、痴呆** / **不安抑鬱状態**

※医療機器（気管カニューレ、経鼻チューブ、胃瘻チューブ、尿道・膀胱カテーテルなど）が使用されることが多い（☞9-13）。

難病患者援助者に求められる3つのポイント

○病気が長期化・慢性化してくるので、精神的・経済的な支援が重要になる（☞1-9）。

○援助にあたっては、病気や死にゆくことについての話題を避けず、心を傾けて聞き、内容から気持ちを受けとめることが重要となる。

○心理的援助のために、難病患者との情緒交流がとれるコミュニケーションの学びが必要。

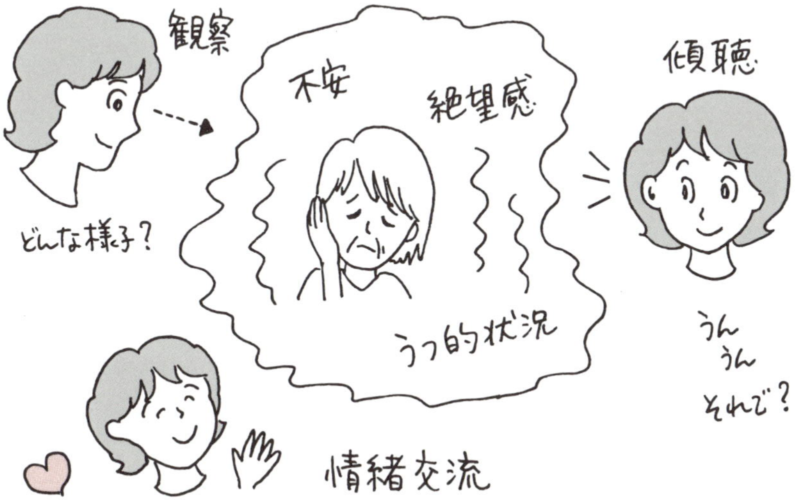

ポイント

！慢性進行性の病気によって、療養者が鬱的傾向になりやすい。

！在宅における摂食・嚥下障害者の、口からの食を確保するための連携が、QOLの課題となる。

誤嚥性肺炎の原因とその予防対策

高齢者や療養者に多い死因（直接死因）に肺炎がある。肺炎でも食物や唾液が誤って気管に入る「誤嚥」によって生じる肺炎を「誤嚥性肺炎」と呼ぶ。誤嚥は呼吸と嚥下との交差点となる中咽頭腔の場で、嚥下障害のみならずあわてて食事をしたりなどを含む、種々の状況を背景にして生じる。ただし、誤嚥があっても必ずしも肺炎を発症せず、誤嚥物と全身的抵抗力の力関係がその発症の決め手になることを知っておこう。全身抵抗力の弱い療養者では、口腔ケア時の体位保持や摂食の環境、介助の方法が、誤嚥防止にも重要である。

誤嚥性肺炎を発症しやすい５つの条件

1．**誤嚥量**…………………重症の嚥下障害者ほど、誤嚥量が多くなり危険。
2．**誤嚥物の進達性**……咳嗽反射の欠如している療養者の不顕性誤嚥には注意。
3．**誤嚥物の内容**………胃や食道の逆流した内容物、特に胃液など酸化物は危険。
4．**口腔内細菌の繁殖**…不潔な口腔や咽頭に形成された細菌叢は危険。
5．**全身的抵抗力**………低栄養状態や免疫力低下した療養者は危険。

誤嚥性肺炎の兆候

○肺炎の３兆候、すなわち熱、咳、痰（膿性痰）のみでなく、元気がなくなるなどがある。

◎誤嚥・誤飲・窒息の違い◎

誤嚥……食べ物や唾液などが誤って気道に入ること。
誤飲……異物を誤って飲み込むこと。
窒息……鼻や喉、気道に異物がつまり、酸素摂取が妨げられること。

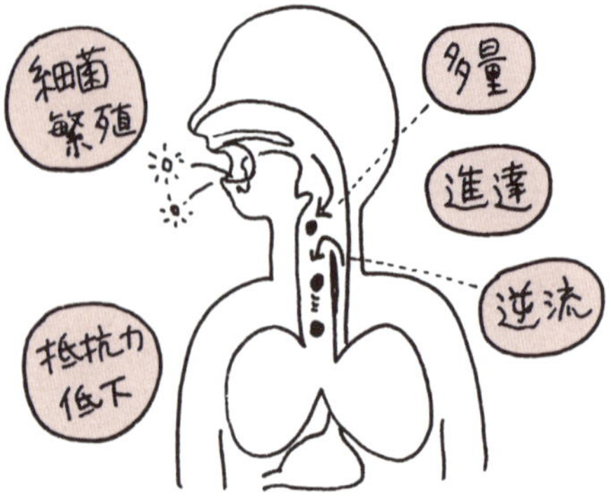

誤嚥性肺炎の予防対策の４つのポイント

①誤嚥をなくす・減らす

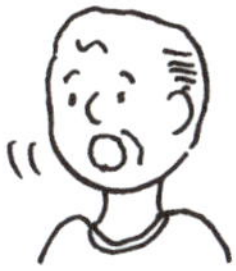

・摂食姿勢、食物形態、食事介助、口腔機能訓練（健口体操、嚥下体操など）。
・危ないときは食べさせない（意識低下時、誤嚥兆候時）。

②細菌の誤嚥・胃液の誤嚥を減らす

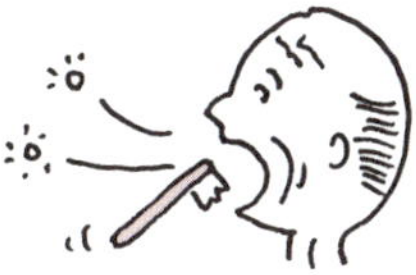

・口腔内細菌のコントロール（口腔ケア）。
・食後の対応（胃食道逆流を防ぐため、食後すぐ寝ない…30分は身体を起こす）。

③肺炎の発症予防

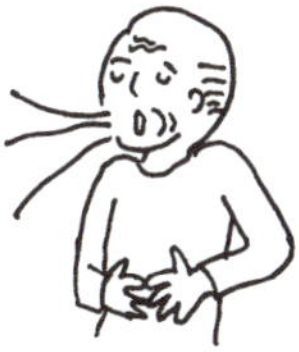

・体力を付ける……栄養（必要なら経管栄養で）、適度な運動（座らせる＝端座位、移乗）、咳の練習（息を吸わずに吐けるように、腹部に手を当て意識化促す）、歌などで声を出す。

④肺炎の早期発見と治療連携

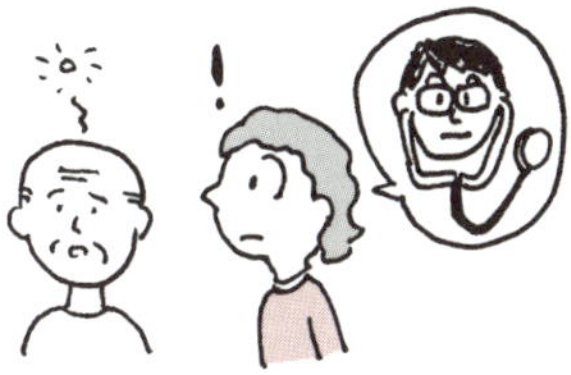

・家族や介護者の観察……老人は肺炎の３兆候が出ないことが多い＝意識障害となりやすい（意識がぼーっとしている）。
・医師への連絡確認。

ポイント

！口腔ケア時の誤嚥防止も重要。
　・体位保持、心理環境面（口腔ケアに集中できる環境など）
　・具体的には、この本の各口腔ケア場面でそれぞれ記述のとおり！
！嚥下障害患者には健口体操に嚥下体操（藤島）を組み合わせると効果的。
！高齢者や摂食・嚥下機能低下者は、食事内容により食事中に窒息もおこしやすいので注意（☞9-12）。

9―11

呼吸不全や呼吸障害の療養者への対応

呼吸の不全や障害のある在宅療養者では、気管カニューレを入れていたり、吸引が欠かせなかったりといった場合も多い。消化器としての口腔のみならず、呼吸器の一部でもある口腔へのケアを担う者として、このような療養者の呼吸の状況を見る目や吸引など呼吸障害への対応は、ある程度知っておこう。

○呼吸障害の原因を大別すると、**上気道の通過障害**、**胸郭呼吸運動の障害**、**呼吸中枢の障害**などが考えられる。

呼吸障害の症状～低酸素血症と高炭酸ガス血症～

血液ガス／症状所見	酸素が少ない状態	炭酸ガスがたまった状態
比較的共通した症状、所見	呼吸困難 不眠 頭痛 意識障害（記憶力・見当識低下） 頻脈	呼吸困難 不眠 頭痛 意識障害（傾眠、昏睡） 頻脈
異なる症状、症例	・チアノーゼ ・胃腸障害 ・低血圧 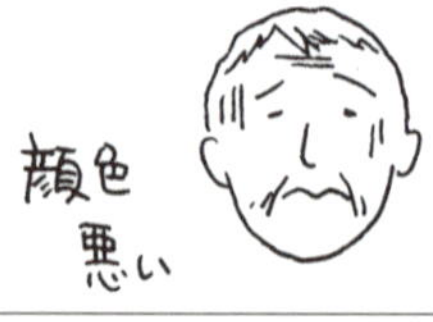	・皮膚とくに頬の潮紅・手の振戦、羽ばたき振戦・視神経乳頭浮腫・発汗・血圧上昇（末梢血管が開くため） 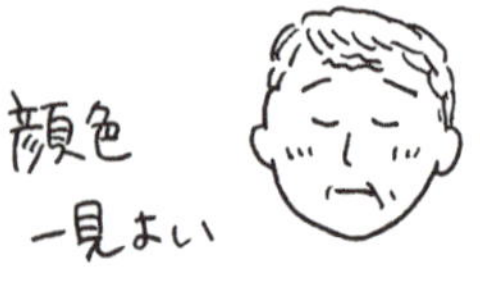

※苦しそうな呼吸でなくて皮膚の色もよく、ただウトウト眠っているように見えるが、実は高炭酸ガス血症になり、危険な状態となっていることもある。

（**参考文献**：谷本晋一. 呼吸不全のリハビリテーション. 南山堂, 1996.）

呼吸訓練・呼吸介助法

○呼吸障害軽減のための機能訓練的かかわりとして捉えよう。

○神経難病など、呼吸障害を伴う傾向のある療養者の口腔ケア中には、呼吸訓練や呼吸介助を組み合わせたケアを計画しよう。

◎呼吸介助法の基本的な手順◎

①頸部の緊張を和らげる。

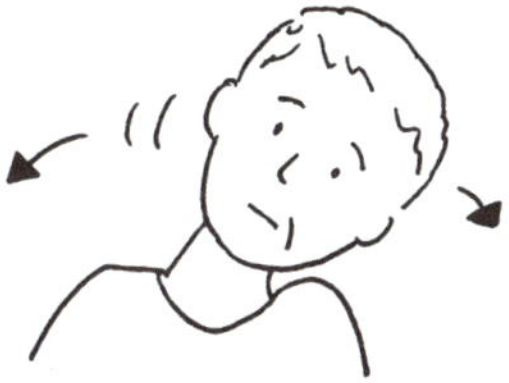

②胸部およびその周囲の運動を促進し、緊張を和らげ、可動性を保つ。

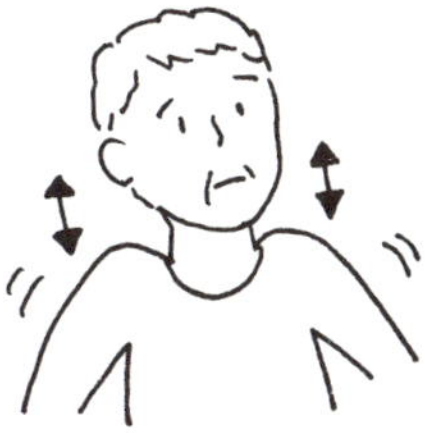

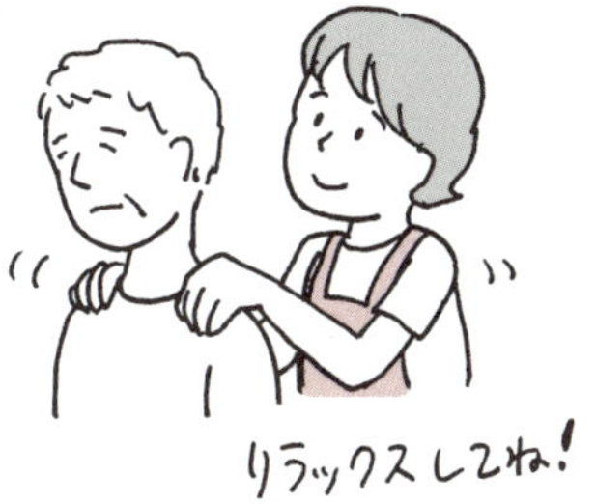
リラックスしてね!

③呼吸の動きを介助し、換気を促進する。

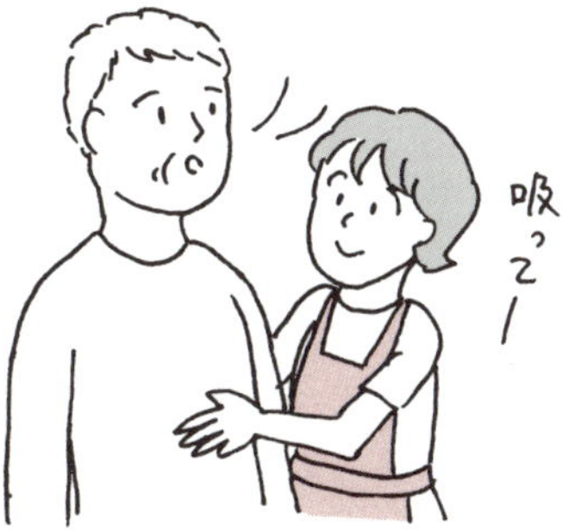
吸って!

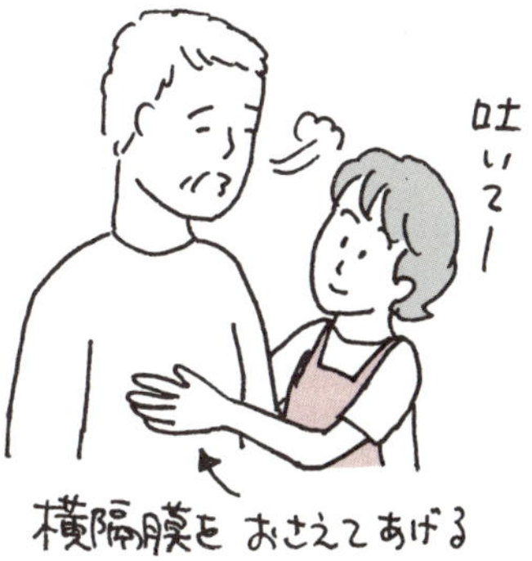
吐いて!
横隔膜をおさえてあげる

排痰法

○呼吸機能低下者では痰の排泄機能も低下しやすい。あわせて嚥下機能も低下しやすいため、口腔内雑菌の誤嚥（不顕性誤嚥を含む）によっても痰が増える。誤嚥を防ぐ食事や水分の与え方と、痰を増さないためにも口腔ケアの徹底が重要になる。

◎痰を出させる介助法の手順◎

①痰を柔らかく切れやすくする（水分補給、吸入＝ネブライザー、空気の加湿、去痰剤）。
②換気を促進し、呼吸を介助する。
③痰が出やすい姿勢をとらせる（痰のある位置を上にして）。
④スクィージング※で痰を出しやすくする（タッピングやバイブレーションよりも安全で効果的）。
⑤のどを広げて、痰を出しやすくする。
⑥咳やくしゃみを誘発して、痰を出させる。

気管支の走向を知り、肺のどの領野に痰があるかで体位を工夫する。

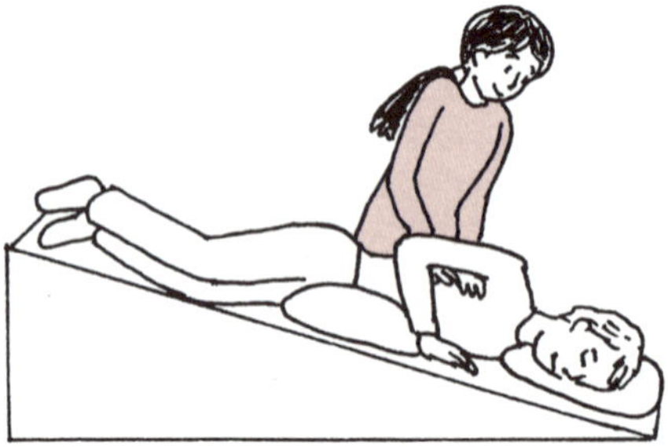

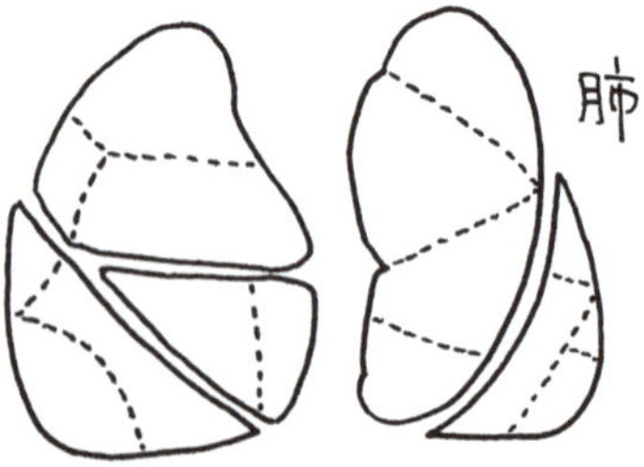

痰の位置により、いろいろな体位をとる（痰の位置は聴診して確認する）。

※スクィージングは、痰のある胸廓を小刻みに圧迫し、呼気流速を速め、痰の移動を促進する方法。

吸引 （右ページ参照）

○口・鼻・のどに、痰・鼻汁・唾液・食物などがたまり、呼吸を妨げている場合、吸引が必要である。また気管切開を受けている療養者では、気管カニューレを通しての吸引が必要となる。

○鼻からの吸引は、口からよりも苦痛や出血を伴いやすい。

吸引器を用いた介助法の手順

①清潔な水を用意する。
②手を洗う。
③吸引器のコネクターに吸引チューブを繋ぎ、電源を入れる。
④鼻口用と気管用のチューブがあるので、選択する。
⑤吸引器の吸引圧を確認調節する（鼻・口からの吸引で20mmHg）。
⑥消毒液につけてあったチューブは、まず１回水を吸引してすすぐ。
⑦吸引チューブを入れる長さを目測する（咽頭までの長さは成人で約10cm）。
⑧コネクターとの接続部を折り曲げ、吸引圧がかからないようにしておきながら、鼻か口に挿入する。
⑨痰のあるところにチューブ先端が届いたら、接続部の曲げを解除し吸引し、ゆっくりとチューブを回しながら引き上げる。
⑩水か消毒液を吸引してチューブの中の痰を洗い流す。
⑪チューブをはずして、消毒液の入ったビンにもどす。

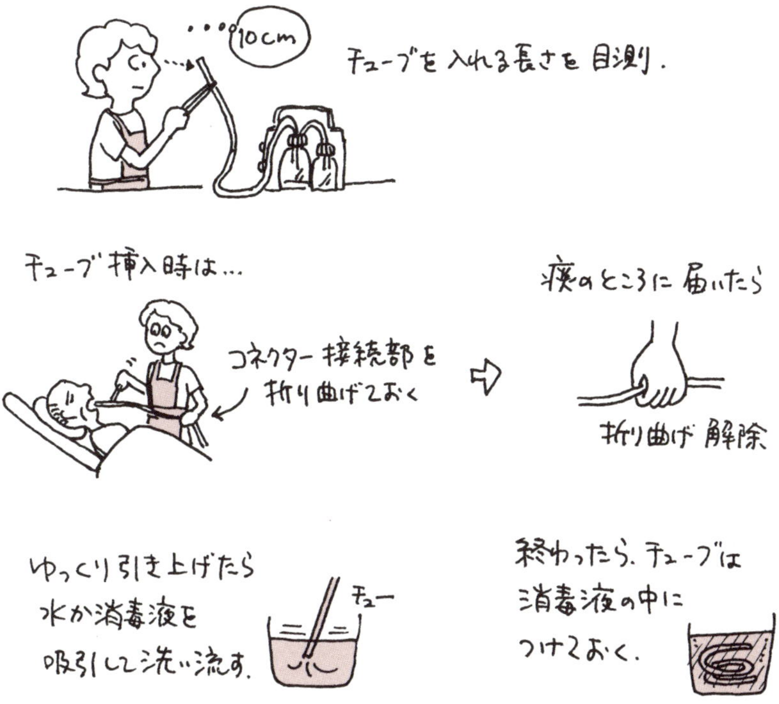

救急蘇生法

口腔ケア実施中の誤飲・誤嚥や食事中の窒息など、療養者の状態が急変することは、可能性として常に念頭に置いておく必要がある。このような場合は、あわてずに、まず第一に意識・呼吸を確認し、すぐに知らせ、適切に対応することが重要。救急蘇生の方法については、日頃から準備・訓練しておこう。

救急的対応のポイント

1．意識・呼吸・脈拍を確認する（呼ぶ、揺する、叩くなどしてみる）。

2．助けを呼ぶ（蘇生のためにも3人以上いることが望ましい）。

3．姿勢を適切にする（呼吸が弱いときや嘔吐があれば、側臥位から腹臥位に近い昏睡体位にする。）

4．救急蘇生のA・B・Cを行う。

A (Airway)ー気道の確保

B (Breathing)ー人工呼吸

C (Circulation)ー血液循環の維持

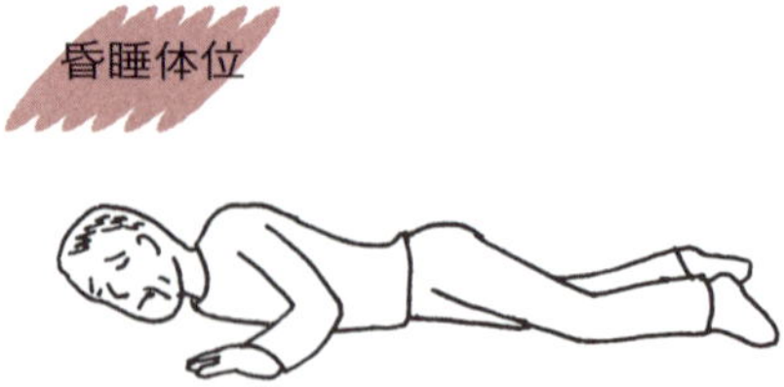
昏睡体位

5．蘇生中に必ず主治医や救急センターと連絡を取る。

救急蘇生のＡＢＣ

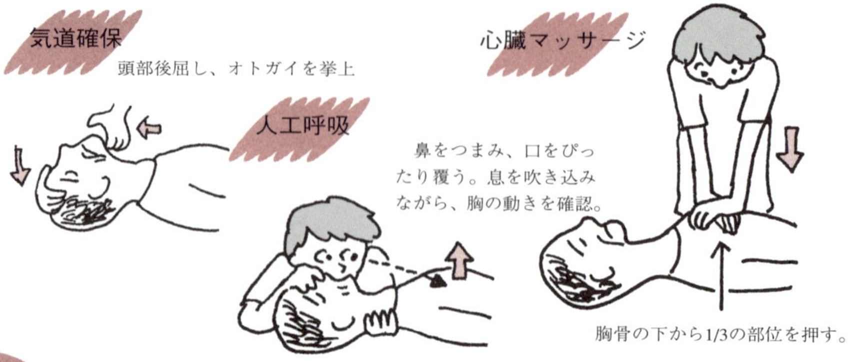
気道確保
頭部後屈し、オトガイを挙上
人工呼吸
鼻をつまみ、口をぴったり覆う。息を吹き込みながら、胸の動きを確認。
心臓マッサージ
胸骨の下から1/3の部位を押す。

口腔ケア中での対応

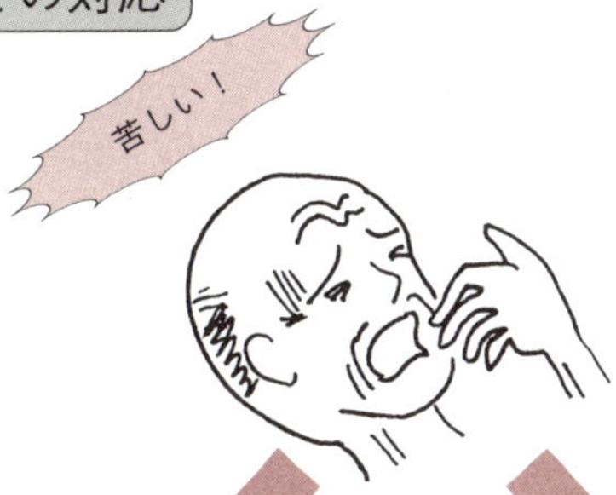
苦しい！

食物・義歯・異物による
窒息が明らか

①背部叩打　4回
（パン、パン、パパーン、パン）
同時に人を呼ぶ（救急車の確保）
②ハイムリッヒ法　4回
（グッ、グッ、グッ、グー）
③口の中の食物・義歯・異物を取り出す（吸引器があればそれを使用）。
④不成功なら1～3を再度繰り返し。
⑤食物・義歯・異物の排除後も呼吸停止なら人工呼吸や人工呼吸＋心臓マッサージを。

原因不明の
無呼吸時

①気道確保
②人工呼吸

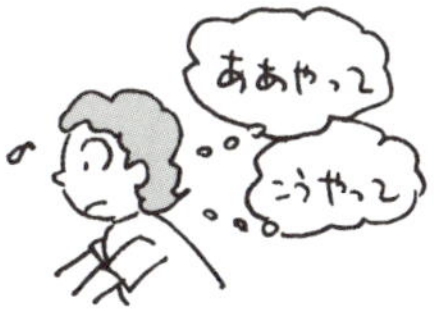
ああやって
こうやって

③1～2で不成功の時、背部叩打・ハイムリッヒ法の適用。
④口腔内異物の確認、取り出し。
⑤異物の排除後も呼吸停止なら人工呼吸や人工呼吸＋心臓マッサージを。

背部叩打法

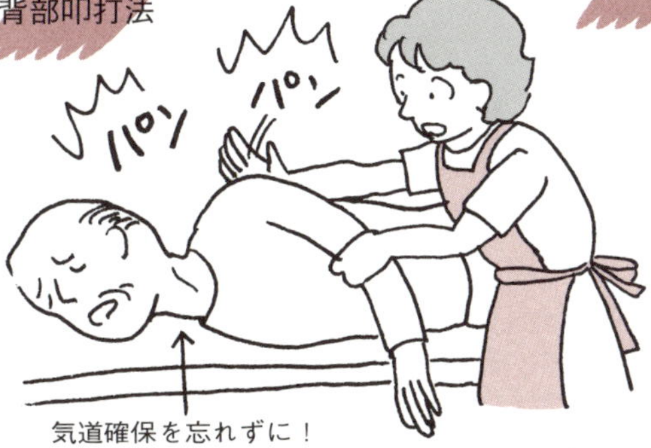
パン
パン
気道確保を忘れずに！

ハイムリッヒ法

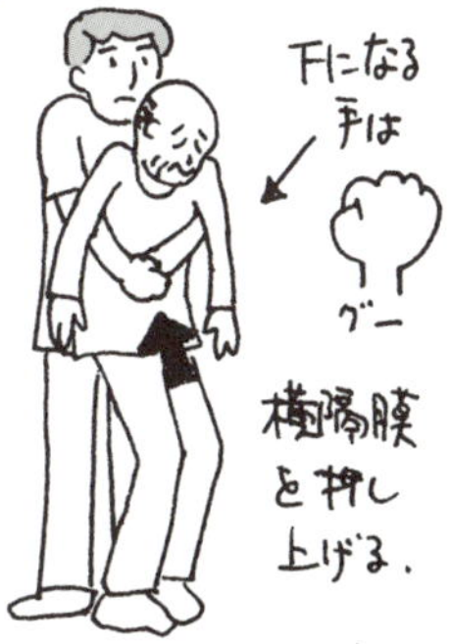
下になる手は
グー
横隔膜を押し上げる。

こんな機器や処置が出てくるぞ ～在宅医療機器・在宅医療処置～

医療の進歩により、在宅療養の場でもさまざまな医療機器やそれに伴うケアや医療処置（呼吸・栄養・排泄の分野）に出会うことが多い。療養者や家族は、それらの機器の扱い方について医師や看護婦からの指導を受けている。口腔ケアと関連するものについては、それらの基本的な知識を得ておこう。また、それらの機器の異常に気づいたら、すぐに連絡を取るようにしよう。

ネブライザー

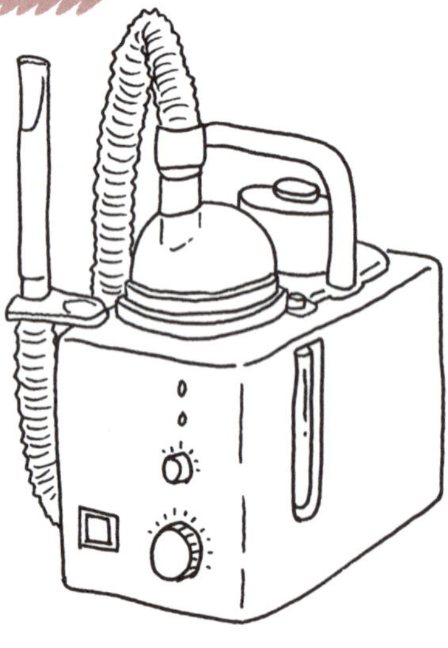

咽喉頭上気道、下気道に薬液などを吸入し、痰の喀出、気道浄化、粘膜の腫脹減退などのために使用している。特に、ネブライザー使用者は口腔も乾燥しやすい療養者であるので、口腔粘膜の状況の観察が必要だ。

吸引器

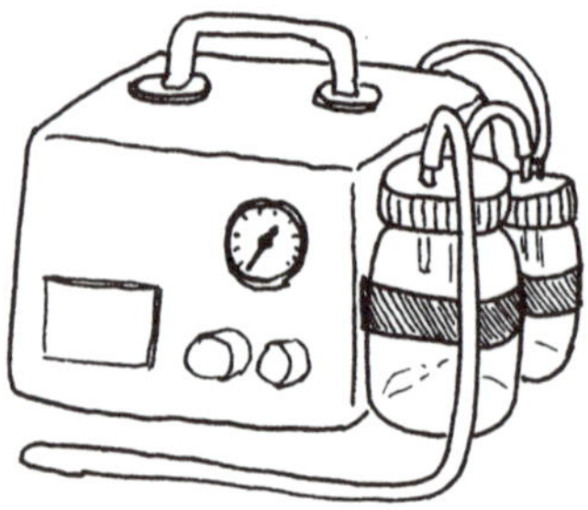

人工呼吸療養法施行者や気管切開を行っている者、自力で痰が喀出できない者の気道分泌物除去、気道浄化のために用いることが多い。許可を得て口腔ケア時の口腔排液吸引にも使用するとよい。
（使い方は☞9-11）

経管栄養
胃瘻・腸瘻栄養

経口摂取ができなかったり、不足するときに、胃・十二指腸などにカテーテルを挿入し、チューブを通して栄養する。胃瘻・腸瘻栄養は、直接経皮的に胃や腸へカテーテルを留置する。口腔、鼻腔、食道を経てカテーテルを留置する経管栄養法に比べ、自然抜去の危険が少なく、気管への誤飲も少ない。このような口腔内保清や感覚機能のために、口腔ケアが必要である。

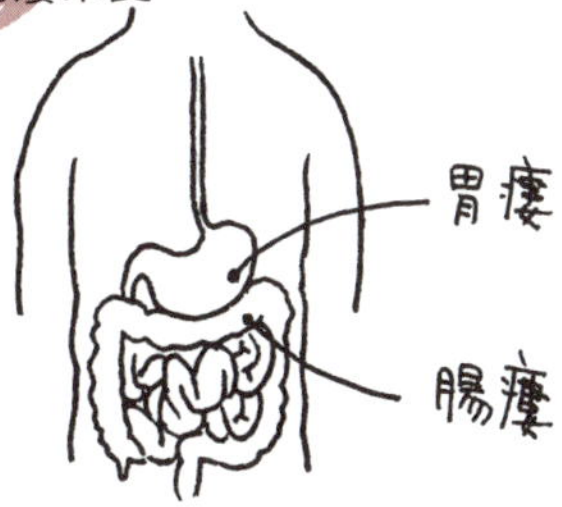

◎経管栄養食の種類（保険適用）◎

	名称	性状	熱量 kcal	蛋白質 g	脂質 g	糖質 g
天然食品	YH80	液	100	3.1	2.6	16.1
	オクノス	液	100	4.9	2.8	14.3
消化態栄養剤	ハイネックス	液	100	3.3	2.2	16.7
	サンエットA	液	100	4.7	1.7	16.5
	サンエットL	液	100	4.0	3.6	13.0
	エンシュアリキッド	液	100	3.5	3.5	13.7
	サスタジェン	粉	100	5.9	0.7	17.5
	ペスピオン	粉	100	4.5	3.3	13.1
	クリニミール	粉	100	4.0	3.1	14.1
成分栄養剤	エレンタール	粉	100	アミノ酸 4.5	0.1	21.2

（日本看護協会. Visting Nursing Manual 140. 訪問看護振興財団, 1993.より引用改変）

在宅中心静脈栄養

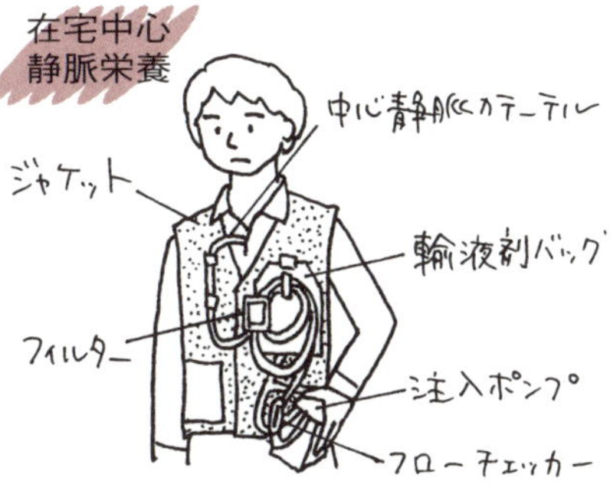

経口摂取が困難で経管栄養では不十分な場合などに、大伏在静脈・肘・鎖骨下・頸静脈などから、右心房近くまでカテーテルを進めて留置し、栄養を補給する方法。カテーテル刺入部位の清潔を保ち、注入速度を適正にすることが大切。

9—13

気管カニューレ

咽頭部の通過障害や誤嚥が多い場合など、気管の前壁に穴をあけ、そこから空気を出入りさせている。気管切開をした穴が閉じてこないようにカニューレを入れ、そこから吸引し、咽頭からの誤嚥を防ぐ。普通は声帯の方に空気が出せず声が出せないが、特殊な通気弁により声が出せるタイプもある。また、空気の漏れを防ぐカフがついているものが多い。

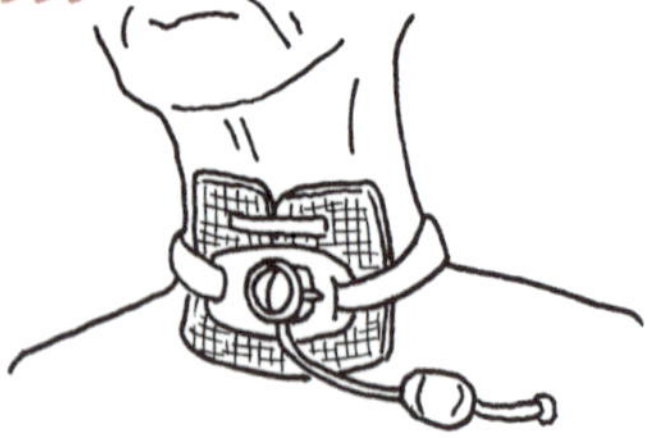

透析

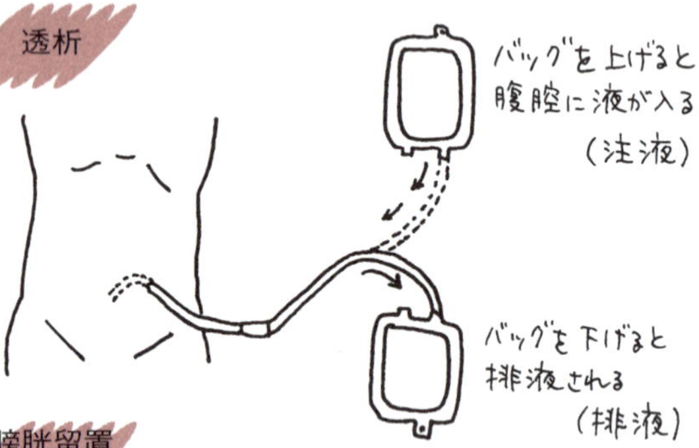
バッグを上げると
腹腔に液が入る
（注液）
バッグを下げると
排液される
（排液）

腎不全患者用に、腹膜を透析膜として利用した透析法。1日に4回約6時間おきにバッグを交換し、透析液を入れ替える。

膀胱留置カテーテル

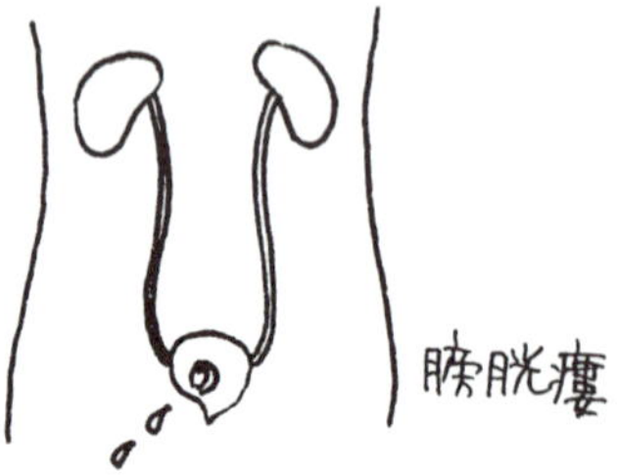
膀胱瘻

膀胱癌、前立腺の手術後や、尿路閉鎖性疾患、神経因性膀胱などで排尿が円滑に行われないとき、膀胱内に経尿道的カテーテルを挿入する。

在宅酸素療法

慢性呼吸不全患者で、酸素療法を家庭で行うこと。血中酸素飽和度の低下が疑われるときに、右ページのパルスオキシメーターを用いて、経皮的な酸素飽和度（SpO_2）の測定がなされる。

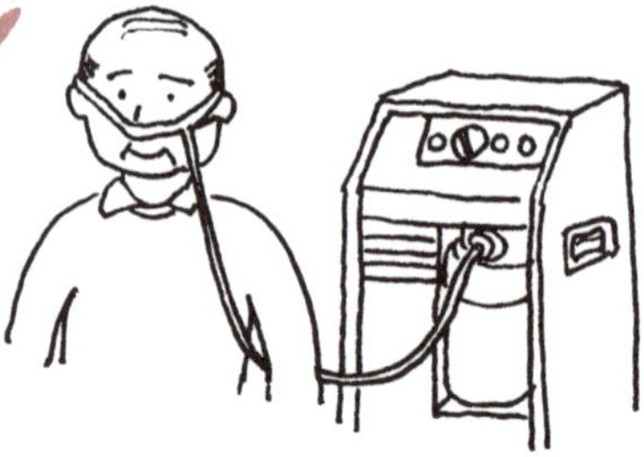

パルスオキシメーター

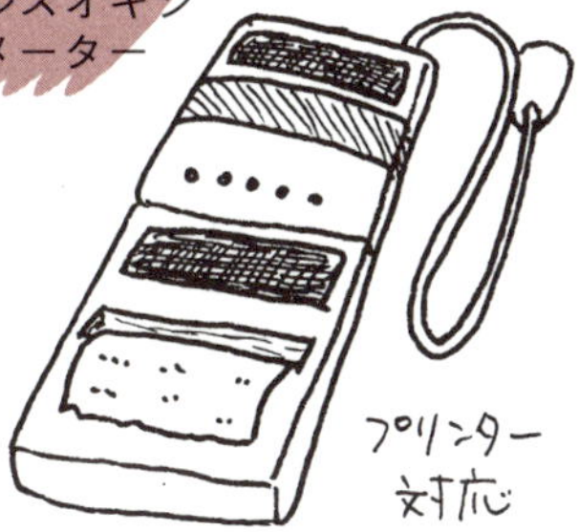
プリンター
対応

血液中の酸素の状況（動脈中の実際の酸素飽和度 SO_2）を知る道具。指に一定の光を当てて、通過する血液の吸光度から、心臓の拍動と酸素飽和度（測定値を SpO_2 と呼ぶ）を測定する。最近は、携帯用の製品が在宅診療の場面でしばしば利用されている。呼吸不全が疑われる患者の歯科治療には不可欠である。

在宅人工呼吸療法

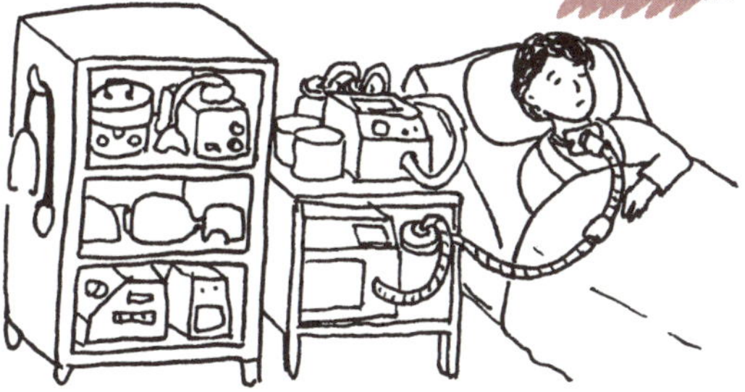

在宅人工呼吸療法に保険が適用となってから、近年急速に普及している。吸引器、ネブライザー他の呼吸ケア介護物品が用意されている。家族などに、呼吸器の使用方法、吸引、気管切開部のケアなどが訓練され、訪問診療・看護体制が整った上で導入される。

人工肛門

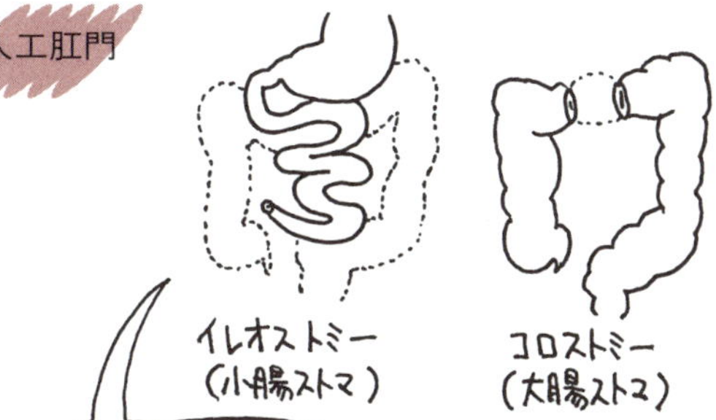
イレオストミー
(小腸ストマ)
コロストミー
(大腸ストマ)
ドレインバック
皮膚保護用
のシール
(フランジ)
人工肛門

糞便排出の目的で、人工的に設けた外大腸瘻をいう。人工肛門周囲の皮膚トラブルが発生しやすいため、その部位のケア（ストマケア）が必要となる。

自己注射

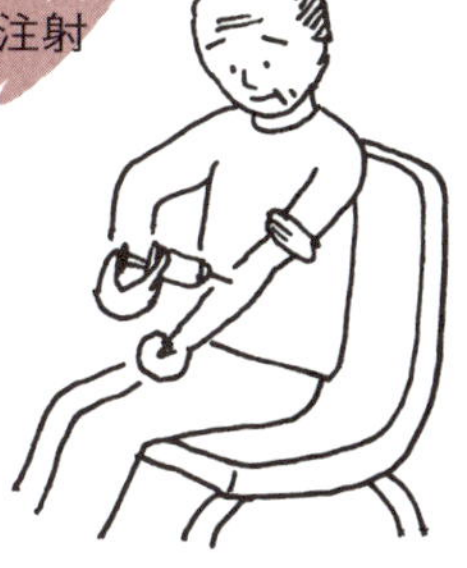

糖尿病やホルモン補充療法などのために、定期的に自己自身で薬液注射を行うこと。

快適な療養生活の環境のポイント

在宅での療養生活の効果を高め、ケアの質を確保する上でも、居室内の空気や光、温度や湿度など衛生的で快適な環境整備に配慮し（☞3-2）、静かで落ち着く空間づくりをすることも重要なケアの一環となる。自分で換気することも困難な療養者は室内空気汚染の害をもっとも受けやすいので、特に注意が必要だ。適切な環境は、身体のみならず、心理面で口腔ケアにもよい影響を及ぼすことを忘れない。

湿度と温度

○室内は 22 ± 4 ℃、50 ± 10％を目安として、換気をしながら調節する。

○高齢者は体温調節機能が低下するので、暑さ寒さを感じにくい。また、発汗、身震いなどはエネルギーを消耗させるので、適温を心がけたい。

夏期の注意点	冬季の注意点
・クーラーで温度を下げすぎない。 ・扇風機を併用して気流を作ったり、「除湿」を使用するのが効果的。	・高齢者ほど寒冷による血圧上昇が著しいので、トイレや浴室も暖房を。 ・床が冷たいと不快であり、また足がこわばって転倒の原因になる。 ・室内乾燥はいいことがない（気道粘膜の乾燥、気道が細菌感染しやすくなる、粉塵が停滞しやすい、各種ウイルスの生存時間がのびる）。 ・必要以上の加湿も、カビやダニの発生を促進する。また、加湿器の水もカビや細菌の発生源である。

光

○日当たりがよいと気分もよいなど、光の持つ心理的効果も大きい。

○太陽熱はあたたかく低湿度なので、冬季は経済的な上、紫外線により細菌、カビの増殖を抑えるのに効果的である。

○著しい明暗差は、ものが見えにくくなる原因。目にやさしい照明を。

音

○騒音がひどいと睡眠や会話を妨害し、健康面への悪影響もでる。

○好みの音楽などでリラックスできるなら、BGM も有効。

身の回りの安全

（☞1-13）

○高齢者は骨粗鬆症で骨が弱かったり、敏捷性の低下で転倒しやすい。スリッパを履くことで、足元がおぼつかなくなることがある。またコード類が床を這っていると、歩きにくく転倒する危険性がある（家屋改造の際はチェック）。

整頓

○不要品がたまると、衛生害虫の発生源となったり、室内が狭くなり通風や日照が低下する。悪臭の原因にも。

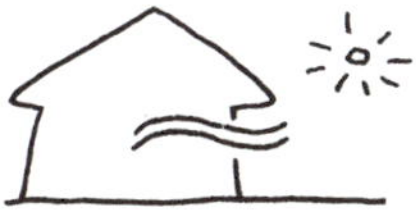

居心地

○安心していられる「自分の場」があることが大事。

○安全性や清潔のために、不要品を処分したり家具の位置を変えたりするときも、必ず療養者と十分に話し合うこと（こちらの価値観や常識を押しつけてはいけない）。高齢者は環境への適応力が低下するので、住み慣れた、使い慣れた、見慣れた生活環境を、できるだけ残すこと。

ポイント

！上手に換気をしよう。気持ちよい風、さわやかな草花の香り、活気ある街の音を取り入れよう。

！新鮮な空気は、身体にも心にも必要。空気の入口と出口を確保しよう。

！温度を急激に変えないよう、注意しながらこまめに換気をしよう。

見逃されやすい住環境からの健康被害

健康的で快適な住環境の確保には、空気や飲料水の汚染、カビの発生、ネズミや害虫（ゴキブリ、ダニ、蚊、ハエ）など基本的な衛生面が考えられる。また今日、気密した室内の新建材による揮発性有機化合物などにも注意が必要だ。各種アレルギー様疾患や化学物質過敏症、室内空気の循環汚染による新たな感染症など、一見衛生的な住まいでも抵抗力の弱い療養者の健康を脅かす。

ネズミ・衛生害虫対策

○療養生活を不快にしない第一歩。基本的な室内環境を整えよう。

種　類	被　害	対　策
ネズミ	ノミ、ダニ、寄生虫の宿主	整理整頓、捕獲器や殺鼠剤使用
ゴキブリ	あらゆる細菌の運び屋	湿度・食物・水の除去
ハエ	消化器感染症の媒介	室内に入れない工夫、殺虫剤の使用
ノミ	痒み、発赤、腫脹、水疱	ペットのノミ取り対策
蚊	日本脳炎の媒介（ユスリカは吸血しないが喘息アレルゲンとなる）	室内に入れない工夫、殺虫剤の使用
シラミ	各種伝染病の媒介、激しい痒み	アタマジラミには洗髪、ブラッシング、ドライヤー

口腔ケアに欠かせない水まわりの衛生

○カビの発生に注意。

○赤い水、白い水、青い水は、透明になるまで流してから使用する。

○断水後すぐの水は飲用しない。

○逆流防止を心がける（蛇口と貯留水をホースでつなげておかない）。

○ガス湯沸器使用時は、十分に換気する。

○浄水器を通した水は残留塩素が除去されるので、すぐに使うこと。

新たなタイプの室内空気循環汚染による疾患

室内環境が発生源となる新たな病気が問題となってきている。

※病院施設の空調汚染にも注意！

○レジオネラ症

- 加湿器の水や循環式浴槽の湯で生息しているレジオネラ属菌をエアロゾルとして吸入して感染・発症する。
- 創傷感染、経口感染も可能性がある。
- 病型はレジオネラ肺炎とポンティアック熱の２種類。

○シックハウス症候群

- Sick building syndrome から転用された和製英語。
- 室内で起こるめまい、吐き気、頭痛、平衡感覚の失調、目・鼻・喉の痛みや乾燥感、ぜいぜいする、喉がれなどの症状。
- 室内汚染物質濃度は、その発生量とともに換気量が大きく関わるので、部屋を閉め切らないことが大切。

○化学物質過敏症

- 高濃度の化学物質にさらされて発症し、その後ごく微量でもさまざまな症状が出現する。呼吸器、消化器、循環器、精神的影響も。
- 揮発性有機化合物（常温で蒸発）は建材、接着剤、家具調度品、暖房機器など、室内のあらゆるものから発生している。
- 原因となる化学物質は特定されないが、ホルムアルデヒドやトルエン、パラジクロロベンゼンなどは有力。

ポイント

！最近は、保健所でも室内環境についての相談や調査に応じてくれる（住まいの健康サポート事業や、ホルムアルデヒドなどの測定を実施しているところもある）。

（参考）国の各機関でも住環境対策を検討中である。

- 厚生省……快適で健康的な住宅に関する検討会議（報告書で各種ガイドライン提示）、建材・機材などの揮発性有機化合物に関する研究委員会
- 建設省……健康住宅研究会
- 通産省……ハウスジャパン
- その他……消費生活センター、大学や研究所、住宅部品 PL センターなど

感染症対策に関する新たな法体系

これまでの伝染病予防法や性病予防法・エイズ予防法に代わって、新たに「感染症の予防および感染症に対する医療に関する法律」（平成10年10月２日公布）が平成11年４月に施行された。医療現場に関わる者として、これらの対象となる感染症とその対応のための新たな類型について知っておこう。

再整理される感染症類型と医療体制

感染症名など	性　格
◎新感染症◎	人から人に伝染すると認められる疾病で、既知の感染症と症状などが明らかに異なり、その伝染力および罹患した場合の重篤度から判断した危険性が極めて高い。
◎１類感染症◎ エボラ出血熱 / クリミア・コンゴ出血熱 / ペスト / マールブルグ病 / ラッサ熱	感染力、罹患した場合の重篤性などに基づく総合的な観点からみた危険性が極めて高い。
◎２類感染症◎ 急性灰白髄炎/ コレラ / 細菌性赤痢 / ジフテリア / 腸チフス / パラチフス	感染力、罹患した場合の重篤性などに基づく総合的な観点からみた危険性が高い。
◎３類感染症◎ 腸管出血性大腸菌感染症	感染力、罹患した場合の重篤性などに基づく総合的な観点からみた危険性は高くないが、特定の職業への就業により感染症の集団発生を起こしうる。
◎４類感染症◎ インフルエンザ / ウイルス性肝炎 / 黄熱 / Q 熱 / 狂犬病 / クリプトスポリジウム症 / 後天性免疫不全症候群 / 性器クラミジア感染症 / 梅毒 / 麻しん / マラリア / メチシリン耐性黄色ブドウ球菌感染症/ その他の感染症	国が感染症発生動向調査を行い、その結果などに基づいて必要な情報を一般国民や医療関係者に提供・公開していくことによって、発生・拡大を防止すべき感染症。
◎指定感染症◎ 政令で１年間に限定して指定された感染症	既知の感染症の中で上記の１～３類に分類されない感染症において、１～３類に準じた対応の必要が生じた感染症（政令で指定、１年限定）。

○医学・医療の進歩、国際交流の拡大など、感染症を取り巻く環境の変化は著しい。
○新興・再興感染症などの出現から、新たな対応の枠組みの必要性が叫ばれるようになった。
○伝染病も法定、指定、届け出という言葉はもう古い。今は1類、2類、3類、4類の感染症だ。

この際それぞれどんな病気か知っておこう

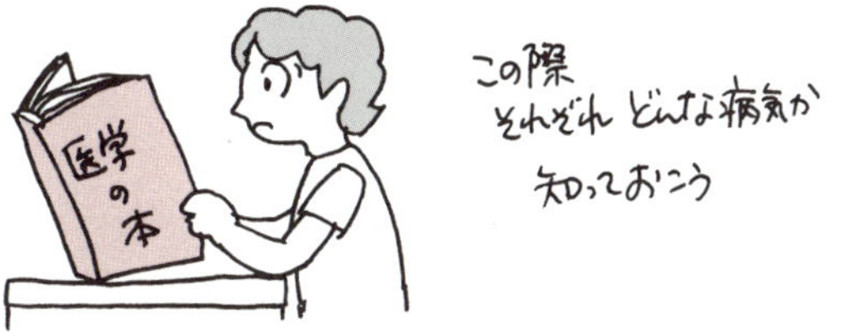

主な対応	医療体制	医療費負担
原則として入院	特定感染症指定医療機関 ・国が指定、全国に数カ所	全額公費 （医療保険の適用なし）
	第一種感染症指定医療機関 ・都道府県知事が指定 ・各都道府県に1カ所	医療保険適用残額は公費で負担 （入院について）
状況に応じ入院	第二種感染症指定医療機関 ・都道府県知事が指定 ・各2次医療圏に1カ所	
特定業務への就業制限	一般の医療機関	医療保険適用 （自己負担あり）
発生動向の把握・提供		
厚生大臣が公衆衛生審議会の意見を聞いた上で、1〜3類感染症に準じた入院対応や消毒などの対物措置を実施。（適用する規定は、政令で規定する。）		

現行法と新法の対象疾患の比較

現行法			
伝染病予防法	法定伝染病	ペスト	
		痘そう	削除
		腸チフス	
		パラチフス	
		ジフテリア	
		コレラ	
		赤痢	
		発疹チフス	
		しょう紅熱	
		流行性脳脊髄膜炎	
		日本脳炎	
	指定伝染病	ラッサ熱	
		腸管出血性大腸菌感染症	
		急性灰白髄炎(ポリオ)	
	届出対象疾患	急性灰白髄炎(ポリオ)	
		インフルエンザ	
		狂犬病	
		麻しん	
		マラリア	
		黄熱	
		百日せき	
		破傷風	
		つつがむし病	
		伝染性下痢症	
		回帰熱	
		炭疽	
		フィラリア症	
性病予防法		梅毒	
		りん病	
		軟性下かん	
		そけいリンパ肉芽腫	
エイズ予防法		後天性免疫不全症候群	

	新法	
	ペスト	1類感染症
新	エボラ出血熱	
新	クリミア・コンゴ出血熱	
新	マールブルグ病	
	ラッサ熱	
	腸チフス	2類感染症
	パラチフス	
	ジフテリア	
	コレラ	
	細菌性赤痢	
	急性灰白髄炎(ポリオ)	
	腸管出血性大腸菌感染症	3類感染症
	インフルエンザ	4類感染症
	狂犬病	
	麻しん	
	マラリア	
	黄熱	
	梅毒	
	後天性免疫不全症候群	
新	性器クラミジア感染症	
新	ウイルス性肝炎	
新	クリプトスポリジウム症	
新	メチシリン耐性黄色ブドウ球菌感染症	
新	Q熱	
	その他の感染症(省令で規定)	

1976年以降に発見、または確認された主な新興感染症

病　名	クリプトスポリジウム症	エボラ出血熱　※
病　原　体は？	クリプトスポリジウム原虫	エボラウイルス
発見（確認）年・国名は？	1976年・アメリカ合衆国	1976年・ザイール
症　状は？	急性、慢性の下痢	全身出血・臓器壊死
感　染　経　路は？	経口感染	血液・体液の接触
レジオネラ症	**腎症候性出血熱**	**成人T細胞白血病**
レジオネラ菌	ハンタウイルス	ヒトT細胞白血病ウイルスI
1976年　アメリカ合衆国	1977年・大韓民国	1980年・日本
肺炎症状	出血、腎臓障害	貧血、リンパ節肥大
経気道感染	経気道感染	輸血・授乳など
腸管出血性大腸菌感染症	**牛海綿状脳症（狂牛病）**	**C型肝炎**
病原性大腸菌O157	プリオン（蛋白質）	C型肝炎ウイルス
1982年　アメリカ合衆国	1986年・イギリス	1989年・アメリカ合衆国
下痢、腎機能低下	脳が海綿状になり、無道性無言状態、運動失調になる	食欲不振、嘔吐、黄疸など
経口感染	羊肉混合肥料による感染の可能性	血液・体液の接触
コレラの新型	**AIDS（後天性免疫不全症候群）**	ピンクの欄は、特に口腔ケアで注意すべき感染症。 （※エボラ出血熱は、日本でもし発生すれば特に注意！）
ビブリオコレラ菌O139	HIV（ヒト免疫不全ウイルス）	
1992年　インド	1981年・アメリカ合衆国	
激しい下痢、嘔吐	免疫不全による感染症に起因する症状	参考文献
経口感染	性的接触、輸血、血液製剤	WHO. 世界保健報告1996.

ポイント

！在宅療養者への訪問口腔ケアで注意すべきMRSA（メチシリン耐性黄色ブドウ球菌）感染症は、4類感染症に相当する。

！国や保健所で発表する発生動向調査の情報は、注意深く把握しておこう。

介護保険ってどんな制度？

介護保険は、介護を必要とする状態になっても、自立した生活ができるよう、高齢者の介護を社会全体で支える仕組みだ。これまで福祉と医療に分かれ窓口も別々で利用しにくかった介護サービスを、身近なケアプラン作成事業者に相談すれば、総合的に受けられる。介護が必要となったときのために、原則として加入者全員で保険料を納める社会保険の仕組みである。

介護保険のあらまし

○制度の運営主体（保険者）は、市町村・特別区（東京23区）。

○介護保険に加入するのは、40歳以上の方。

	第１号被保険者	第２号被保険者
加入する方	○65 歳以上の方	○40 ～64 歳までの医療保険に加入している方
	介護保険に加入している方で	
サービスが利用できる方	①寝たきりや痴呆などで要介護状態の方 ②常時の介護までは必要ないが、要支援状態（家事や身支度など、日常生活に支援が必要）の方	○初老期痴呆、脳血管疾患など老化が原因とされる 15 種類の病気* により、要介護状態や要支援状態となった方
保険料の支払方法	○原則として老齢・退職年金からの天引き	○加入している医療保険の保険料に上乗せして一括

※老化が原因とされる 15 種類の病気（**特定疾病**）：①筋萎縮性側索硬化症　②後縦靱帯骨化症　③骨折を伴う骨粗鬆症　④シャイ・ドレーガー症候群　⑤初老期における痴呆　⑥脊髄小脳変性症　⑦脊柱管狭窄症　⑧早老症　⑨糖尿病性神経障害、糖尿病性腎症および糖尿病性網膜症　⑩脳血管疾患　⑪パーキンソン病　⑫閉塞性動脈硬化症　⑬慢性関節リウマチ　⑭慢性閉塞性肺疾患　⑮両側の膝関節または股関節に著しい変形を伴う変形性関節症

介護サービスを受けるまでの手続きの流れ

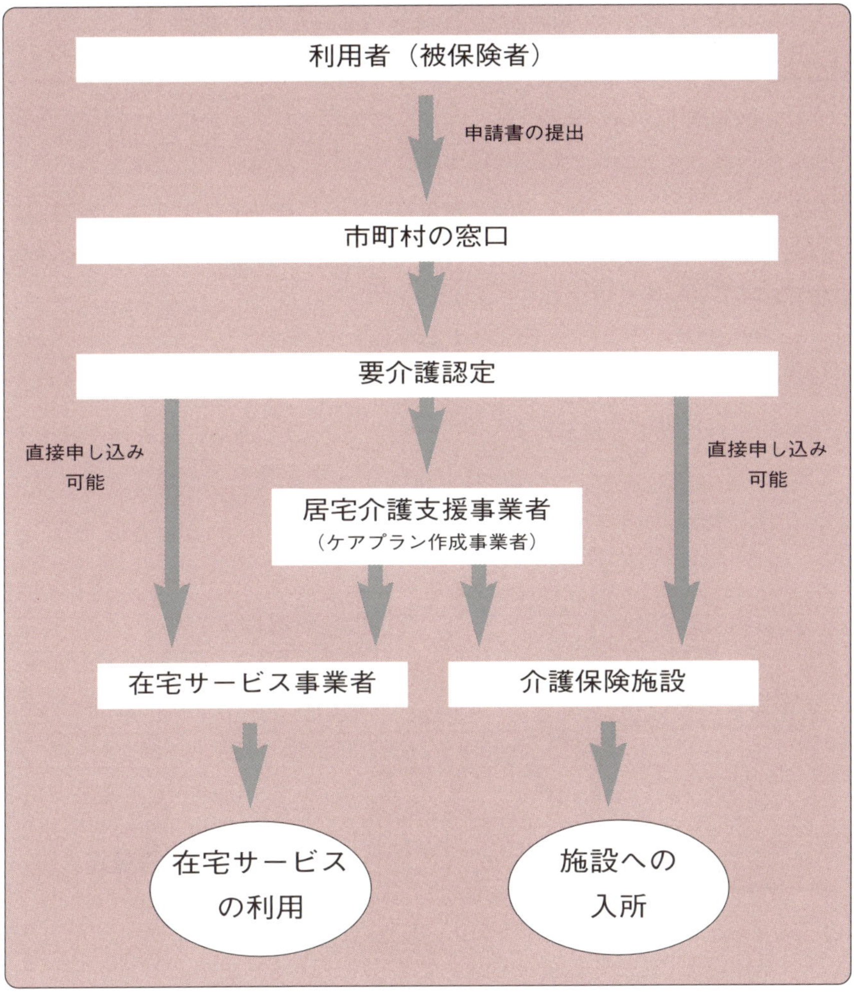

○本書で介護保険を理解するには、☞1-2、3、5、6-5、6、9-18。

○さらに介護保険の仕組みについては、他の書籍などでしっかり把握しておこう。

地域におけるさまざまな介護サービス提供の仕組み

介護保険制度下では、介護を中心として福祉サービスの提供が、措置から契約に変わった。その結果、市町村は保険者となり、高齢者や在宅療養者への保健医療福祉サービスは多様な機関が主体的に担う可能性が生まれた。地域により、そのサービス提供の仕組みはさまざまな様相を呈してくる。概ね３つの典型的なパターンが考えられるが、あなたの町はどのパターンかな？

①公的機関中心型

○市町村が自ら介護支援専門員（ケアマネージャー）を有して介護支援事業（ケアプラン－介護サービス計画－作成）に乗り出す。民間事業者は、主にサービス提供を担う。

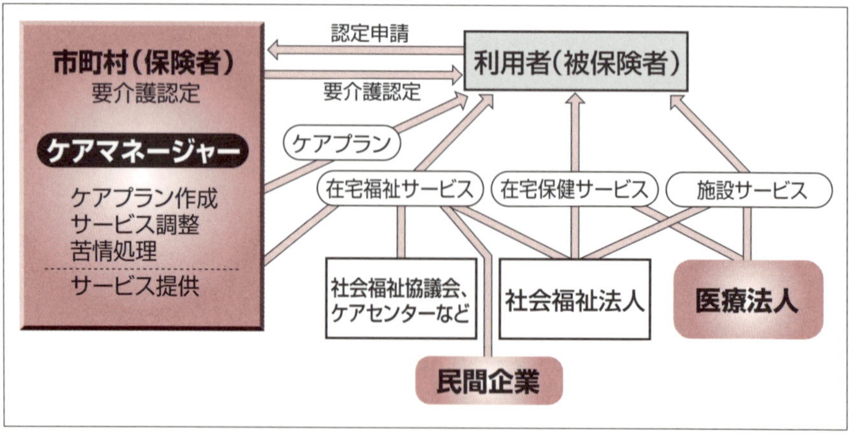

②民間企業中心型

○民間事業者がケアマネージャーを確保し、ケアプラン作成機関（指定介護支援事業）となり、サービス提供から利用者の一義的な苦情処理までも行う。大都市部など、このタイプが多い。

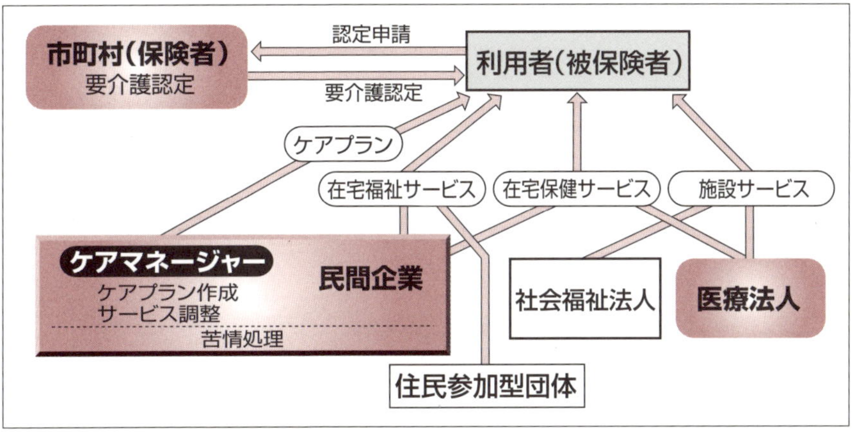

③医療機関中心型

○医療機関（法人）がケアプラン作成機関に参入し、在宅の保健医療から福祉サービスまでを含めた調整役を果たすことになる。

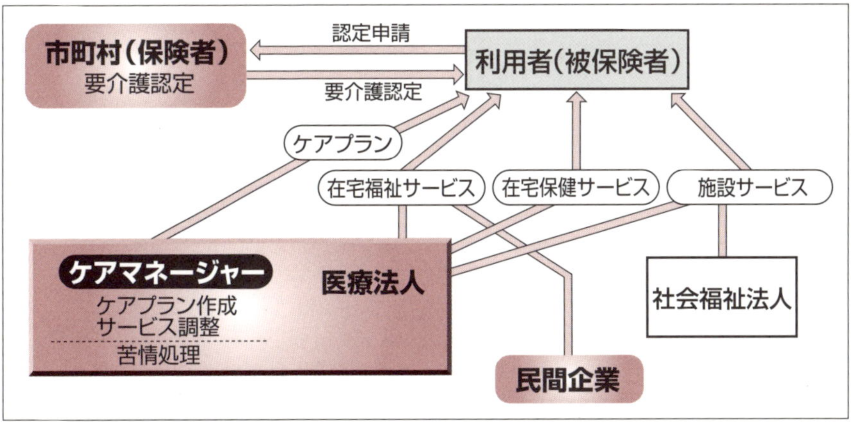

口腔ケアの理解と広がりを求めて
～寝たきりゼロへの口腔保健“歯”ヵ条～

口腔保健の健康と QOL 向上に果たす意義と役割は大きい。厚生省の「寝たきりゼロへの10ヵ条（☞5-27）にならい、本書のまとめとして口腔ケアの意義効果の標語「**寝たきりゼロへの口腔保健“歯”ヵ条**」を作成した。在宅療養者とその家族に始まり、それを取り巻くより多くの方々への口腔ケアの啓発・PRなどに、ご活用いただきたい。

第1条 若い頃から歯を残す　８０２０（ハチマルニーマル）は
寝たきりゼロへの　第一歩

・8020者には寝たきりが少ない。

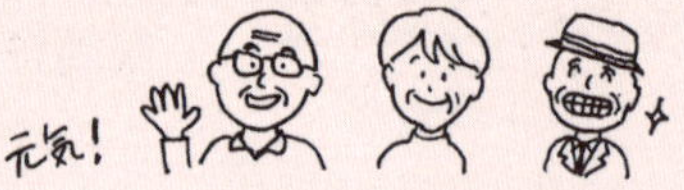

第2条 歯磨きで　寝たきり起こす　メリとハリ　寝てても欠かすな
暮らしの刺激

・口腔刺激の覚醒効果。

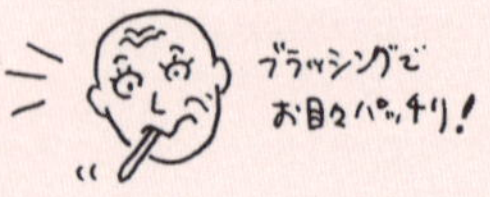

第3条 歯磨きも　「手を出しすぎず　目を離さず」　自立の気持ち
大切に

・心のツボを磨こう（☞4-4、4-5）。

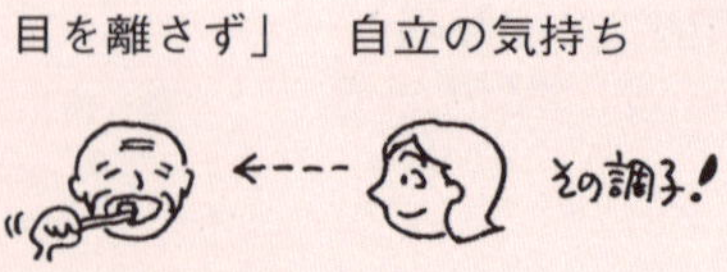

第4条 リハビリは　よく噛みよく食べ　よく話し
あわない入れ歯は　早めの修理

・キュア（歯科治療）の劇的変化は大きい。

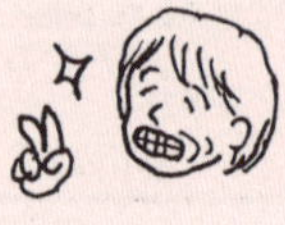

第5条 口腔の　汚れで増える　口腔疾患・呼吸器感染　口腔ケアで　肺炎予防

・呼吸器入口での恐ろしいバイオフィルムの除去ケア（口腔保健）は、風邪予防・誤嚥性肺炎予防に。

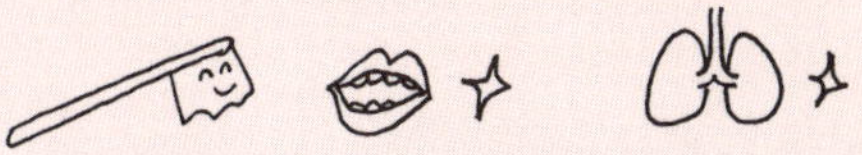

第6条 大切な　入れ歯はずして　手入れして　口の臭いは　愛の妨げ

・社会性拡大には口腔美の獲得と口臭の除去も重要だ。

第7条 機能低下は　舌の動きや口の中にも　さっそくやろう　舌の運動　お口の体操　ブクブクうがいも効果的

・☞4-4、4-5

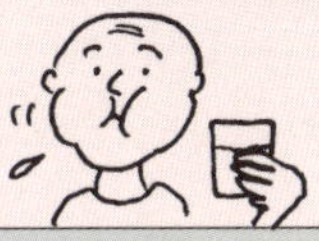

第8条 進んで利用　訪問歯科　体験しよう　プロの歯磨き　通所ケアだよ　歯科への通院

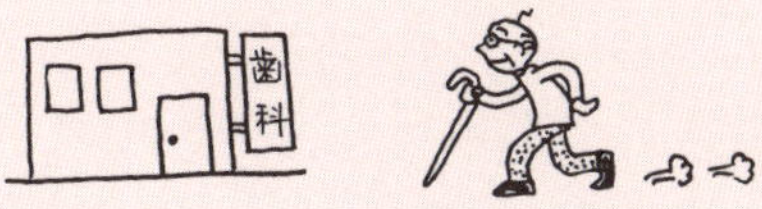

ポイント

！口腔ケアは決して寝たきりになってから始まるものではない。むしろ寝たきり予防から始まり、たとえ要介護状態や療養状態になっても、その生活の自立や QOL の向上を目指す上に欠かせないものである。

！今一度、スタートに戻って考えよう（☞1-1）

付　録

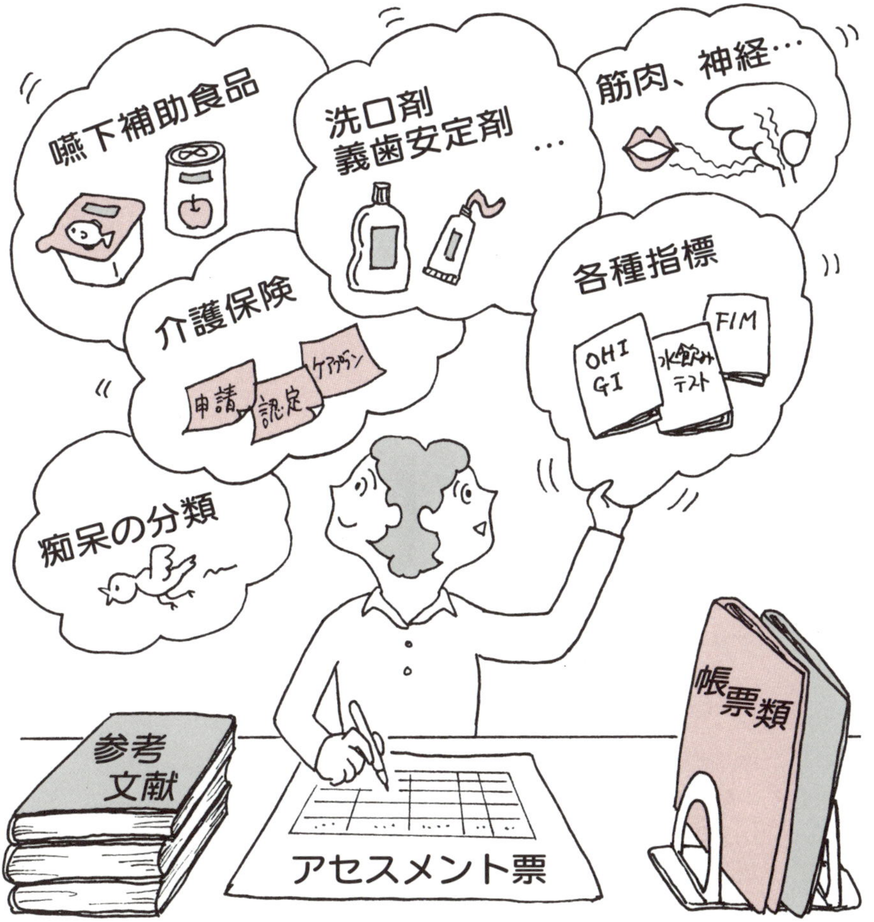
嚥下補助食品
洗口剤
義歯安定剤
…
筋肉、神経…
介護保険
申請
認定
ケアプラン
各種指標
OHI
GI
水飲み
テスト
FIM
痴呆の分類
参考
文献
アセスメント票
帳票類

口腔領域の解剖学的把握（神経・筋など）

口腔ケアを深めるほど、また他の職種と協働したケアを実施するほど、口腔関係領域の名称から口腔機能に関わる器官の神経支配など幅広く、解剖学的な基本に立ち返って整理しておく必要性がある。

口腔周囲筋

頭頸部の筋※

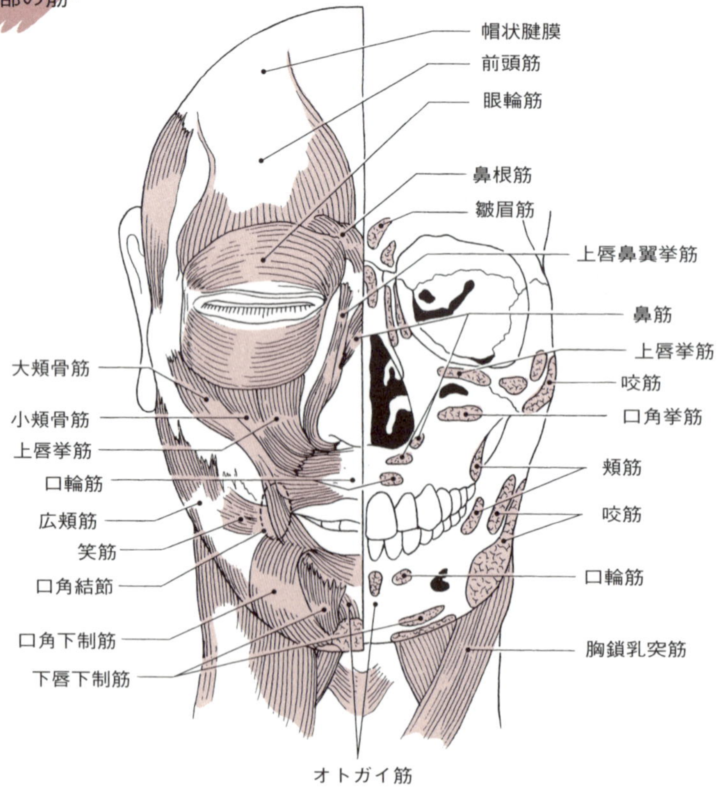

咀嚼筋※

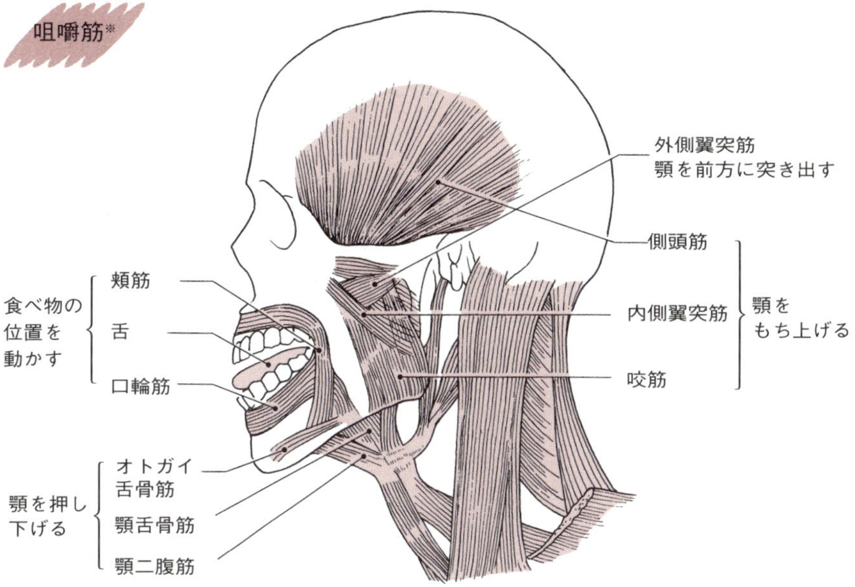

嚥下関与筋群※

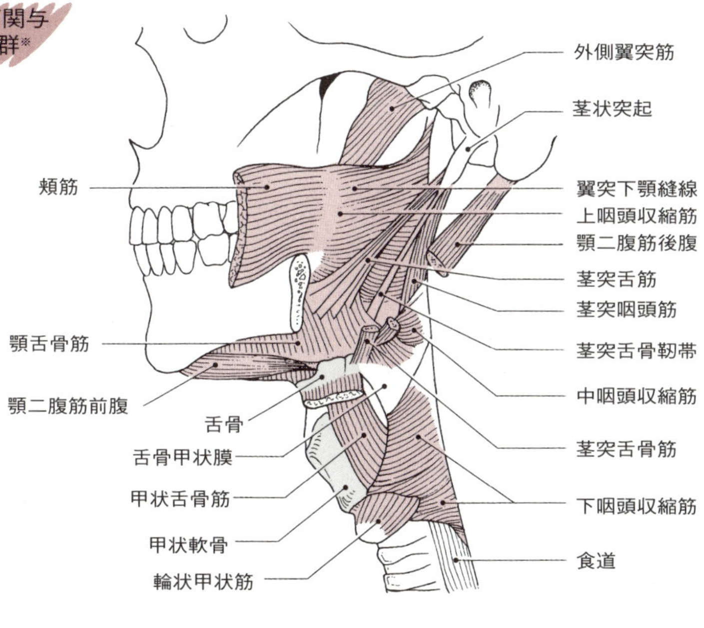

再考編
対応編
奥技編
周辺編
付録

口腔機能関連の神経

顔面神経の分布※

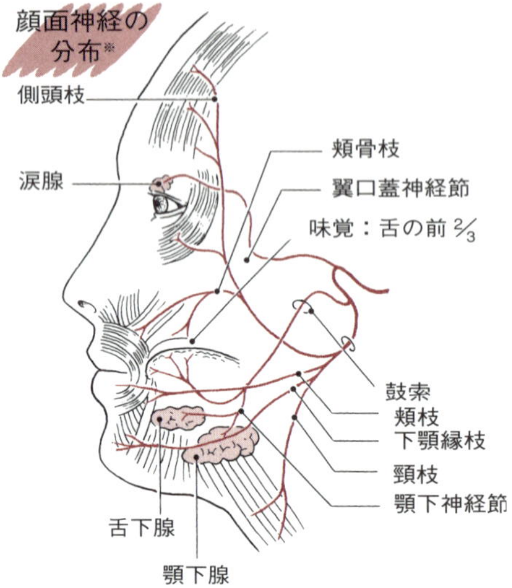

舌の構造と神経支配※

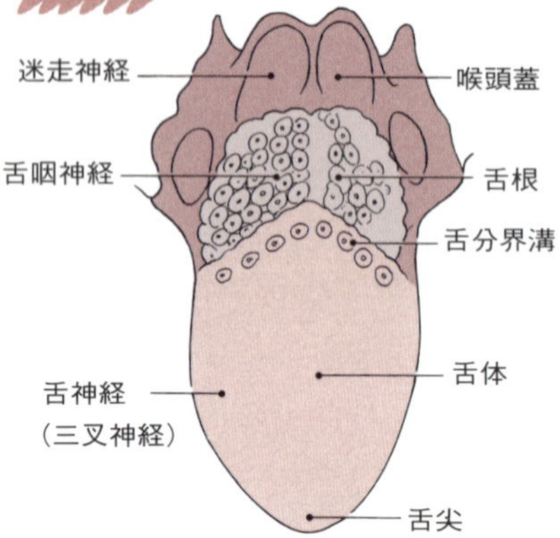

舌の知覚は3つの神経により支配
（舌神経の味覚は顔面神経が入る）

顔面と口腔の神経支配※

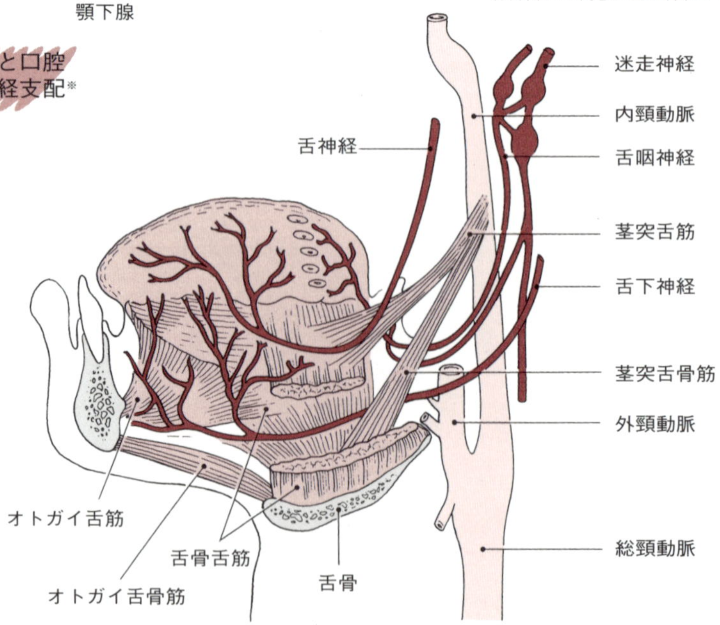

※は、国立大学歯学部看護部長会議（編）. 歯科看護ハンドブック. 東京: 医学書院, 1995. より引用改変。

咽頭の解剖

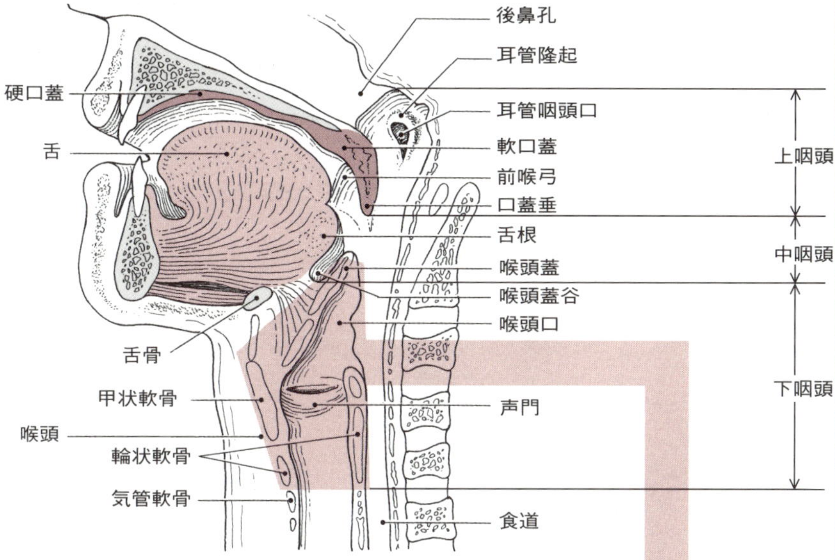

手塚克彦. 摂食・嚥下にかかわる形態的特徴. In: 金子芳洋, 千野直一(監修). 摂食・嚥下リハビリテーション. 東京: 医薬出版, 1998: 15. より引用改変。

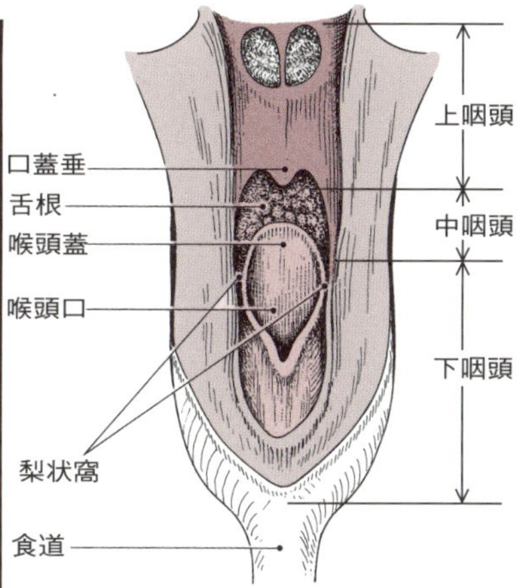

(後方より切開したところ)

大唾液腺の分布※

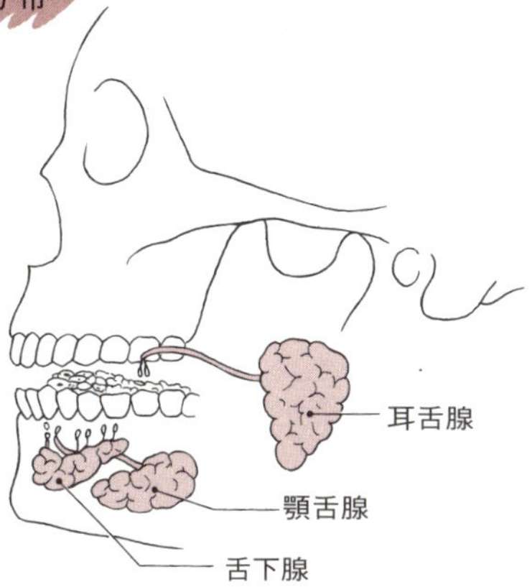

付録 1

脳神経とその働き

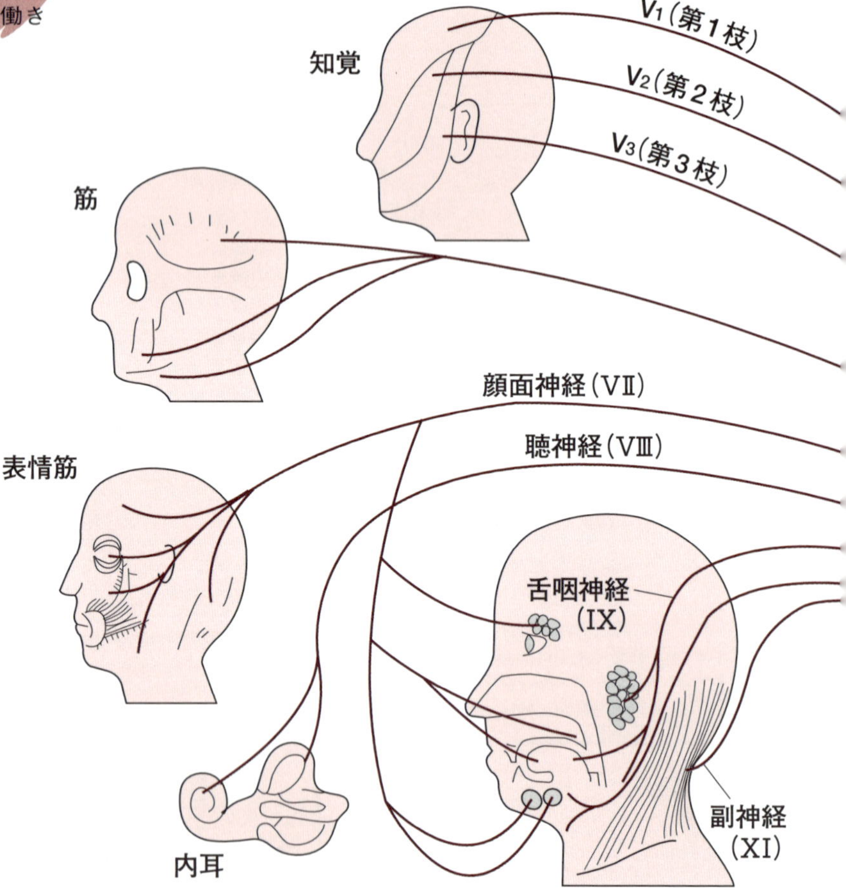

○**顔面神経（Ⅶ）**：主に運動枝からなり、顔面の表情筋に分布する。その他、副交感神経（唾液、涙腺の分泌）および知覚枝（外耳道、鼓膜、耳介外側など）も含まれ、この２者を合わせて中間神経と呼ぶ。味覚の神経線維は運動枝とともに顔面神経管を通るが、茎乳突起より出る直前より反転して、鼓索神経の中を通って舌神経（三叉神経）に入り、舌の前2/3に分布する。

○**副神経（Ⅺ）**：胸鎖乳突筋と僧帽筋を支配する純粋な運動神経。迷走神経に随伴する延髄根と、延髄下部から第５、６頸椎の前角から線維を出す脊髄根との、２つの異なった部分からなる。

○**舌下神経（Ⅻ）**：延髄の全長にわたって存在する舌下神経核から出て、舌運動をつかさどる純粋な運動神経。

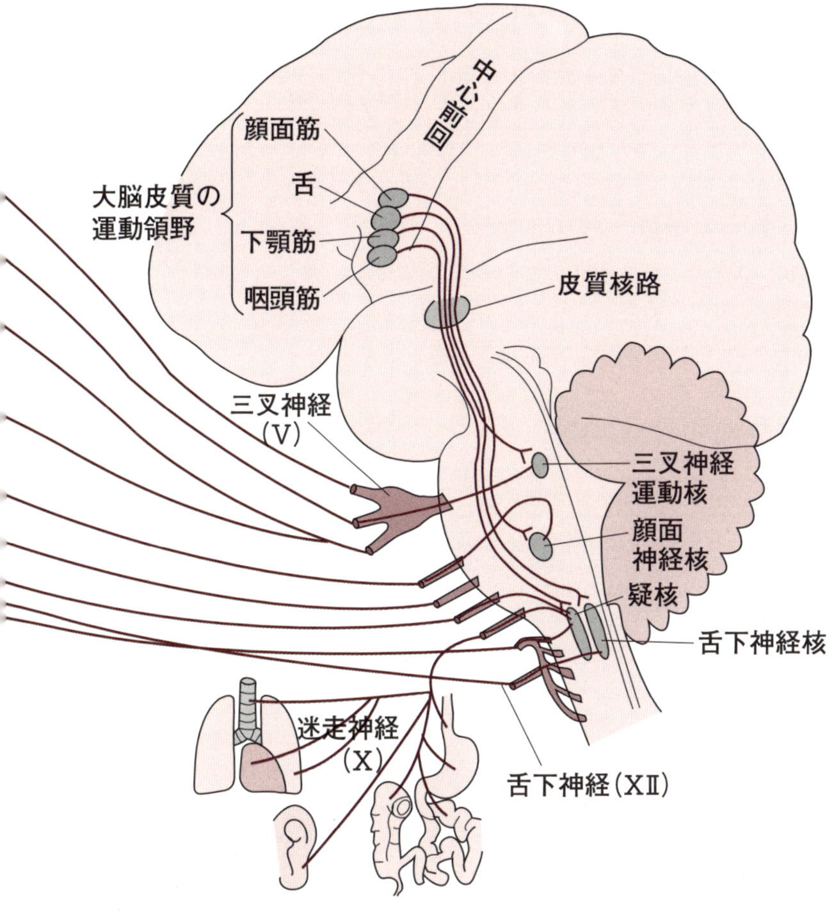

○三叉神経（V）：知覚および運動神経からなる混合神経。脳神経中最大の神経で、神経核は橋の中部に位置する。知覚線維からなる眼神経と上顎神経、運動性線維を含む下顎神経の３枝に分かれる。第３枝の終末枝である舌神経には、舌の前2/3の味覚をつかさどる神経線維（顔面神経）が混在している。

○舌咽神経（Ⅸ）：主に舌と咽頭に分布し、迷走神経と密接な関連を有し、分布と機能も類似している。一部内臓の知覚と味覚をつかさどる線維が入る。

○迷走神経（X）：脳神経中もっとも長く広く分布している神経。舌咽神経とほぼ同じ所にあり、機能も類似している。運動（軟口蓋、咽頭、喉頭筋など）、副交感（心機能、気管・気管支平滑筋とその粘膜分泌）、知覚枝（耳・鼓膜、一部の内臓知覚と味覚にも関与する）を有する。

評価指標いろいろ①

口腔ケアの評価指標

対象者の口腔ケアの必要度の把握と同時に、その実施効果を客観的に評価するためには、適切な評価指標を設けて継続的・計画的に記録するとよい。清掃状況などは種々の指標があるが、口腔機能状況まで含めたような口腔ケアの総合的な評価指標はない。対象者の問題と専門的口腔ケアのねらいに応じ必要な指標を選ぶためにも、代表的な評価指標は整理しておこう。

専門的口腔ケアの評価指標

援助項目	主なねらい	客観的評価例
清潔	食渣・歯垢の除去	OHI ※、柿木の FDG値※、細菌検査（カンジダ検出）※
爽快感（苦痛除去）	快感（痛みの緩和）	（聞き取り）、フェイススケール※（QOL）
清掃自立度向上	療養者（介護者）の自立	BDR 指標※、FIM指標（☞ 付録3）
口腔疾患療養	症状改善（歯肉炎など）	出血度※、歯肉炎 GI、PMA
咀嚼機能	噛め具合	山本式判定表、GI ゼリー、デンタルプレスケール
摂食機能	食べやすさ	テストフード法※、超音波診断、筋電図
嚥下機能	飲み込みやすさ	RSST 法※、VF 検査（☞ 3-13）、水飲みテスト（☞ 付録4）
分泌機能	唾液の分泌促進	分泌唾液量※
言語機能	発音明瞭化	音声分析
表出機能	表情の変化	筋電図、VTR
予防処置・健口増進（清掃の高次目標）	疾患発生・機能低下予防 呼吸器感染予防	疫学（集団）的分析（発生率、改善率） 発熱日数

※は訪問ケアの現場でできる簡便な方法

○これらの指標は、機能面での診断に用いるものもあり、その結果はケア実施上での参考になる。

○逆に、RSST 法やテストフード、咀嚼機能スケールなど、ケア現場で精密検査のためのスクリーニングに用いると便利なものもある。

口腔の清掃度

◎歯口清掃指数 OHI（Oral Hygiene Index）と同・簡易版 OHI-S（Oral Hygiene Index Simplified）◎

○DI（歯垢付着状況指数）とCI（歯石付着状況指数）の和で、口腔内の汚れ状況を示す。簡易版は特定歯で判定する。

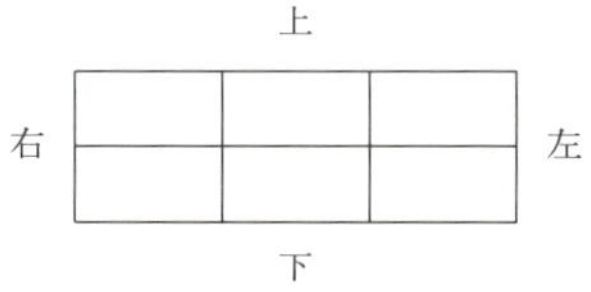

・口腔内を上下各３分割（６分画）する（**右図**）。
・各分画の付着状況の最高点を３点とする。
・各分画の点数の和を、被検査区分数で割ったものが個人の指数。

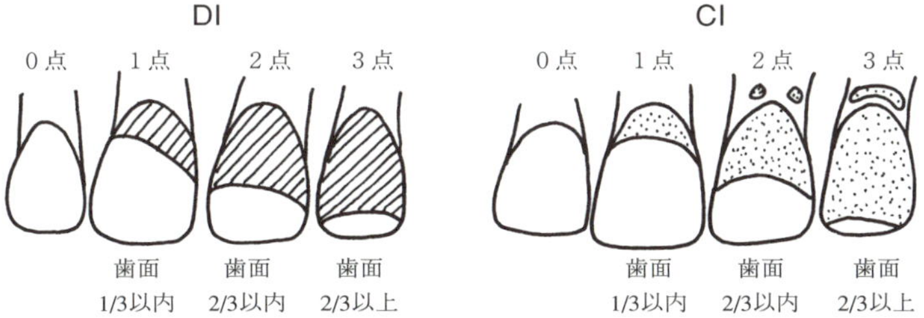

◎柿木らのFDG 値◎

○柿木らによりOHI をベースにして作られた算出方法で、食物残渣や義歯の汚れなどの項目に変え、器質的な口腔ケアの必要度を指標化したもの。

・食物残渣をF、義歯を含む歯垢の状況をD、歯肉炎をGIに分類。各項目の最高点は18点。
・無歯顎および有歯顎が同じ指標で評価でき、口腔ケアに関する指導や評価がしやすい。
・部位別に評価するため、口腔機能や障害の状態も反映できる。
・代表値として、主に清掃値を示すFとDのみのFD値や、F+D+Gを合計したFDG値が使用できる。

◎本書の提案◎

○OHI を唇（頬）舌側に２分した12分画（**右図**）で、義歯を含んで判定する。

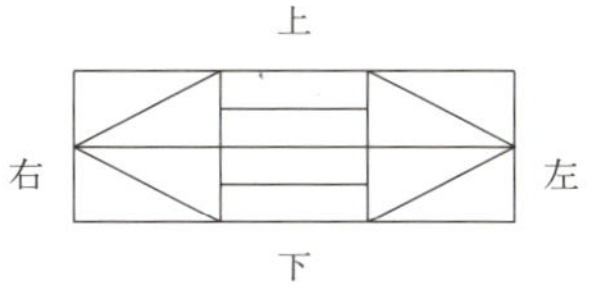

○食物残渣については、口蓋面、舌背面、歯肉頬移行部への付着があることから、チャート上に表記し、この点数に入れない（量より部位で評価）。

付録 2

口腔細菌の評価（カンジダの検出）

○本来なら口腔内細菌の種類や構成など質的な評価が重要だが、訪問現場では口腔ケアの必要度がわかればよく、１つの代表値として口腔細菌叢でのカンジダ検出とその程度の評価が考えられる。

◎ストマスタット◎

○カンジダ菌検出用簡易試験薬（三金工業）

○24時間後の色の変化により、カンジダ菌の有無を判定。

◎クロモアガーカンジダ◎

○カンジダ分離培地（関東科学）

○48時間培養後、培地上のコロニーの色により、カンジダ属をはじめとする病原性酵母様真菌の菌種の推定同定が可能。

ストマスタット

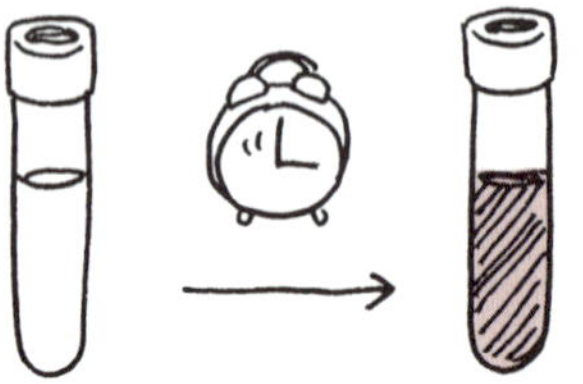

カリオスタットに似ている。

クロモアガーカンジダ

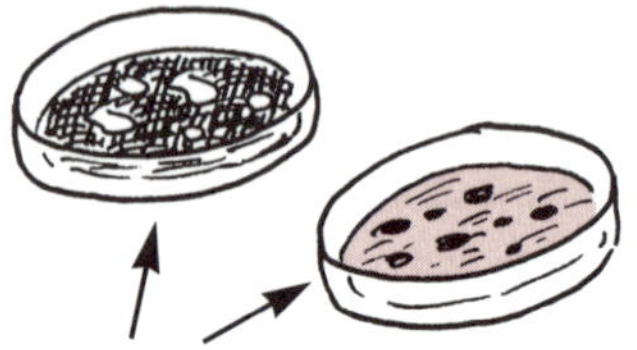

色で種類がわかる。

口腔ケアの自立度評価

◎ FIM 指標（機能的自立度評価法 Functional Independence Measure）◎

○リハビリテーションの治療効果を把握するための評価尺度（☞付録3）。

◎ BDR 指標◎

○歯磨き（Brushing）、義歯着脱（Denture Wearing）、うがい（Mouth Rinsing）の３指標から口腔ケアの自立度を評価する（☞3-12）。

歯周組織の症状評価

◎出血度◎

○以下の３つの方法により状況を把握することができる。

・唾液潜血反応（サリバスター BLD®：昭和薬品化工）

・CPITN 探針などによるジェントルプロービング後の出血状況。

・一定圧のブラッシング後の歯肉出血の状況（本書の提案：口腔内６分画を頬舌側で分けた12カ所の出血の有無を（＋）、（±）で記載する）。

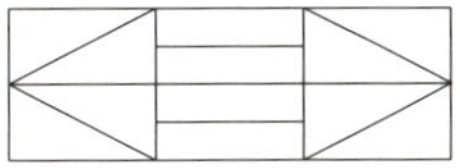

出血度記入欄

◎歯肉炎 GI （Gingival Index）◎

○辺縁歯肉を唇（頬）側、舌側、近心、遠心に分け、それぞれの歯について歯肉炎の程度を評価する。

スコア	炎症の程度	判　定　基　準
0	健康歯肉	
1	軽度歯肉炎	プロービング時の出血なし、歯肉の色のわずかな変化と浮腫。
2	中程度歯肉炎	プロービング時の出血あり、歯肉は発赤、腫脹し光沢を帯びる。
3	強度歯肉炎	著しい発赤、腫脹、潰瘍が認められ自然出血。

○１歯４部位の合計点を４で割って、その歯の GI スコアを求める。

個人の GI ＝各歯のスコアの合計 / 被検歯数

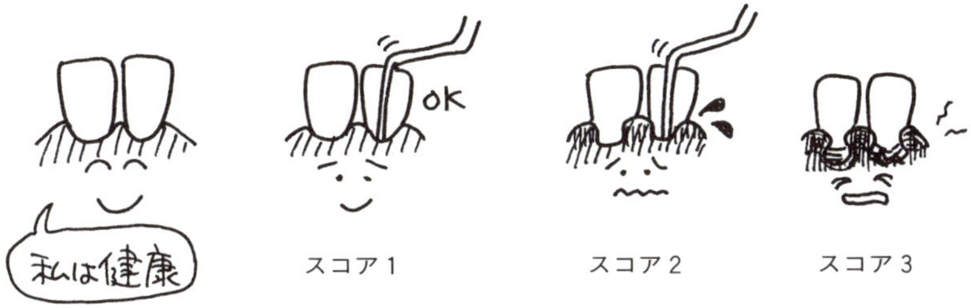

スコア１　　スコア２　　スコア３

付録 2

摂食・嚥下機能の評価

◎水飲みテスト◎

○30ml の水を飲んでもらい、そのようすで嚥下機能を評価する（☞付録4）。

◎ RSST 法（反復唾液嚥下テスト）◎

○30秒間で何回嚥下ができるか数え、嚥下障害の有無をテストする（☞3-14）。

◎テストフード◎

○嚥下に容易な食品（テストフード）を用いて、摂食・嚥下状態と嚥下後の口腔内の残留状況を観察する方法（☞3-14）。

咀嚼機能の評価

◎機器を用いた方法◎

○デンタルプレスケール

・特殊なフィルムを咬ませ、上下顎の咬合接触を調べる方法。

○咬合力計で咬合力を測定する方法

○筋電計を用いた方法

◎実際に咬ませる方法◎

○ピーナッツ、米による篩分（しぶん）法

・段階的に網目の異なる篩（ふるい）にかけて、細かくなった状態を測定。

○チューイングガム

・唾液への成分溶出量を測定。

○GI ゼリー（右表）

・日常食品の範囲で固さを何段階かに調整した数種類のゼリーを咬ませ調べる。

○ATP顆粒

◎摂取食品のアンケートによる方法◎

○食品を実際に患者に咀嚼させ、その結果をもとに食品の咀嚼難易度を区分した表を作成し、問診により患者の摂食可能な食品群を判定する。

○山本式などの義歯用咀嚼能力判定表（次ページ）などが代表的である。

◎摂食食品からの咀嚼機能の推定◎

○実際の訪問現場では、特殊な機器や篩を用いたりすることは適していない。柳沢らのデータをもとに作製した代表食品と、GI ゼリーのデータを参考にすると、摂取食品から咀嚼機能の程度も判断できる。

○目安は、No. 1（粥程度の軟らかい食品）、No. 2（日常食べる食品・常食）、No. 5（かなり固い食品）である。

◎推定咀嚼筋活動量スケール◎

目　安	食　品	推定咀嚼筋活動量 (mV. sec)	目　安	食　品	推定咀嚼筋活動量 (mV. sec)
No. 1	うずら豆	312	No. 3	油あげ	1,490
	コンビーフ	291		ほしぶどう	1,315
	ばなな	311		酢だこ	1,331
	ウエハース	321		白菜つけもの	1,091
No. 2	りんご	788	No. 4	豚ももゆで	1,769
	ごはん	832		生にんじん	1,827
	つみれ	791		セロリ	1,738
	アスパラ	870	No. 5	さきいか	2,542
				たくあん	2,462

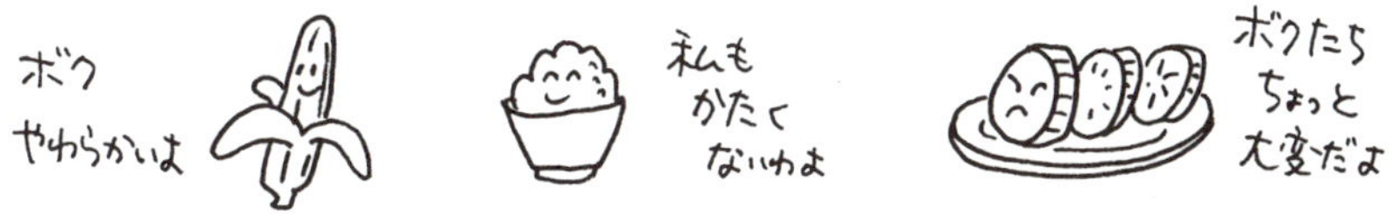

付録 2

◎山本式総義歯咀嚼能率判定表◎

義歯装着前

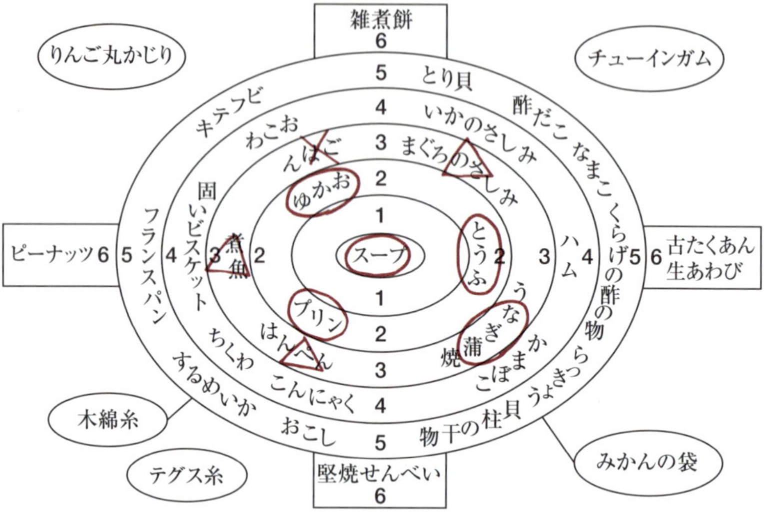

義歯装着後

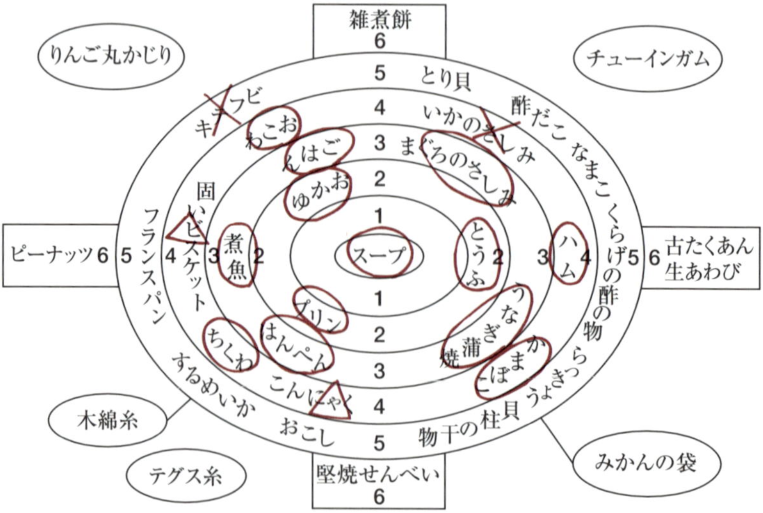

フェイススケール

◯評価のスケールが、言葉の代わりに笑顔から泣き顔までの表情になったもの。

◯異なった表情の中から、今の状態（痛み具合や、快・不快など）の主観的な感じを、もっともよく表している顔を示してもらう。

◯術者が評価する方法と、本人が自己評価する方法がある。

フェイス 0

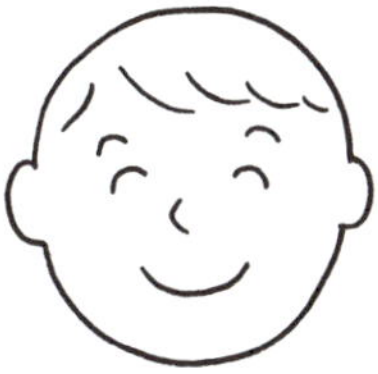

（痛みがまったくない）

フェイス 1

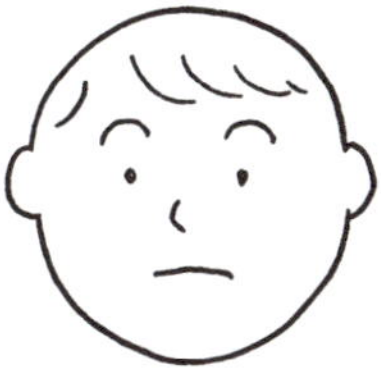

（わずかに痛みがある）

フェイス 2

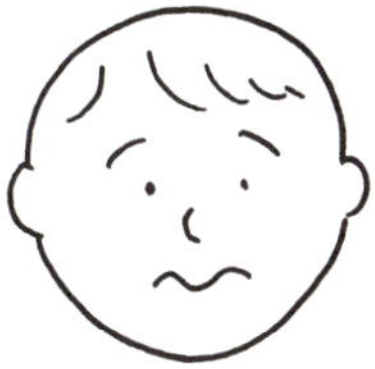

（軽度の痛みがあり、少し辛い）

フェイス 3

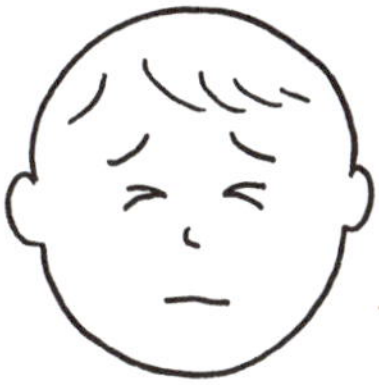

（中程度の痛みがあり、辛い）

フェイス 4

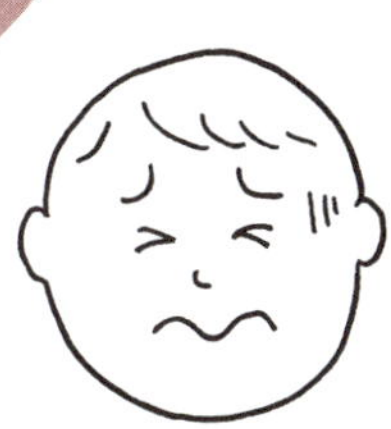

（かなりの痛みがあり、とても辛い）

フェイス 5

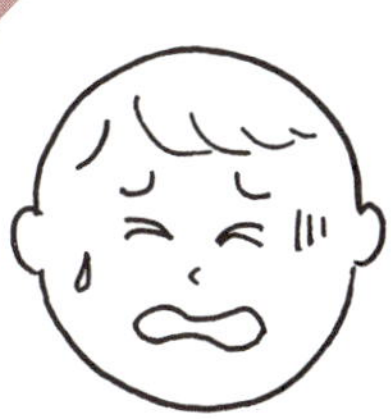

（強い痛みがあり、とても耐えられない）

評価指標いろいろ②

口腔ケアにFIMを応用すると

FIM（機能的自立度評価法 Functional Independence Measure）とはリハビリテーションの治療効果を把握するための評価尺度で、18項目7段階のスケールにより、セルフケア、排泄管理、移乗、移動、コミュニケーション、社会認知能力などを評価するものだ。このFIMのうち、口腔ケアに関連する「整容」と「食事」項目を参考にして、口腔ケアの自立度を評価する尺度として応用できる。

FIMの評価手順

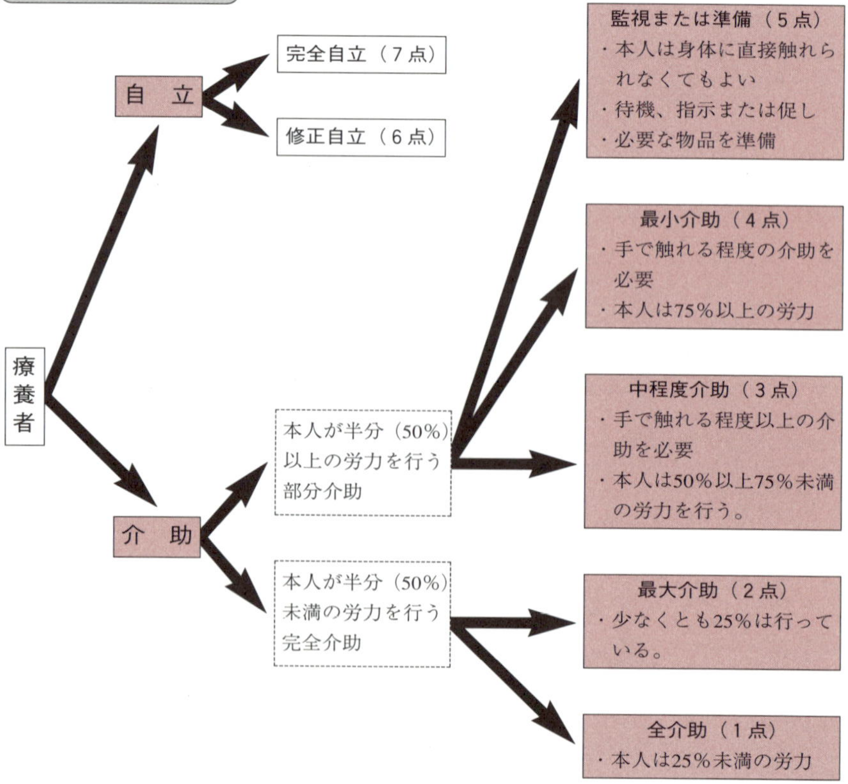

整容にみる口腔ケア

○歯を磨く、および義歯を清掃するすべての準備が含まれる。

点数	評価ポイント
7点 完全自立	・自分で準備（歯磨剤をつけるなど）をして、口腔ケア（歯磨き、義歯の洗浄）をする。
6点 修正自立	・自助具（リーチャー）、義肢、装具が口腔ケアのために必要であるが、それらを自分で装着する。 ・時間がかかる。 ・安全性の考慮が必要。
5点	・監視、待機、指示、うながし、準備を必要とする。 ＜準備例＞ ・歯磨剤を歯ブラシにつけてもらう。 ・電動歯ブラシの電池を充電してもらう。 ・装具、自助具の装備をしてもらう。 ・洗面道具を用意し、洗面所に運んでもらう。
4点	上記の75％以上を行う。
3点	上記の50％以上75％未満を行う。
2点	上記の25％以上50％未満を行う。
1点	上記の25％未満しか行わない。

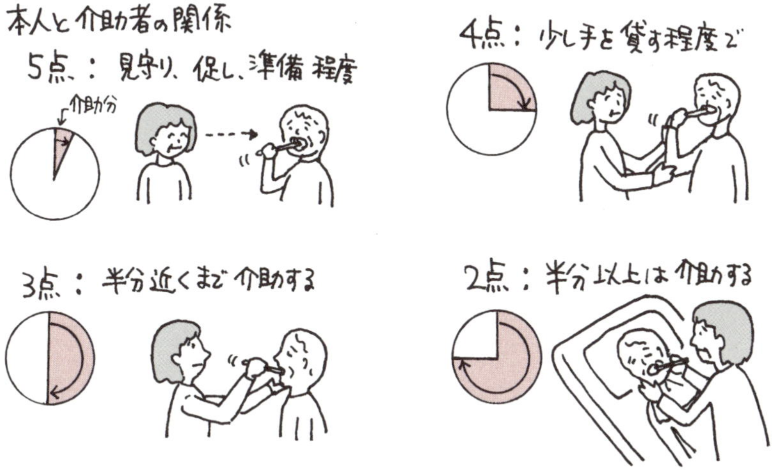
本人と介助者の関係
5点：見守り、促し、準備 程度
介助分
4点：少し手を貸す程度で
3点：半分近くまで介助する
2点：半分以上は介助する

付録 3

食事にみる口腔ケア

○食事が適切に用意された状態で、食物を口に運ぶのに適当な器具を使って咀嚼し、嚥下するまでが含まれる。

点数	評価ポイント
7点 完全自立	・配膳、下膳のみをしてもらい、他はすべて自立している。 ・配膳された食物はすべて自分で処理して食べ、茶碗またはコップから飲む。 ・自分でフォーク、スプーン、箸を使い、食物を口まで運び、咀嚼し、嚥下する。
6点 修正自立	・自分で自助具(ストロー、滑り止めネット、特別なスプーンなど)をセットし使う。 ・食べるのに時間がかかる。 ・きざみ食、裏ごしされた食物、粥食などの特別食を必要とする。 ・経管栄養であるが、それらの準備および食事動作はすべて自立している。
5点	・監視、待機、指示、うながし、準備が必要である。 ・誤嚥しないように食事の速さや、一切れの大きさを監視している。 ＜準備例＞ ・配膳の後、きざんでもらう。 ・醤油、ソースなどをかけてもらう。 ・バターを塗ってもらう。 ・飲物を注いでもらう。 ・果物の皮をむいてもらう。 ・瓶の蓋をとってもらう、袋を破ってもらう。 ・自助具をつける。 ・エプロンをつけてもらう。 ・食事後、こぼしたものを拾ってもらう。
4点	・上記の75％以上を行う。 ＜介助例＞ ・食物をかき集めてもらう。 ・最後に食器に残った食物をスプーンに乗せてもらう。 ・誤嚥でむせるときに叩いてもらう、温熱刺激をしてもらう（あくまで最小介助レベルの範囲で） ・口の中に食物が溜まっていないか、介助者に指で確認してもらう。
3点	・上記の50％以上75％未満を行う。 ・食事用の装具の装着をしてもらい、スプーンで食物をすくう際に介助が必要であるが、そこから口に食物を運ぶことはできる。
2点	・上記の25％以上50％未満を行う。
1点	・上記の25％未満しか行わない。 ・非経口的な栄養（経管栄養など）を受けていて、自己管理ができていない。

※箸ではなく、スプーンやフォークでも7点でかまわない。
※あくまで配膳・下膳は評価に含まない。準備は配膳後の準備を指す。

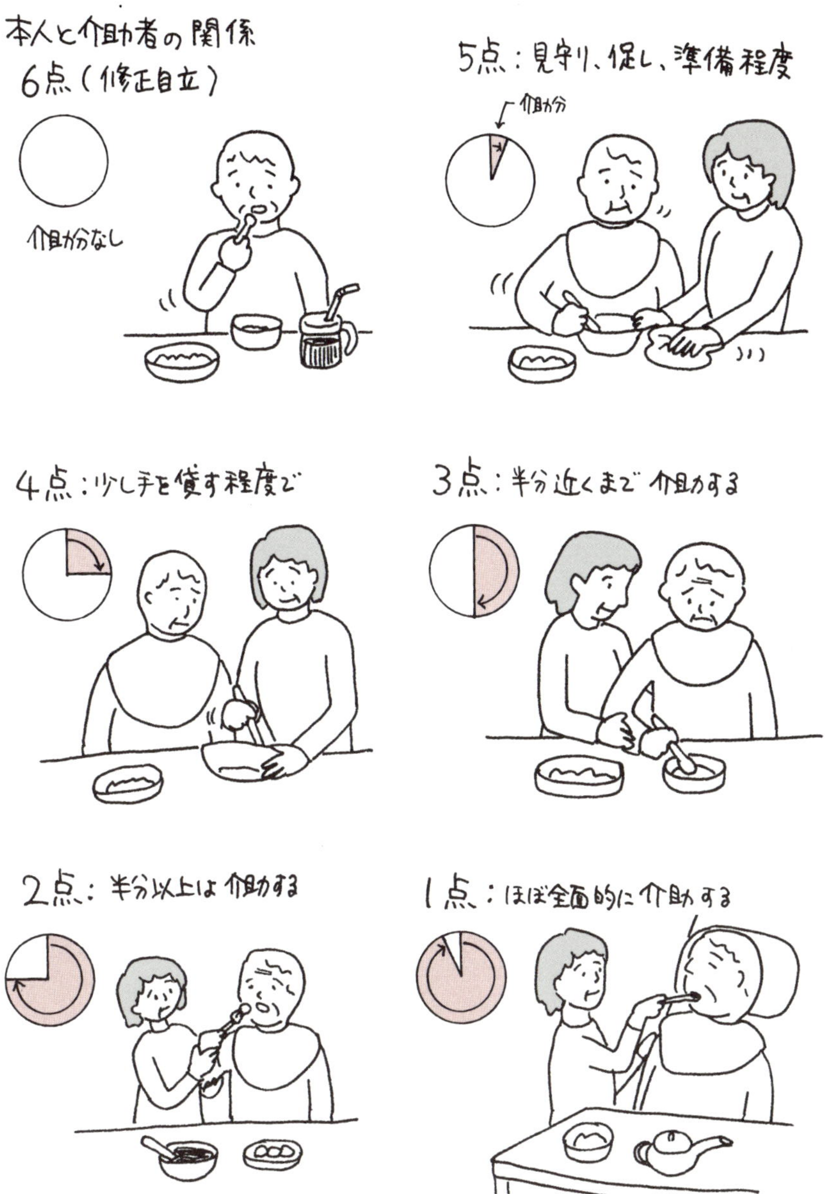
本人と介助者の関係
6点（修正自立）
介助分なし
5点：見守り、促し、準備程度
介助分
4点：少し手を貸す程度で
3点：半分近くまで介助する
2点：半分以上は介助する
1点：ほぼ全面的に介助する

評価指標いろいろ③
水飲みテスト

水飲みテストは、特別な器具を用いずにできる嚥下機能のチェック法として有名な方法だ。しかし著しい誤嚥のある者には身体的苦痛が大きく、右下図のように不顕性誤嚥を見落としている可能性は知っておこう。経口摂取をしている患者のチェックに用いるが、水の飲み方により成績にばらつきがある。誤嚥が著しい者には苦痛もあることから、スクリーニングとして用いるならRSST（☞3-4）の方がお勧めだ。

方　法

○座位の状態にある対象者に、常温の水30mlをコップに注ぎ、平素のように飲んでもらい、水を飲み終わるまでの時間、プロフィール、エピソードを測定、観察する。

プロフィールとエピソード

◎プロフィール◎

1：1回でむせることなく飲むことができる。
2：2回以上に分けるが、むせずに飲むことができる。
3：1回で飲むことができるが、むせることがある。
4：2回以上に分けて飲むにも関わらず、むせることがある。
5：むせることがしばしばで、全量飲むことが困難である。

◎エピソード◎

・すするような飲み方
・含むような飲み方
・口唇からの水の流出
・むせながらも無理に動作を続けようとする傾向
・注意深い飲み方

など

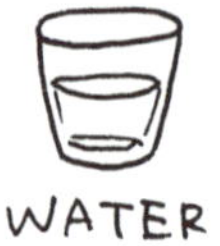

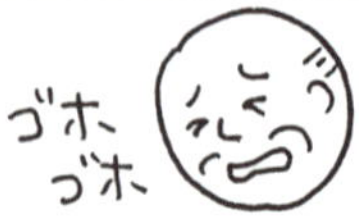

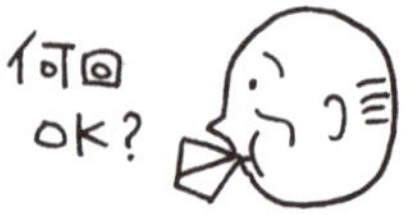

判定

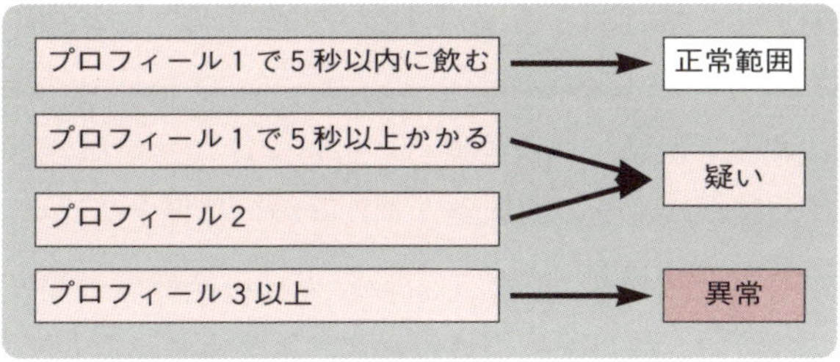
プロフィール１で５秒以内に飲む
正常範囲
プロフィール１で５秒以上かかる
プロフィール２
疑い
プロフィール３以上
異常

水飲みテストと誤嚥（VF 所見）

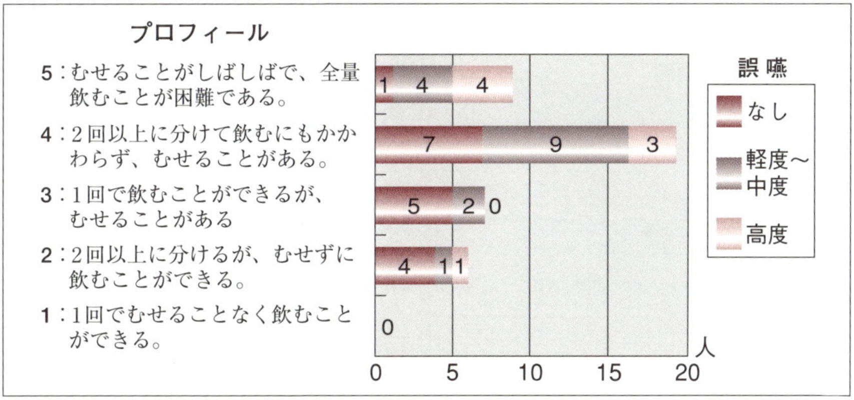
プロフィール
5：むせることがしばしばで、全量飲むことが困難である。
4：2回以上に分けて飲むにもかかわらず、むせることがある。
3：1回で飲むことができるが、むせることがある
2：2回以上に分けるが、むせずに飲むことができる。
1：1回でむせることなく飲むことができる。
1 4 4
7 9 3
5 2 0
4 1 1
0
0
5
10
15
20
人
誤嚥
なし
軽度～中度
高度

参考文献
窪田俊夫, 三島博信, 花田実, 南波勇, 小島義次. 脳血管障害における麻痺性嚥下障害: スクリーニングテストとその臨床応用について. 総合リハ 1982; 10 (2) : 271-276.

ポイント

！在宅療養者の水分摂取の状況を観察するときに、このテストのプロフィールやエピソードに相当する問題点を把握することで、嚥下機能評価や予測に役立つ。

歯科専門職用の口腔アセスメント票

(東京都歯科医師会による口腔ケア・アセスメント票)

以下のアセスメント票は、他のアセスメント手法(☞6-7)で口腔の問題があると判定された場合に、その問題点をより詳細に把握するために作製されている。歯科職の使用を前提としているため、項目は詳細だ。250ページの記載マニュアルにしたがい、該当する項目にチェックを入れることで、検討すべき問題領域が選定できるようになっている。アセスメントに不慣れな歯科専門職はご活用を。

口腔ケア・アセスメント票

Ⅰ．口腔内の問題

A. 口腔疾患状況

硬組織
1. 歯痛
2. 歯の動揺
3. 歯の破折
4. 充填物脱離

軟組織　歯・歯周組織　粘膜
5. 歯肉の痛み、傷、腫れ、出血、変色がある
6. 歯垢・歯石
7. 舌の痛み、傷、腫れ、出血、変色(舌苔など)がある
8. 口腔粘膜の痛み、傷、はれ、出血、変色がある

顎関節
9. 顎関節痛
10. 開閉口障害
11. 関節雑音

顔貌
12. 表情が乏しい
13. 口唇が閉じない
14. 片麻痺がある
15. 痙攣や不随意運動がある

B. 口腔機能

食物摂食
1. 好き嫌いがはっきりしている
2. 食事の時に嬉しそうにして食べる

食事時のむせと咳
3. ない
4. 時々ある
5. 常にある

食物摂取時の姿勢
6. 食卓にすわって食べる
7. ベッドなどを起こして食べる
8. 寝たままで食べる

補食
9. 食物をこぼさない
10. 食物がこぼれてしまう

咀嚼
11. 普通に嚙める
12. 軟らかいものなら嚙める
13. ほとんど嚙めない

嚥下
14. 普通に飲み込む
15. 飲みにくい
16. 嚥下できない

味覚
17. 味がわかる
18. 味がわからない

唾液の分泌
19. 口腔内が乾いている
20. 口腔内が湿潤である
21. 流唾がある

発音
22. 明瞭である
23. 何とかできる
24. 不明瞭である

Ⅱ．口腔衛生状態の問題

A. 口腔内清掃状況
1. 歯垢・歯石や食渣がついている
2. 義歯の内、外面に食渣がついている
3. 口臭がある

B. 口腔清掃
1. 毎食後している
2. 1日1回している
3. 全然していない

C. 歯磨き
1. ほぼ自分でできる

2. 部分的には自分でできる
3. 自分で磨けない

D. ぶくぶくうがい

1. 自分でできる
2. 水を含む程度はする
3. 水を含むこともできない

Ⅲ. 義歯の問題

A. 義歯の有無

義歯の有無
1. あり
2. なし

B. 義歯の使用状況

1. 常時使用
2. 食事の時にのみ使用
3. 不使用

C. 義歯の具合

1. よく噛める
2. 噛むと痛いところがある
3. うまく噛めない
4. 装着が困難

D. 義歯の着脱について

1. 自分でできる
2. 介助が必要
3. 自分ではできない

E. 義歯の清掃について

1. 自分でできる
2. 介助が必要
3. できない

F. 保管

1. 管理できる
2. 介助が必要
3. できない

G. 義歯の安定剤

1. 使用している
2. 使用していない

Ⅳ. 栄養および食事

A. 栄養状態

1. 良好
2. 普通
3. 不良

B. 栄養摂取方法

4. 経口
5. 経管
6. 経静脈内

C. 回数

7. 2回
8. 3回
9. 4回以上

D. 食事時間

10. 30分以内
11. 30分以上

E. 食事形態

12. 普通食
13. きざみ食
14. 軟食
15. 流動食

F. 食事量

16. 増加した
17. 変化なし
18. 減少した

G. 食事介助

19. 自立できる
20. みまもりが必要
21. 一部介助
22. 全介助

Ⅴ. 口腔管理

A. 口腔管理

本人
1. 希望する
2. 希望しない

介護者
1. 希望する
2. 希望しない

B. 通院

1. 可能
2. 条件により可能
3. 不可能

C. 最近の歯科受診

1. 　　年　　月　頃
2. 歯科医院名
3. 主な治療内容

記入年月日	記入者
年 月　　日	氏名 役職

付録 5

口腔ケアアセスメント票による口腔問題領域の選定表

※チェック項目に該当があれば、その欄を右にたどり、○印の所が検討すべき問題領域となる。

口腔ケア・アセスメント チェック項目				問題領域 1 食物摂取についての検討	2 咀嚼・嚥下機能の検討	3 口腔清掃についての検討	4 口腔内状態の検討	5 発音機能の検討	6 口腔ケアを妨げる要因の検討
I	A	1・2・3・4	（硬組織）		○		○		
		5・6・7・8	（軟組織など）			○	○		
		9・10・11	（顎関節）		○		○		
		12・13・14・15	（顔貌）	○	○				
	B	4・5	（食事時のむせと咳）		○	○			
		8	（食事摂取時の姿勢）	○	○				
		10	（補食）	○					
		12・13	（咀嚼）		○		○		
		15・16	（嚥下）		○	○			
		18	（味覚）				○		
		19・21	（唾液の分泌）		○	○	○		
		23・24	（発音）					○	
II	A	1・2・3	（口腔内清掃状態）			○	○		
	B	2・3	（口腔清掃）			○	○		
	C	2・3	（歯磨き）			○			
	D	2・3	（ぶくぶくうがい）			○			

口腔ケア・アセスメント チェック項目				問題領域 1 食物摂取についての検討	2 咀嚼・嚥下機能の検討	3 口腔清掃についての検討	4 口腔内状態の検討	5 発音機能の検討	6 口腔ケアを妨げる要因の検討
Ⅲ	A	2	（義歯の有無）		○		○		
	B	3	（義歯の使用状態）		○		○		
	C	2・3・4	（義歯の具合）		○		○		
	D	2・3	（義歯の着脱）				○		○
	E	2・3	（義歯の清掃）			○			○
	F	2・3	（保管）						○
	G	1	（義歯の安定剤）		○	○			
Ⅳ		3	（栄養状態）	○	○				
		5・6	（栄養摂取方法）	○	○				
		11	（食事時間）	○	○		○		
		13・14・15	（食事形態）	○	○				
		18	（食事量）	○	○		○		
		20・21・22	（食事介助）	○	○		○		
Ⅴ		2	（口腔管理）						○
		2・3	（通院）						

付録5

口腔ケア・アセスメント票記載マニュアル

Ⅰ．口腔内の問題

A．口腔疾患状況

硬組織

1. 歯痛
   ➡自発痛、温・冷水痛、咬合痛などの自覚症状がある場合。
2. 歯の動揺
   ➡中等度以上の動揺のある場合。
3. 歯の破折
   ➡う蝕や歯冠の一部に欠損がある場合。
4. 充填物脱離
   ➡歯冠修復物の脱離を含む。

軟組織　歯・歯周組織粘膜

5. 歯肉の痛み、傷、出血、変色がある。
   ➡薬物性の歯肉増殖（Ca拮抗剤、ニフェジピンなど）も観察する。
6. 歯垢・歯石
   ➡歯周疾患などに著しく影響を及ぼすと思われる程度の歯垢・歯石が付着している場合。
7. 舌の痛み、傷、腫れ、出血、変色（舌苔など）がある。
8. 口腔粘膜の痛み、傷、腫れ、出血、変色がある。

顎関節

9. 顎関節痛
   ➡自発痛、開・閉口時痛について観察する。
10. 開・閉口障害
   ➡補食に影響のある程度の開口障害のある場合、関節脱臼による開口障害についても観察する。
11. 関節雑音
   ➡関節雑音の有無についても観察する。

顔貌

12. 表情が乏しい。
   ➡喜怒哀楽の表出が見られるかどうかを観察する。
13. 口唇が閉じない。
   ➡口唇の閉鎖に持続性があるかどうかを観察する。
14. 片麻痺がある。
   ➡運動・感覚神経の麻痺について観察する。
15. 痙攣や不随運動がある。

B．口腔機能

➡以下の1～18までは主として介護者への聞き取りを参考に記載する。

食物摂取

1. 好き嫌いがはっきりしている。
2. 食事のときに嬉しそうにして食べる。

食事のむせと咳

3. ない。
4. 時々ある。
5. 常にある。
   ➡むせと咳のどちらか一方でもあれば記載する。

食物摂取時の姿勢

6. 食卓にすわって食べる。
7. ベッドなどを起こして食べる。
8. 寝たままで食べる。

補食

9. 食物をこぼさない。
10. 食物がこぼれてしまう。

咀嚼

11. 普通に噛める。
12. 軟らかいものなら噛める。
13. ほとんど噛めない。

嚥下

14. 普通に飲み込む。
15. 飲みにくい。
16. 嚥下できない。
   ➡飲物を飲むとむせるなどを観察する。

味覚

17. 味がわかる。
18. 味がわからない。

唾液の分泌

19. 口腔内が乾いている。
20. 口腔内が湿潤である。
21. 流唾がある。
   ➡老化による感覚低下、薬物（利尿剤、抗鬱剤、抗ヒスタミン剤、抗パーキンソン剤など）の副作用、口唇の筋機能、嚥下障害による流唾などの影響を観察する。

発音

22. 明瞭である。
23. 何とか理解できる。
24. 不明瞭である。
   ➡介護者とのコミュニケーションができるかどうかを考慮する。

Ⅱ．口腔衛生状態の問題

A．口腔内清掃状況

1．歯垢、歯石や食渣がついている。
2．義歯の内、外面に食渣がついている。
3．口臭がある。

➡口腔内の残存歯牙の有無にかかわらず、口腔内をきれいに保ち快適さを得ることは大切な習慣である。
➡歯垢・歯石の沈着の有無、片麻痺などがある場合は、疾患側の汚れ、また、口臭などの有無を注意して観察する。

B．口腔清掃

1．毎食後している。
2．1日1回している。
3．全然していない。

➡口腔ケアは自立の為にも、可能な限り療養者自身に歯ブラシを持たせることである。また、療養者本人だけでなく介護する家族、それに係わる人達などの口腔ケアに対する意識を高める必要がある。
➡特に3．を選択した場合、介護者などに対する口腔ケアの必要性を十分説明する必要がある。

C．歯磨き

1．ほぼ自分でできる。
2．部分的には自分でできる。
3．自分でできない。

➡本人の持つ機能を維持し、継続して口腔ケアができるような環境の整備と、生活習慣としての採り入れが重要である。
➡特に、2．3．を選択した場合、介護者の実施がどの程度行われているか知る必要がある。
➡また、正しい歯磨きの方法などの理解をしてもらう必要もある。

D．ぶくぶくうがい

1．自分でできる。
2．水を含む程度はする。
3．水を含むこともできない。

➡2．3．を選択した場合、口腔領域および周囲筋の障害がどのようなものか観察する。

Ⅲ．義歯の問題

A．義歯の有無

1．ある。
2．なし。

➡1．は、義歯が使用可能、不可能にかかわらず所有していることをいう。
➡2．は、義歯を必要とする、しないにかかわらず持っていないことをいう。

B．義歯の使用状況

1．常時使用。
2．食事の時にのみ使用。
3．不使用。

➡義歯に対する異和感があり、使用状況が好ましくない場合には、2．3．を選択する。

C．義歯の具合

1．よく噛める。
2．噛むと痛いところがある。
3．うまく噛めない。
4．装着が困難。

➡古い義歯、咬み合わせの部分の擦り減り、上下の咬み合わせなどが悪い場合には2．3．の問題が起こりうるため、十分観察する。

D．義歯の着脱について

1．自分でできる。
2．介助が必要。
3．自分ではできない。

➡「義歯が所定の位置になかなか入らない」「義歯の取り外しが自分でできない」「義歯がはずれやすい」などの状況を観察する。また、感覚障害によるものもあるので注意が必要。

E．義歯の清掃について

1．自分でできる。
2．介助が必要。
3．自分ではできない。

➡長い間使用した義歯は、義歯そのものが汚れている場合がほとんどである。義歯の内面の汚れ、白い斑点状の固まりなどがあるかどうか十分に観察する。

F．保管

1．管理できる。
2．介助が必要。
3．できない。

G．義歯の安定剤

1．使用している。
2．使用していない。

➡1. を選択した場合、安定剤の種類(例えばポリグリップなど)またはティッシュペーパーなどを使用していれば、それらを聞き取る。

➡また2. を選択した場合、義歯が安定して使用されているか否かを観察する。

Ⅳ. 栄養及び食事

A. 栄養状態

1. 良好
2. 普通
3. 不良

➡身体計測、血液生化学的検査結果などから判断するが、主治医、訪問看護婦などからの医療情報を参考にする。

➡特に低タンパク血症、脱水に注意する。

B. 栄養摂取方法

1. 経口
   ➡経口摂取ができている。
2. 経管
   ➡経鼻胃管、胃瘻、空腸瘻などの場合。
3. 経静脈内
   ➡中心静脈栄養、末梢静脈栄養の場合。

C. 回数

1. 2回
2. 3回
3. 4回以上
   ➡食事回数、栄養回数を選択する。

D. 食事時間

1. 30分以内
2. 30分以上
   ➡経口摂取の場合の食事にかかる時間を選択する。

E. 食事形態

1. 普通食
2. きざみ食
3. 軟食
4. 流動食
   ➡普段の食形態を選択する(主菜、副菜どちらでも該当すれば選択する)。

F. 食事量

1. 増加した。
2. 変化なし。
3. 減少した。
   ➡最近1週間の食事量の変化を選択。

G. 食事介助

1. 自立できる。
2. みまもりが必要。
3. 一部介助。
4. 全介助。

(東京都歯科医師会. かかりつけ歯科医意見書及び口腔ケアアセスメント票の記載マニュアル. 1999. より引用改変。)

訪問現場で使える嚥下障害の口腔機能評価項目
～旭式発語メカニズムより～

（☞7-5）

Ⅰ呼吸機能	呼吸数 / 1分 □		硬口蓋をなめる □
	最長呼気持続時間 □		右の頬を押す □
	ローソク消し □		左の頬を押す □
Ⅱ発声機能	最長発声持続時間 □		頬を膨らませる □
Ⅲ鼻咽腔閉鎖機能	/a/発声時の視診 □		口唇の閉鎖 □
	口蓋反射 □		口唇を引く □
	Blowing 時の鼻漏出 □	c 反復運動での速度	口唇の突出 □
Ⅳ構音運動機能	口唇の安静時 □		舌の突出－後退 □
a 安静時の状態	舌の安静時 □		舌の左右移動 □
	下顎の安静時 □		連続舌打ち □
	歯の状態 □		口唇の開閉 □
	咬合状態 □		下顎の挙上－下制 □
	義歯適合状態 □	Ⅴ摂食機能	流涎（よだれ） □
b 運動範囲	上唇をなめる □		取り込み □
	下唇をなめる □		咀嚼 □
	舌の右移動 □		嚥下 □
	舌の左移動 □		ストローで吸う □
	舌尖の挙上 □		

○この表は、発語メカニズムの検査に用いられているチェック項目のうち、舌、口唇、顎、歯、鼻咽喉など、口腔とその周辺領域の機能をチェックする項目を抜き出したものだ。

○この項目がRSSTなどで摂食・嚥下に障害が認められた療養者の口腔関連の機能状況を訪問の場で簡単に確認するためのチェックポイントになる。

参考文献

西尾正輝. 旭式発語メカニズム検査. 東京：インテルナ出版, 1994.

痴呆の分類・判定基準

以下のスケールはあくまでも痴呆を見分ける目安のひとつである。いくつかの判定基準を併用すれば、高齢者の知的能力や生活能力を総合的に評価できるだろうが、この結果だけで痴呆と決めつけるのは危険だ。

また本人や家族に対して、いかにもテストをしたのでは抵抗感がある。面接の中でそれとなく聞き、状態を把握するための判断材料としよう。

「痴呆」と「物忘れ」のちがい

単なる「物忘れ」と、痴呆による「物忘れ」は違う。日常生活に支障が出れば、痴呆を疑おう。

単なる物忘れ	痴呆による物忘れ
①体験の一部分を忘れる。	①全体を忘れる。
②進行しない。	②進行する（判断力の低下）。
③場所や人物はわかる。	③場所や人物がわからない。
④自覚している。	④自覚しない（していない）。
⑤生活に支障はない。	⑤幻覚、妄想、徘徊など、日常生活にも支障あり。
⑥生理的な脳の老化による。	⑥脳の疾病による。

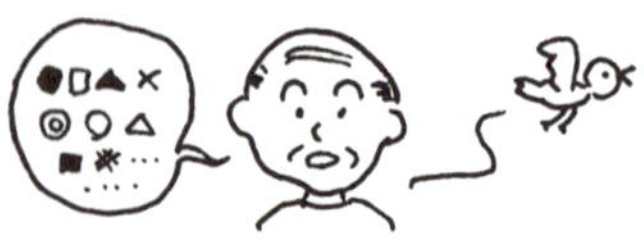

ポイント

！要介護認定を受けた療養者では、認定調査の過程で、厚生省分類（痴呆性老人の日常生活自立度判定）が把握されている。ケアスタッフの共通認識として使っていこう。

改訂長谷川式簡易知能評価スケール（HDS-R）

1	お年はいくつですか？　（2年までの誤差は正解）		0　1	1
2	今日は何年何月何日ですか？　何曜日ですか？ （年月日、曜日が正解で、それぞれ1点ずつ）	年 月 日 曜日	0　1 0　1 0　1 0　1	4
3	私たちが今いるところはどこですか？ （自発的に答えれば2点、5秒おいた後、家ですか？　病院ですか？　施設ですか？　のなかから正しい選択をすれば1点）		0　1　2	2
4	これから言う3つの言葉を言ってみて下さい。あとでまた聞きますので、よく覚えておいて下さい。（以下の系列のいずれか1つで、採用した系列に○印をつけておく） 1：a）桜　b）猫　c）電車　2：a）梅　b）犬　c）自動車		0　1 0　1 0　1	3
5	100から7を順番に引いて下さい。 （100 - 7は？　それからまた7を引くと？　と質問する。最初の答えが不正解の場合、打ち切る）	（93） （86）	0　1 0　1	2
6	私がこれから言う数字を逆に言って下さい。（6-8-2、3-5-2-9を逆に言ってもらう。3桁逆唱に失敗したら、打ち切る）	2-8-6 9-2-5-3	0　1 0　1	2
7	先ほど覚えてもらった言葉をもう一度言ってみて下さい。（自発的に回答があれば各2点、もし回答がない場合、以下のヒントを与え正解であれば1点） a）植物　b）動物　c）乗り物		a：0　1　2 b：0　1　2 c：0　1　2	6
8	これから5つの商品を見せます。それを隠しますので、何があったか言って下さい。（時計、カギ、タバコ、ペン、硬貨など、必ず相互に無関係なもの）		0　1　2 3　4　5	5
9	知っている野菜の名前をできるだけ多く言って下さい。（答えた野菜の名前を右欄に記入。途中で詰まり、約10秒間待っても出ない場合、そこで打ち切る。0～5＝0点、6＝1点、7＝2点、8＝3点、9＝4点、10＝5点）		0　1　2 3　4　5	5
		合計得点		30

（30点満点で、20点以下は痴呆ありと評価する）

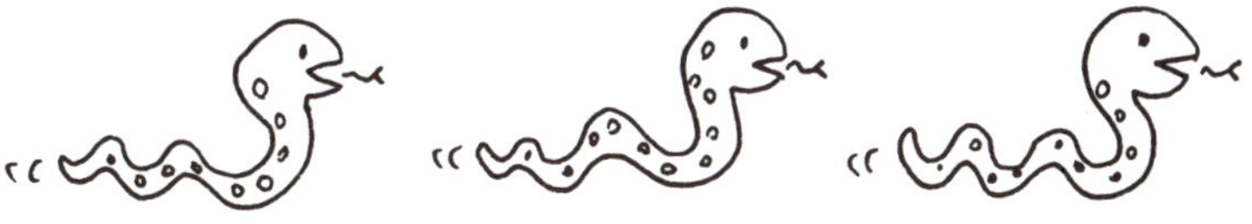

付録 6

柄沢式臨床判定基準

(－) (±)	活発な精神活動（知的活動）のあることが認められた場合。 ○日常生活における、通常の会話が可能。○ボケの兆候、たとえば失見当、粗大な記憶障害、関心の低下、不潔などは認められていない。○手助けを必要とするほどの知的衰退がない。
(＋1)	**軽度のボケ** ○日常会話や理解はだいたい可能だが、内容に乏しく、あるいは不完全。○社会的なできごとなどへの興味や関心の低下。○生活指導、ときに介護を必要とする程度の知能衰退。
(＋2)	**中程度のボケ** ○簡単な日常会話がどうやら可能。○慣れない環境での一時的失見当。○しばしば介助が必要、金銭の管理、服用の管理が必要のことが多い。
(＋3)	**高度のボケ** ○簡単な日常会話すら困難。○施設内での失見当、さっき食事したことすら忘れる。○常時手助けが必要。
(＋4)	**非常に高度のボケ** ○自分の名前すら忘れる。○寸前のことも忘れる。○自分の部屋がわからない。○身近な家族のこともわからない。

※原則として悪い症状を重視して判定する。

痴呆性老人の日常生活自立度判定基準（厚生省分類）

ランク	判断基準	見られる症状・行動例	判断にあたっての留意事項
I	何らかの痴呆を有するが、日常生活は家庭内および社会的にほぼ自立している。		在宅生活が基本であり、1人暮らしも可能である。相談、指導などを実施することにより、症状の改善や進行の阻止を図る。
II	日常生活に支障をきたすような症状・行動や意志疎通の困難さが多少見られても、誰か注意すれば自立可能。		在宅生活が基本であるが、1人暮らしは困難な場合もあるので、訪問指導を実施したり、日中の在宅サービスを利用することにより、在宅生活の支援と症状の改善および進行の阻止を図る。
IIa	家庭外で上記IIの状態が見られる。	たびたび道に迷うとか、買い物や事務、金銭管理など、それまでできたことにミスが目立つなど。	

IIb	家庭内でも上記 II の状態が見られる。	服薬管理ができない、電話応対や訪問者との対応など１人で留守番ができないなど。	同上
III	日常生活に支障をきたすような症状・行動や意志疎通の困難さが見られ、介護を必要とする。		日常生活に支障をきたすような行動や意志疎通の困難さが、ランク II より重度となり、介護が必要となる状態。「ときどき」とはどのくらいの頻度を指すのかについては、症状・行動の種類などにより異なるので一概には決められないが、一時も目を離せない状態ではない。在宅生活が基本であるが、１人暮らしは困難であるので、訪問指導や夜間の利用も含めた在宅サービスを利用し、これらのサービスを組み合わせることによる在宅での対応を図る。
IIIa	日中を中心として上記 III の状態が見られる。	着替え、食事、排便、排尿が上手にできない、時間がかかる。やたらに物を口に入れる、物を拾い集める、徘徊、失禁、大声・奇声を上げる、火の不始末、不潔行為、性的異常行動など。	
IIIb	夜間を中心として上記 III の症状が見られる。		
IV	日常生活に支障をきたすような症状・行動や意志疎通の困難さが頻繁に見られ、常に介護を必要とする。	ランク III と同じ。	常に目を離すことのできない状態。症状・行動はランク III と同じであるが、頻度の違いにより区別される。家族の介護力などの在宅基盤の強弱により在宅サービスを利用しながら在宅生活を続けるか、または特別養護老人ホーム・老人保健施設などの施設サービスを利用するかを選択する。施設サービスを選択する場合には、施設の特徴をふまえた選択を行う。
M	著しい精神症状や問題行動、あるいは重篤な身体疾患が見られ、専門医療を必要とする。	せん妄、妄想、興奮、自傷・他害などの精神症状や精神症状に起因する問題行動が継続する状態など。	ランク I ～ IV と制定されていた高齢者が、精神病院や痴呆専門棟を有する老人保健施設などでの治療が必要となったり、重篤な身体疾患が見られ老人病院などでの治療が必要となった状態。専門医療機関を受診するよう勧める必要がある。

  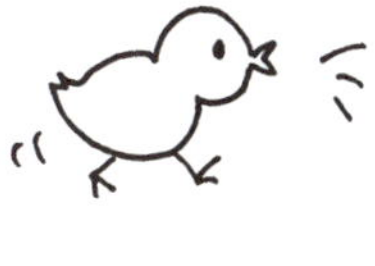

洗口剤種類一覧（☞5-12）

水歯磨き

洗口剤のうち、歯磨剤の範疇にあるものはマウスウォッシュ、デンタルリンス、液体歯磨剤、水歯磨きなど、さまざまな名称がつけられているが、厳密な分類はない。ここでは、歯ブラシの使用を前提としないものを「水歯磨き類」として整理した。

殺菌・抗菌成分による分類		主な商品名（メーカー）	主な付加的効能	分類	爽快感	介助用
合成殺菌系	クロルヘキシジン	ラカルト（エスエス製薬）	収斂作用（乳酸アルミニウム）＋ 口臭予防（銅クロロフィン）＋	医外		○
		オーラルサワー（大正製薬）		医外		
		オンエアマウスウォッシュ（資生堂）		化粧		
		コンクールF（ウェルテック）		医外	◎	◎
		クールエンドクリーン（ロッテ） など		医外		
	塩化セチルピリジウム系	GUMデンタルリンス（サンスター）	止血＋	医外	◎	
		デンターシステマ（ライオン）		医外	◎	
		モンダミンセンシティブ（アース製薬） など		医外	◎	
	トリクロサン	ハピカ（森下仁丹） など		医外	◎	

（化粧：化粧品　医外：医薬部外品　医：医薬品）

殺菌・抗菌成分による分類		主な商品名（メーカー）	主な付加的効能	分類	爽快感	介助用
界面活性系	逆性石鹸	薬用PLAX（ファイザーオーラルケア）	歯垢除去補助＋	化粧	◎	
		プラックリン（日本歯研工業）など	歯垢除去補助＋	化粧		
その他	主にエタノール	薬用リステリン（ワーナー・ランバード）	殺菌作用主	医外		
		クールミントリステリン（ワーナー・ランバード）		化粧		
		モンダミン（アース製薬）	口臭マスキング(銅クロロフィン)＋	化粧		
		クイックス（ライオン）など		化粧		
	生薬	アセス液　（佐藤製薬）など	止血、消炎、収斂作用＋	医		

（化粧：化粧品　医外：医薬部外品　医：医薬品）

洗口剤・含嗽剤

含嗽剤は口腔のみならず、咽頭・喉頭内に用いる（ガラガラうがい）。

効能	有効成分	主な商品名（メーカー）	分類	爽快感	介助用
口内炎 歯肉炎 創傷	ポピドンヨード	イソジンガーグル　（明治製薬）	医		
		ネオヨジンガーグル　（岩城）など	医		
	アズレン（生薬）	含嗽用アズレン「昭和」　（昭和薬化）	医		◎
		ハチアズレ　（東洋薬化）など	医		◎
消毒	界面活性剤	ネオステリングリーン　（日本歯科薬品）	医		
		オラドール含嗽剤　（日本チバガイギー）など	医		

（医：医薬品）

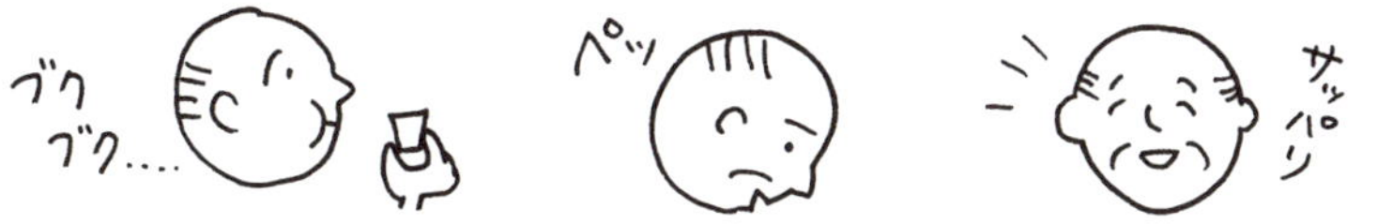

付録 8

義歯洗浄剤・安定剤 種類一覧

義歯洗浄剤

（☞5-16）

	歯科医院専用	市販品	
過酸化物系	・ピカ（青、赤） ・エヴァクリーン ・酵素入りポリデント義歯洗浄剤 ・Butler Denture Cleaner	・スモーカーズポリデント ・たばこタフデント ・ステラデント ・パーシャルデント ・ライオデント錠 ・新ニソーデント ・クリスタルポリデント ・タフデント	アース製薬 小林製薬 千寿製薬 小林製薬 ライオン アース製薬 アース製薬 小林製薬
非過酸化物系	・デント・エラック義歯洗浄剤 ・クリーンソフト ・プラキック	・ニューエクスデント入れ歯洗浄剤 ・部分入れ歯用ポリデント ・スパデント ・デンチャータッチ 30	オールジャパンドラッグ アース製薬 ニッシン モリムラ

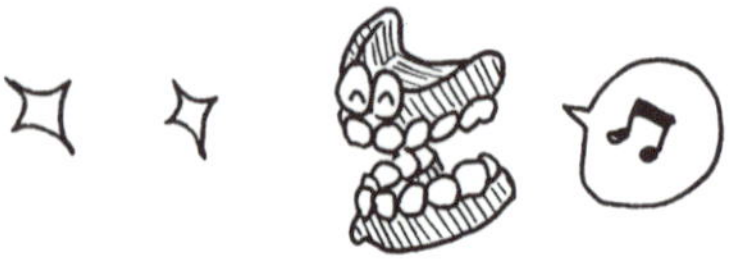

市販されている義歯安定剤の剤型別分類

（☞5-14）

◎パウダータイプ◎

商品名	主成分	製造・販売元
新ファストン	カラヤガム	ライオン
コレガパウダー	カルメロースナトリウム ポリエチレングリコール	ブロックドラッグジャパン アース製薬
ザンフトン	ポリアクリル酸ナトリウム	昭和薬品化工
リジデント 携帯用リジデント	純植物性成分	日本歯科薬品

◎クリームタイプ◎

商品名	主成分	製造・販売元
ライオデントクリーム	カルメロースナトリウム	ライオン
コレクトクリーム	カルメロースナトリウム ポリエチレングリコール メトキシエチレン無水マレイン酸共重合体	共和 シオノギ製薬
ポリグリップS	カルメロースナトリウム メトキシエチレン無水マレイン酸共重合体塩	ブロックドラッグジャパン アース製薬
ビクトリン	粘着性ゴム質	日邦薬品工業
ラカルトフィックス	カラヤガム末	エスエス製薬
ワムール	粘着性ゴム質	池田薬品工業

◎ライナータイプ◎

商品名	主成分	製造・販売元
新ライオデント 新ライオデントピンク	酢酸ビニル樹脂	ライオン
クッションコレクト コレクトソフトA	酢酸ビニル樹脂	共和 シオノギ製薬
タフグリップ タフグリップ肌色	酢酸ビニル樹脂	小林製薬

◎テープタイプ◎

商品名	主成分	製造・販売元
タッチコレクトII	ポリエチレングリコール カルメロースナトリウム	共和 シオノギ製薬

◎シートタイプ◎

商品名	主成分	製造・販売元
シーボンド上あご用 シーボンド下あご用	アルギン酸ナトリウム	丹平製薬

（第8回日本老年歯科医学会学術大会ランチョンセミナーII資料より引用・改変）

嚥下調整補助食品いろいろ

嚥下障害のある療養者は、脱水や低栄養になりやすい。しかし、嚥下を容易にするための補助食品も数多く市販されている。補助食品には、液体や食事にとろみをつけるための増粘剤、液体状のものを流動性のない固体状に変えるゲル化剤などの添加剤がある。また、低栄養状態を予防するためのタンパク強化食品、カロリーを抑えて満足感を与えるためのカロリー調整食品、流動補助食品である栄養補助食品などもある。

市販されている増粘剤

商品名（販売元）	価　格	特　徴
くず粉	一般調理に使用	・水に溶かした後、加熱し、かくはんすることにより、粘度を得る。
片栗粉	一般調理に使用	・水に溶かした後、加熱し、かくはんすることにより、粘度を得る。
トロミアップA	1,134円 / 225g 缶 987円 / 3g×50袋	・溶解後4～5分で好みの粘度になる。 ・低粘度使用向き（少量でも粘度を得ることができる）。 ・低粘度小さじ半分、高粘度小さじ1杯半が目安。 ・3g あたり食物繊維が 1.3g。
トロメリン顆粒	2,500円 / 550g 缶 2,500円 / 8g×50袋	・酸性飲料やミネラル飲料であっても、安定した粘度を得ることができる。 ・低粘度小さじ1杯、高粘度大さじ2杯が目安。

右ページにつづく

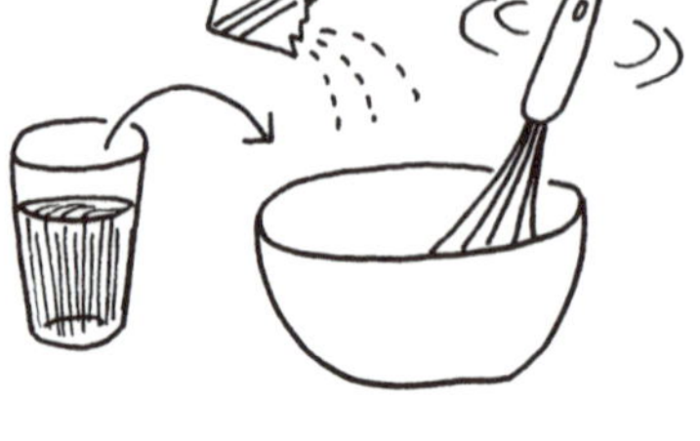

商品名（販売元）	価　格	特　徴
スルーソフトS	1,430円 / 300g 箱 407円 / 3g×20袋	・短時間でとろみを得られる。 ・無味無臭。 ・お茶もおいしい ・低粘度小さじ１杯半、高粘度小さじ３杯が目安。
シック&イージー	1,320円 / 227g 缶	・よく溶け、約30秒で好みの粘度になる。 ・とろみが付いた後でも、粘度調整が可。 ・高粘度でも付着性が少ない。 ・低粘度大さじ１杯、高粘度大さじ２杯が目安。
ムースアップ	945円 / 250g 缶 1,754円 / 8g×50袋	・かくはん後１分以内で好みの粘度を得ることができる。 ・主として、中〜高粘度向き。 ・中粘度大さじ１杯強、高粘度大さじ１杯半強が目安。 ・形のあるものまでできる。

ゲル化剤の特徴

種　類	カンテン	ゼラチン（パウダー）	カラギーナン
原　料	海藻類	コラーゲン	海藻類
口あたり	・口内温度で溶けない。 ・硬く弾力なし。 ・裂けやすい。	・口内温度で溶ける。 ・のどごし良好。 ・軟らかく、弾力あり。	・口内温度で溶けない。 ・軟らかく、滑らか。
溶解温度	・80度以上。 ・水に浸しておく必要あり。	・50〜60度以上。 ・水に浸しておく必要あり（パウダーは必要なし）。	・80度以上。
適　応	・食塊形成能の高い人に可。	・食塊形成能が衰えてきた場合に良好。 ・パウダーを使用すれば、料理に手間もかからない。	・食塊形成能がやや劣る人に可。 ・冷凍に適している。

※ゲル化剤をうまく利用して、料理をつくるとよい。

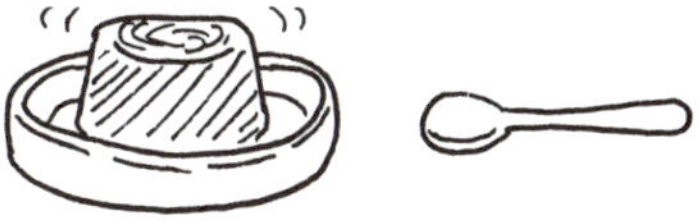

付録 9

その他のエネルギー補給食品・嚥下補助食品

種　類	製品名	特　徴
タンパク 強化食品	サンケンラクト 10g×21個 2,172円	・1袋でタンパク質約 7g、低脂肪の補助食品。プレーンとストロベリーの2種類。 ・粉末で溶けやすく、消化吸収に優れる。
エネルギー 強化食品	カップアガロリー 83g / 116円	・150kcalのエネルギー。 ・100mgのカルシウムと乳化オリゴ糖配合。 ・6種類の果物味。
低カロリー 食品	低カロリーゼリー 69g / 個 110円	・1食あたり約 30kcal（市販ゼリーの約1/2のカロリー）。 ・オレンジ味、梅味の2種。
高エネルギー 食品	ハイカロ120 75g / 個 132円	・1食あたり約 120kcal。 ・甘さ控えめ。ほどよい酸味のフルーツ味。
流動補助食品 （プリンタイプ）	豆腐寄せ 70g / 個 121円	・軟らかい豆腐タイプ。 ・1食あたり約 40kcal。 ・ささみ、蟹、鮭風味など。
	いとより鯛 80g / 個 160円	・1食あたりカルシウム100mg 。 ・くずしても、そのままでも可。 ・かまぼこのような味。
	高たんぱくディッシュ 50g / 個 143円	・1食あたり 7gのタンパク質。 ・和風味（みそ汁、茶碗蒸し）。
	デザート 70g / 個 132円	・1食あたり約 80kcal。 ・チーズ、ほうれん草、バナナなど6種類。
流動補助食品 （ムースタイプ）	ペクシー 260g / 個 165円	・1食あたり約220kcal。 ・冷たい牛乳と混ぜるだけでふんわりムースができる。 ・4種類のフルーツ風味。 ・牛乳の苦手な人にも最適。
	テルミールソフト 200g / 個 264円	・1食あたり約 300kcal。 ・使いやすいチアパック容器入り。 ・食べる感じのクリーミータイプ。
（粉末タイプ）	スムースプロ10 37g / 個 215円	・1食あたり約160kcal。 ・1袋に蛋白質10g、カルシウム260mg配合。
（うらごしタイプ）	うらごし 95g / 個 220～275円	・1食あたり約 200kcal。 ・カルシウム、ビタミンDを強化。 ・ツナ、ささみ、ホキ（魚）味。

種　類	製品名	特　徴
その他の 補助食品	ブレンダー食ミニ 約80g / 1袋 190円	・手軽なレトルト食品。 ・自然素材を味付けし、ミキサー加工。 ・栄養バランスもよく、１袋あたり約50～100kcal。 ・牛肉と野菜の合わせ煮など10種類。
	ソフト＆グルメ 80g / 個 194～257円	・１食あたり約50kcal。 ・調理済み食品。 ・噛めない、飲み込みにくい人に。 ・肉じゃがなど３種類。
	やわらかカット食 100g / 個 154円	・１食あたり約30～70kcal。 ・食べやすく、飲み込みやすい。 ・６種類の風味。
	カットフルーツゼリー 100g / 個 143円	・１食あたり約80kcal。 ・５mm角のフルーツ果肉を包んだやわらかゼリー。
	やさしい献立 100g / 個 226円 200g / 個 270円 （メニューにより異なる）	・１食あたり約75～160kcal。 ・１品につき10種以上の素材を使用。 ・タンパク質、食物繊維、カルシウムに配慮し、塩分も控えめ。
水分補給ゼリー	エナチャージ 120g / 個 99円	・１食あたり160kcal、水分80g。 ・フルーツ味。
	アイソトニックゼリー 150ml / 個 83円	・１食あたり２kcal、水分150g。 ・スポーツドリンク風味。 ・持ちやすい容器。
	アクアジュレ 100g / 個 99円	・１食あたり25kcal、水分90g。 ・アセロラ風味。 ・キシリトール＆ポリフェノール配合。
	トロミドリンク 200ml / 個 96円	・１食あたり約30kcal、水分約190g。 ・カロリー控えめ。 ・むせずに水分補給のできるゼリー。

・本欄掲載の商品の価格、分量は、すべて株式会社ヘルシーネットワーク（電話：0120-236-977）「健康はつらつ食品」パンフレット（1999年12月版）による。

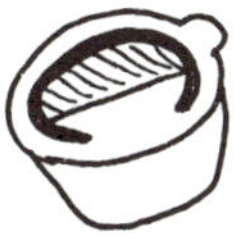

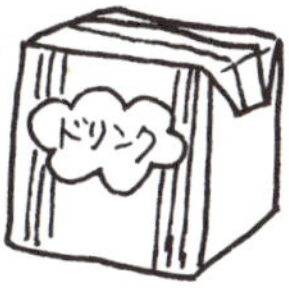

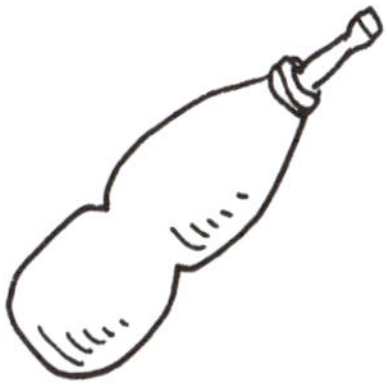

～本書も参考にした～ 訪問口腔ケアに役立つ文献

介護・ケアの総論や基礎医学的知識について

市岡正道（著）
生理学撮要 南江社 1969年発行

馬場元毅（著）
JJN ブックス
絵でみる脳と神経 －しくみと障害のメカニズム－ 医学書院 1991年発行

林 恭史（著）
介護福祉士のための介助テクニックシリーズ1
介助に必要な医学知識 文光堂 1992年発行

中村美知子、吉村茂和、他（監修）
ケアの心シリーズ⑥ **リハビリテーションとケア** インターメディカ 1995年発行

伊藤利之、白野 明、他（編集）
地域リハビリテーションマニュアル 三輪書店 1995年発行

中島紀恵子、京極高宣、他（監修）
三訂 介護福祉の基礎知識 （上・下） 中央法規出版 1996年発行

渡邊裕子、関 啓子、他（著）
保健・医療・福祉をつなぐ考える技術 医学書院 1997年発行

上田慶二、折茂 肇、他（著）
日本医師会雑誌（別冊）**介護保険と高齢者医療** 日本医師会 1997年発行

厚生省高齢者ケアサービス体制整備検討委員会（監修）
介護支援専門員標準テキスト 長寿社会開発センター 1998年発行

日本歯科衛生士会（監修）
訪問歯科保健指導における感染症予防マニュアル 日本歯科衛生士会 1998年発行

高橋和郎（編著）
MEDICUS LIBRARY 7 **脳神経領域の主要症状** メディカ出版 1998年発行

竹内孝仁（著）
介護基礎学 医歯薬出版 1998年発行

関連分野の介護・ケアの実際について

鈴木弘文、斎藤隆夫（著）
症状別　医学ツボ早わかり百科　光書房　1981年発行

竹内孝仁、稲川利光、他（著）
遊びリテーション
－障害老人の遊び・ゲームの処方集－　医学書院　1989年発行

佐々木正美（著）
講座　自閉症療育ハンドブック　学習研究社（学研）　1993年発行

川村佐和子（編著）
筋・神経系難病の在宅看護
－医療依存度が高い人々に対する看護－　日本プランニングセンター　1994年発行

東京都衛生局医療福祉部特殊疾病対策課（編集）
特殊疾病（難病）患者の治療及び生活指導の手引き
東京都衛生局医療福祉部　1996年発行

機能的口腔ケア・摂食嚥下について

S. E. モリス（著）　鷲田孝保（訳）
障害児食事指導の実際　協同医書出版社　1979年発行

金子芳洋（監修）　金子芳洋、向井美恵、他（著）
食べる機能の障害
－その考え方とリハビリテーション－　医歯薬出版　1987年発行

藤島一郎（著）
脳卒中の摂食・嚥下障害　医歯薬出版　1993年発行

西尾正輝（著）
旭式発語メカニズム検査　インテルナ出版　1994年発行

才藤栄一、向井美恵、他（著）
JJN スペシャル52
摂食・嚥下リハビリテーションマニュアル　医学書院　1996年発行

日本歯科医師会（編集）
摂食・嚥下障害へのアプローチ　日本歯科医師会　1997年発行

阿多義明（著）
阿多義明の「新・生体機能学」シリーズ4
［言語編］コトバすらすら【出る・直る・話せる】
－言葉機能の正しい理解と「発語～会話」の伸展訓練－　東京経済　1998年発行

金子芳洋、千野直一（監修）　才藤栄一、田山二朗、他（編集）
摂食・嚥下リハビリテーション　医歯薬出版　1998年発行

藤島一郎（著）
［新版］口から食べる　－嚥下障害Q＆A－　中央法規出版　1998年発行

ケアマネージメントやアセスメントについて

J. N. モリス、池上直己、他（編著）　池上直己（訳）
在宅ケアアセスメントマニュアル　厚生科学研究所　1996年発行

竹内孝仁（著）
TAKEUCHI実践ケア学　ケアマネジメント　医歯薬出版　1996年発行

白澤政和（編著）
ケアマネージャー　－養成テキストブック－　中央法規出版　1996年発行

竹内孝仁（著）
ケアマネージャー
－アセスメントとパッケージ　その組みかた－　医歯薬出版　1997年発行

日本看護協会（編集）　山崎摩耶、川村佐和子、他
介護保険とケアマネージャー
－養成研修テキスト－　日本看護協会出版界　1997年発行

日本訪問看護振興財団
日本版　在宅ケアにおけるアセスメントとケアプラン
－成人・高齢者用－　日本訪問看護振興財団　1997年発行

在宅療養者への訪問活動について

神奈川県衛生部健康普及課（編集）
訪問看護マニュアル　中央法規出版　1988年発行

山崎摩耶（著）
訪問看護ハンドブック
－100のQ＆A　第2版－　日本看護協会出版会　1995年発行

横田喜久恵、川越博美、宮崎和加子
訪問看護現場からのQ＆A　医学書院　1998年発行

訪問口腔ケア活動の基礎から具体的展開について

厚生省老人保健福祉局老人保健課（監修）
寝たきり者の口腔衛生指導マニュアル作成委員会（編集）
寝たきり者の口腔衛生指導マニュアル　新企画出版　1993年発行

愛知県歯科医師会、埼玉介護力強化病院研究会歯科部会（監修）
介護保険と口腔ケア　－基礎から実践まで－　口腔保健協会　1997年発行

日本歯科医師会・歯科の介護対応マニュアル作成検討会（編集）
介護保険制度と歯科　日本歯科医師会　1998年発行

口腔ケア方法の実際について

鈴木俊夫（監修）
口腔ケア実践マニュアル　日総研出版　1994年発行

国立大学歯学部看護部長会議（編集）
歯科看護ハンドブック　医学書院　1995年発行

施設口腔保健研究会、日本口腔疾患研究所（監修）
口腔ケアQ＆A
－口から始まるクオリティ・オブ・ライフ－　中央法規出版　1996年発行

J. グリフィス、S. ボイル（著）　福田廣志、豊島義博（訳）
「特別なニーズ」を持つ人々の　口腔ケアガイド
－高齢者・有病者・障害者のケアのために－　エイコー　1997年発行

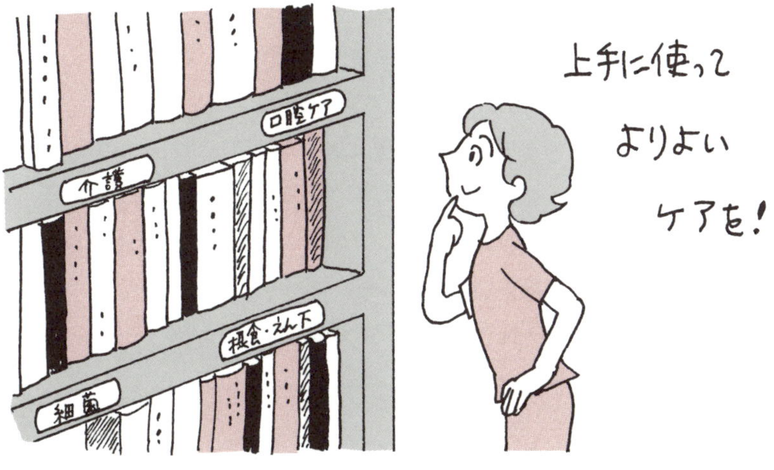

付録11

これは使える！
訪問歯科衛生指導必携帳票類

　訪問口腔ケアに関わるアセスメント内容や訪問記録、結果報告などの様式を整理しておくことは、もれを防ぎ頭を整理するなどケアの質にも関わる重要な問題だ。基本的な記録票の作り方は2－4に示したので、ここには神奈川県秦野保健福祉事務所版の具体例を示す（主に口腔ケア固有部分のみを掲載した）。このまま活用しても結構だが、これを参考に自分たちの現場にあった帳票類を作成しよう。

使用目的を明確にして　作ってみようオリジナル

帳票類も大事な口腔ケアグッズのひとつ。しっかり使いこなそう！

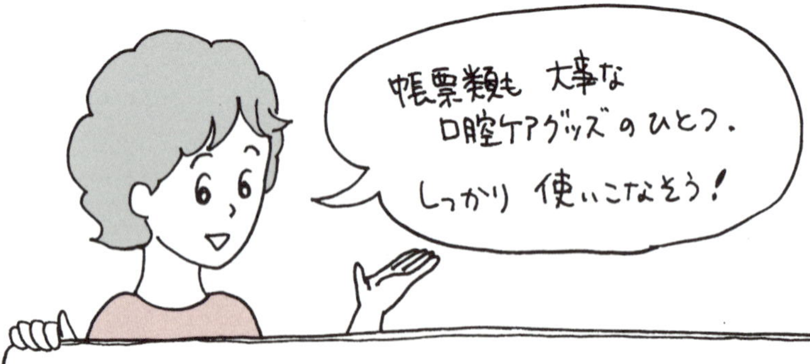

○口腔ケアニーズ・アセスメント票（一般用）　　（☞6-7）
○療養者口腔ケア診査結果票
○訪問口腔ケア・ケース検討用紙（基本方針用）　　（☞4-9）
○訪問口腔ケア・ケース検討要約票（問題検討用）　　（☞4-9）
○＜成人・高齢者＞口腔ケア用　アセスメント要約　　（☞4-13）
○訪問口腔ケア（歯科衛生士）要約　　（☞4-13）
○訪問口腔ケア指導記録票（初回・継続用）　　（☞2-4、6-8）

口腔ケアニーズ・アセスメント票（一般用）

アセスメント項目	チェックポイント	YES NO
Ⅰ **口腔清掃**	1歯や入れ歯を磨いていない 2食べかすや汚れが歯や入れ歯に大量についている 3舌が汚れている 4口臭が強い 5その他（　　　　　　　　　　　）	1□ □ 2□ □ 3□ □ 4□ □ 5□ □
Ⅱ **口腔粘膜**	1口内炎、口角炎がある（よくできる） 2歯磨き時に著しい出血がある 3歯ぐきや粘膜に痛み、腫れ、膿がある。 4食事中に口の中が「かわいている」と感じる 5その他（　　　　　　　　　　　）	1□ □ 2□ □ 3□ □ 4□ □ 5□ □
Ⅲ **歯**	1むし歯がある 2グラグラした歯がある 3歯に痛みがある 4噛むと歯や歯ぐきに痛みがある 5その他（　　　　　　　　　　　）	1□ □ 2□ □ 3□ □ 4□ □ 5□ □
Ⅳ **入れ歯**	1入れ歯をはずさない 2入れ歯がはずれやすい 3入れ歯があたって痛い部分がある 4入れ歯が壊れている 5入れ歯がないためによく噛めない	1□ □ 2□ □ 3□ □ 4□ □ 5□ □
Ⅴ **口腔清掃自立度**	1うがい　　　(0 自立,1 部分介助,2 全介助) 2歯磨き　　　(0 自立,1 部分介助,2 全介助) 3入れ歯の着脱　(0 自立,1 部分介助,2 全介助) 4入れ歯の清掃　(0 自立,1 部分介助,2 全介助)	(2,1,0) (2,1,0) (2,1,0) (2,1,0)
Ⅵ **食事会話等** **（口腔機能）**	1うまく噛むことができない 2飲み込み（嚥下）に困難がある 3むせ、丸飲み、食べこぼしなどが多い 4発音が不明瞭 5その他（　　　　　　　　　　　）	1□ □ 2□ □ 3□ □ 4□ □ 5□ □

＊ 右欄の　YES□側にチェックが入ったら、一度歯科で見てもらった方がよい。

（問い合わせ先）

療養者口腔ケア診査結果票

診査日　年　月　日

氏名	（男・女）	生年月日（M･T･S）　年　月　日	（　歳）

口腔状況（硬組織）

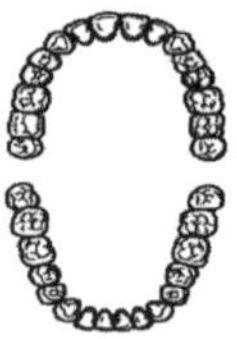

／現在歯
○処置歯
Cう歯
C4残根歯
×欠損
P補綴

口腔状況（軟組織）

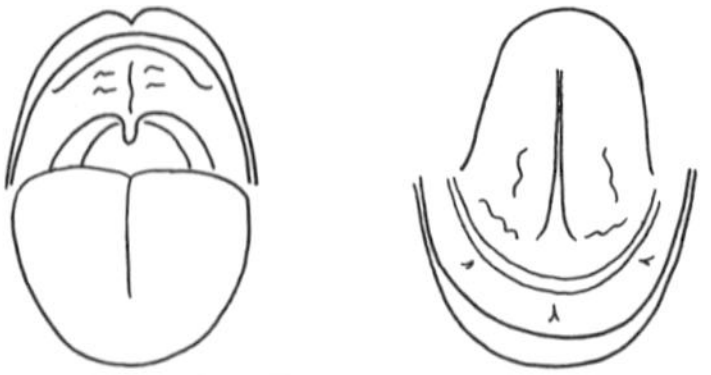

項目	問題内容	対処方法　＊下線部は個別指示で	コメント
歯の状態 義歯の状態 軟組織疾患 □問題なし	□咬合（右臼歯 ・ 前 ・ 左臼歯） □補綴物（不適合･破損･他） □動揺歯（部位　　） □歯周病歯（部位　　） □未処置歯（部位　　） □軟組織疾患（　　） □過敏 □その他（________） ＊問題：顕著な為害性の認められるもの	□補綴（　　） □即治療（　　） □精密検査（　　） □注意（要観察）______ （歯、歯周、粘膜、義歯、他） □<u>進行抑制処置</u>（歯冠、歯根） □<u>要特異予防</u> （フッ化物、抗菌剤、他） □脱感作 □その他（　　）	口腔衛生 ｹｱﾆｰｽﾞﾗﾝｸ （１２３４）
清掃自立度	歯磨き（a,b,c)、義歯着脱（a,b,c)、義歯清掃（a,b,c)、うがい（a,b,c)		
清掃状態 （歯牙・ 粘膜・義歯） □問題なし	□歯垢（＋＋）、□義歯垢（＋＋） □歯石（＋＋）、□義歯石（＋＋） □残渣（＋＋） □舌苔（＋＋）、□口臭（＋＋） □口腔乾燥 □その他（　　）	□歯牙清掃（誘導･介助･専門） □舌清掃（誘導･介助･専門） □義歯清掃（誘導･介助･専門） □<u>歯石除去</u> □抗菌剤 □<u>抗真菌剤</u> □分泌促進法（舌体操、ﾏｯｻｰｼﾞ） □その他（　　）	
臨床検査 □問題なし	□口腔細菌（ｶﾝｼﾞﾀﾞ） □唾液分泌 □開口度 □ＲＳＳＴ、水飲みテスト（　） □テストフード	□運動訓練（舌･口唇･顎） □筋訓練（ﾊﾞﾝｹﾞｰﾄﾞ法等）	口腔機能 ｹｱﾆｰｽﾞﾗﾝｸ （１２３４）
摂食嚥下 機能 □問題なし	□症状(むせ･咳･こぼし･流涎･丸飲) □捕食（口唇･顎固定･舌） □咀嚼（　　） □嚥下（口唇･顎･舌･異常嚥下） □自食行動（目･手･口） □その他（　　）	□嚥下促通 □アイスマッサージ □他訓練(発声･咳嗽･呼吸･____) □代償嚥下(うなずき･横向き) □自食訓練 □その他（　　）	
食環境 □問題なし	□姿勢改善（角度） □食卓･椅子（高さ） □介助法改善（声かけ,入れ方,一口量,リズム） □食器・食具（固形物･水分） □関係用具（________）	□その他（　　）	関連機能 □姿勢保持訓練 □呼吸訓練 □その他 （　　）
食内容 □問題なし	□不調和（主食） □不調和（副食） □不調和（水分） □その他（　　）	□主食検討（________） □副食検討（________） □増粘水分・栄養補助食品 □その他（　　）	
備考			

ｹｱﾆｰｽﾞﾗﾝｸ（１現状維持、２介護・看護職の日常口腔ケアの強化、３時々専門的口腔ケアが必要、４当分頻回の専門的ケアが必要）
口腔清掃自立度（ａ自立、ｂ一部介助、ｃ全介助）

訪問口腔ケア　ケース検討用紙（基本方針用）

年　月　日

氏名	年　月　日生（　　）歳	**原因疾患**		カルテ NO
家族介護の状況		**既往暦/現病歴/闘病経過**		

寝たきり度 ＡＤＬ 全身状況	
社会資源活用状況	

口腔ケア一要請状況（主訴・要請理由～介護者・療養者・他）

口腔内外の状況（口腔アセスメント結果）

☐　歯式

☐　口腔機能

☐　清掃状況

☐　口腔関連生活習慣等の状況

口腔ケアのねらいと実施計画（誰が、いつ、どの程度、どのように）

課題	ケア目標	何時・誰が	内容

実施経過

評価－ケアへの反応（変化・効果・満足度・修正）、現在の到達状況

残された課題・今後の方向性　（歯科衛生士の役割、歯科医療との連携）

ケース検討要約票（問題検討用）　＊（記入要領）　年　月　日

氏　名		**生年月日**　年　月　日（　歳）
問題発端	年　月　日 ＊問題を取り上げるきっかけとなった訴えなどの内容や事象	**ｹｰｽ種別**　（寝・難・痴・他＿＿＿） **カルテ**　NO
経緯	＊その問題や訴えに至った経緯	
関連 **基本情報**	その問題を考える基本的な情報 （住所地、家族構成、社会資源利用状況など）	
検討すべき問題の定義	<提案時> ＊誰にとっての、どんな種類、何が問題なのか？	<検討後> ＊検討メンバーで問題を共有してから再度定義し直した場合に記入。
主な **検討内容** **参加職種** 氏名 （　） （　） （　） （　） （　） （　） （　）	＊分析・可能性・個々のアセスメント結果 ＊抱えている課題・更に追加すべき情報収集内容など	
問題原因や **真のﾆｰｽﾞ**	＊分析の結果で見えてきた、訴えの背後にあるものや、予防的視点からｱﾌﾟﾛｰﾁすべき背景因子など	**地域ﾆｰｽﾞ** ＊問題を地域に潜在する社会的背景等の視点からとらえて浮かびあがるもの
対応計画 だれが なにを	＊主に定義した問題に対して、優先順位付けして 1 2 3 … （不足情報の収集も含む）	＊見直し評価計画（いつ頃、だれが）
その後の **経過/結果** （年月日）	実施状況とその効果 満足度・希望	今後対応

＊　詳細のケースの情報や検討記録等は別に添付する。

ケース検討要約票（問題検討用）

年　　月　　日

<table>
<tr><td>氏　名</td><td colspan="2"></td><td>生年月日</td><td colspan="2">年　　月　　日（　　歳）</td></tr>
<tr><td>問題発端</td><td colspan="3">年　　月　　日</td><td>ケース種別
カルテ</td><td>（寝・難・痴・他＿＿＿）
NO</td></tr>
<tr><td>経緯</td><td colspan="5"></td></tr>
<tr><td>関連
基本情報</td><td colspan="5"></td></tr>
<tr><td>検討すべき問題の定義</td><td colspan="2">＜提案時＞</td><td colspan="3">＜検討後＞</td></tr>
<tr><td>主な
検討内容

参加職種
氏名
(　　　)
(　　　)
(　　　)
(　　　)
(　　　)
(　　　)
(　　　)</td><td colspan="5"></td></tr>
<tr><td>問題原因や
真のﾆｰｽﾞ</td><td colspan="3"></td><td colspan="2">地域ﾆｰｽﾞ</td></tr>
<tr><td>対応計画
だれが
なにを</td><td colspan="5">＊見直し評価計画（　　　　　　）</td></tr>
<tr><td>その後の
経過/結果
（年月日）</td><td colspan="3">実施状況とその効果

満足度・希望</td><td colspan="2">今後対応</td></tr>
</table>

＊詳細のケースの情報や検討記録等は別に添付する。

<成人・高齢者>口腔ケア用　アセスメント要約

アセスメント実施日　平成　　年　　月　　日

患者	氏名 年　月　日生　（　　）歳	住所 電話　　（　　）
基本情報＊	病名／障害名（　　　　　　　）	医療機関（主治医名） 居宅介護支援事業者（ｹｱﾏﾈｰｼﾞｬｰ名）
	主介護者（　　　　間柄　　　　） 家族	寝たきり度　（J1 J2 A1 A2 B1 B2 C1 C2） 痴呆老人自立度（Ⅰ Ⅱ Ⅱa Ⅱb Ⅲ Ⅲb Ⅳ M） 要介護認定　（未 自 支 1 2 3 4 5） 社会ｻｰﾋﾞｽ利用状況（　　　　　　　）

主訴・問題点・課題

診査結果
(歯科医診査時のみ)

歯科医名

____

●口腔疾患状況

現在歯／,処置歯○, 動揺歯 m(123),
未処置歯C(軽度),C3(重度),C4(残根)
根面う蝕 W,楔状欠損 WSD,
歯石^^^,発赤腫脹 ((,補綴物P

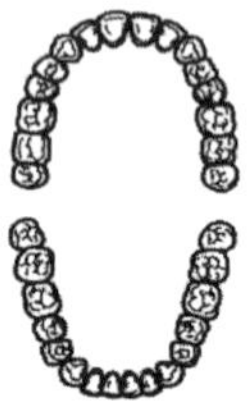

□開口（障害・拒否）
□義歯（不適合・要補綴）
□咬合異常（　　　　）
□歯周疾患（軽・重）
□口腔粘膜疾患（　　　　）
□顎関節異常（　　　　）
□その他の異常（　　　　）

口腔観察結果
＊問題項目は□にレ

●口腔衛生状況
□歯垢（＋＋）
□歯石（＋＋）
□食物残渣（＋＋）
□義歯の汚れ（＋＋）
□口臭（＋＋）
□舌苔（＋＋）

□口腔細菌（培養検査）
□唾液分泌（口腔乾燥）
□感覚異常（過敏・麻痺・他）
□ﾌﾞﾗｼﾝｸﾞ時出血（＋＋）

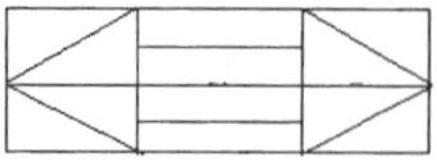

□口腔ケア拒否

●口腔清掃自立度（ＢＤＲ指標）
□B:**歯磨き**（a 全介助, b 一部介助, c 自立）
□ 習慣　本人　（週・日）___回
　　　　介助者（週・日）___回
□ 巧緻度（到達・把持・回転・振動・不）可
□ その他

□D:**義歯着脱**（a 全介助, b 一部介助, c 自立）
□ 習慣　本人　（週・日）___回
　　　　介助者（週・日）___回
□ その他

□R:**うがい**（a 全介助, b 一部介助, c 自立）

●口腔機能状況
□ **咀嚼機能面**

□ **摂食・嚥下機能面**
□症状（むせ,咳,こぼし,流涎,丸飲み）
□機能障害

□**食環境**(食具・姿勢)・**食内容**（機能調和）

依頼事項・特記事項

歯科医院　　観察　歯科衛生士名（　　　　　　）
TEL　　（　）　　　　／FAX　　（　）

訪問口腔ケア（歯科衛生士）要約

＿＿＿＿＿＿＿＿＿＿＿＿＿様

簡単に今までの口腔ケアの経過です。よろしく継続ケアをお願いします。

患者	氏名 年　月　日生　（　　）歳	住所 電話　　　（　　　）
基本情報＊	病名／障害名（　　　　　　　　　　）	医療機関（主治医） 介護支援事業者（ｹｱﾏﾈ名）
	主介護者（　　　　　　間柄　　　　） 家族	寝たきり度　（J1 J2 A1 A2 B1 B2 C1 C2） 痴呆老人自立度（Ⅰ Ⅱ Ⅱa Ⅱb Ⅲ Ⅲb Ⅳ M） 要介護認定　（未 自 支 1 2 3 4 5） 社会ｻｰﾋﾞｽ利用状況（　　　　　　　　　　）
口腔ケア	**主訴・問題点・課題**	
	経過	
	口腔内状況 **●口腔衛生状況** **●口腔疾患** 硬組織 軟組織	**●口腔清掃自立度**（ＢＤＲ指標） B:歯磨き　（a 全介助, b 一部介助, c 自立） D:義歯着脱（a 全介助, b 一部介助, c 自立） R:うがい　（a 全介助, b 一部介助, c 自立） その他 **●口腔機能** 咀嚼 嚥下 言語

口腔ケアの計画と現状	**ケア項目・目標**	**現状**	**問題点**

依頼事項・特記事項

記入年月日 年　月　日	歯科医院　TEL　（　） 記入者（　　　　　　　　）

＊詳細は別紙

訪問口腔ケア指導記録票（初回用）　カルテNO＿＿＿＿　氏名（　　　　　　　　　　）

実施日	年　月　日 所要時間＿分（　：　～：　）	**歯科衛生士名**	
訪問状況	初回・再開・他（　　）　前回＿年＿月＿日	**同行者名（職種）**	

基本ﾁｪｯｸ項目		判定内容	その他・備考
1 健康状態		A 安 定 ・ B 不 安 定 ・ C 悪 化	
	発熱？――平熱(　)度,	ほとんどなし，時々（約　日／月・週）	
	意識	Aあり　・　B不安定　・　C意志疎通不可	
2 口腔内状況	**歯垢**	ーなし，±わずか，+歯面 1/3 以下，++歯面 1/3 以上	【歯垢、歯石】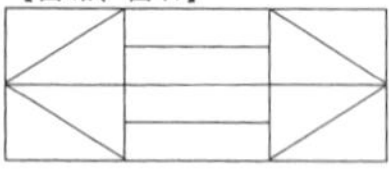
	歯石	ーなし，±わずか，+歯面 1/3 以下，++歯面 1/3 以上	
	食物残渣	ーなし，±わずか，+歯面 1/3 以下，++歯面 1/3 以上	
	出血	一定圧のﾌﾞﾗｯｼﾝｸﾞ後(150g 以下)の出血部位	
	口臭	ーなし，　±わずか，　+顕著（　　　）	【出血】ﾌﾞﾗｯｼﾝｸﾞ後の出血部位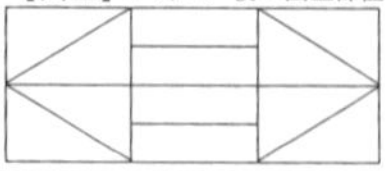
	舌苔	ーなし，　±わずか，　+顕著（色：　　）	
	硬組織	（無 ・ 有＿＿＿＿＿）部位 ――――┼――――	
	軟組織	（無 ・ 有＿＿＿＿＿）部位	
3 清掃習慣	**頻度(習慣)**	ほとんど無、　毎(日・週)＿＿回	
	時間・程度	ざっと 1,2 分・念入りに(　　)分程度＊補助具（　　　　　）	

＊介護不足＝質的な不足は問わない。

	項目	a 自立	b 一部介助	c 全介助	介護不足
自立度	**B 歯磨き**	ほぼ自分で磨く	部分的には自分で磨く	自分で磨かない	（無 ・ 有）
	D 義歯着脱	自分で着脱する	外すか、入れるかする	自分では着脱しない	（無 ・ 有）
	義歯清掃	ほぼ自分で清掃	部分的には自分で清掃	自分で清掃しない	（無 ・ 有）
	R うがい	ブクブクうがいをする	口に含む程度はする	口に含むこともできない	（無 ・ 有）
自発性		進んで実施（被介助）	促され実施（被介助）	自発性はない（拒否的）	（無 ・ 有）

			その他・備考
4 義歯（有・無）	**付着物**	ーなし，±わずか，+歯面 1/3 以下，++歯面 1/3 以上	
	沈着物	ーなし，±わずか，+歯面 1/3 以下，++歯面 1/3 以上	
5 口腔機能	**開口**	（　）横指、　開口維持（可、短時間、不可）	
	捕食・咀嚼	無 ・ 有（口唇閉鎖・顎固定・舌運動・臼磨・他）	
	嚥下機能	RSST(　　)回/30 秒	
	発音・表情	無 ・ 有（不明瞭＿＿＿・片麻痺・不随意運動・他＿＿＿＿）	
6 食事の状況	**食内容**	機能との不調和（主食、副食、水分）	
	姿勢	食卓(良／高・低)，角度不良(なし／体幹・頚部・股・膝)	
	症状＊	無 ・ 有（むせ，咳，こぼし，流涎，丸飲み，他）	
	所要時間	約（　　）分	

口腔内所見

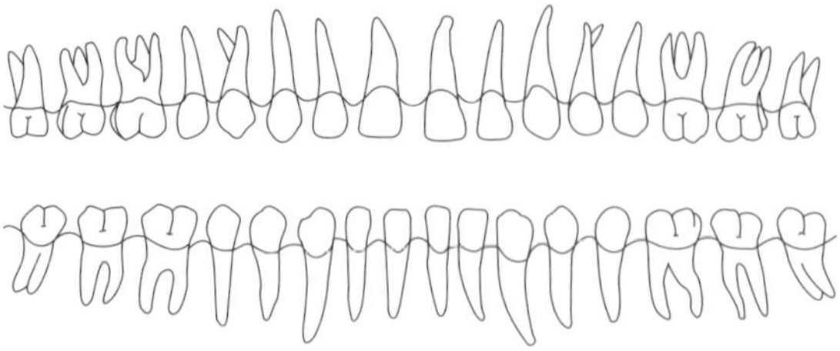
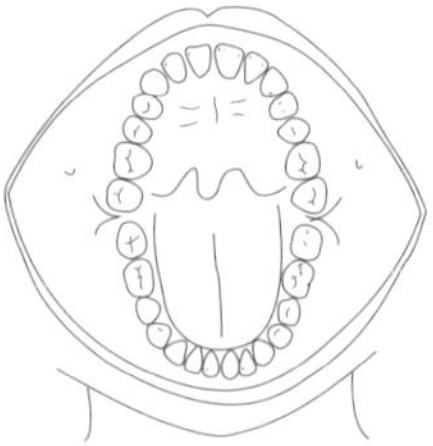

訪問口腔ケア指導記録票（継続）　カルテNO＿＿＿　氏名（　　　　　　　）

実施日	年　月　日 所要時間__分(　:　〜　:　)	歯科衛生士名	
訪問状況	再開・臨時・継続(　回目) 前回　年　月　日	同行者名（職種）	

基本ﾁｪｯｸ項目		評価 (前回との比較)	状況・所見 ＊解決要因・ｹｱ課題	指導援助内容 #今後の方針
1 健康状態 （A安定・B不安定・C悪化）		A・B・C		
	発熱日数	(↗・→・↘)		
	意識	(A・B・C)		
2 口腔内状況	歯垢	(−±+卄)		
	歯石	(−±+卄)		
	食物残渣	(−±+卄)		
	出血	(−±+卄)		
	口臭	(−±+卄)		
	舌苔	(−±+卄)		
	硬・軟組織	(無・有＿＿＿)		
3 清掃習慣	自立度	(↗・→・↘)		
	頻度・時間	(↗・→・↘)		
4 義歯の状況	付着・沈着	(−±+卄)		
5 口腔機能	開口	(↗・→・↘)		
	捕・咀・嚥	(↗・→・↘)		
6 食事の状況 ＊（むせ,咳,こぼし,流涎,丸飲み）	食内容	(↗・→・↘)		
	姿勢	(↗・→・↘)		
	症状＊,時間	(↗・→・↘)		

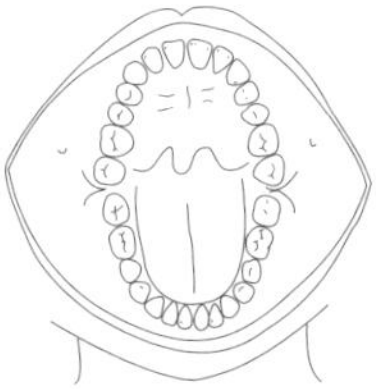

実施日	年　月　日 所要時間__分(　:　〜　:　)	歯科衛生士名	
訪問状況	再開・臨時・継続(　回目) 前回　年　月　日	同行者名（職種）	

基本ﾁｪｯｸ項目		評価 (前回との比較)	状況・所見 ＊解決要因・ｹｱ課題	指導援助内容 #今後の方針
1 健康状態 （A安定・B不安定・C悪化）		A・B・C		
	発熱日数	(↗・→・↘)		
	意識	(A・B・C)		
2 口腔内状況	歯垢	(−±+卄)		
	歯石	(−±+卄)		
	食物残渣	(−±+卄)		
	出血	(−±+卄)		
	口臭	(−±+卄)		
	舌苔	(−±+卄)		
	硬・軟組織	(無・有＿＿＿)		
3 清掃習慣	自立度	(↗・→・↘)		
	頻度・時間	(↗・→・↘)		
4 義歯の状況	付着・沈着	(−±+卄)		
5 口腔機能	開口	(↗・→・↘)		
	捕・咀・嚥	(↗・→・↘)		
6 食事の状況 ＊（むせ,咳,こぼし,流涎,丸飲み）	食内容	(↗・→・↘)		
	姿勢	(↗・→・↘)		
	症状＊,時間	(↗・→・↘)		

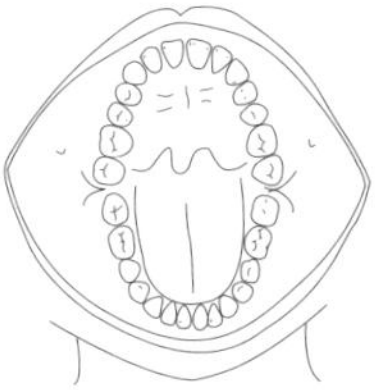

関係機関・施設名		担当者名	
電話番号	(　　)	FAX 番号	(　　)
携帯電話	(　　)	e-mail	
メモ			
関係機関・施設名		担当者名	
電話番号	(　　)	FAX 番号	(　　)
携帯電話	(　　)	e-mail	
メモ			
関係機関・施設名		担当者名	
電話番号	(　　)	FAX 番号	(　　)
携帯電話	(　　)	e-mail	
メモ			
関係機関・施設名		担当者名	
電話番号	(　　)	FAX 番号	(　　)
携帯電話	(　　)	e-mail	
メモ			
関係機関・施設名		担当者名	
電話番号	(　　)	FAX 番号	(　　)
携帯電話	(　　)	e-mail	
メモ			
関係機関・施設名		担当者名	
電話番号	(　　)	FAX 番号	(　　)
携帯電話	(　　)	e-mail	
メモ			
関係機関・施設名		担当者名	
電話番号	(　　)	FAX 番号	(　　)
携帯電話	(　　)	e-mail	
メモ			
関係機関・施設名		担当者名	
電話番号	(　　)	FAX 番号	(　　)
携帯電話	(　　)	e-mail	
メモ			

関係機関・施設名　担当者名
電話番号　（　）　FAX 番号　（　）
携帯電話　（　）　e-mail
メモ

関係機関・施設名　担当者名
電話番号　（　）　FAX 番号　（　）
携帯電話　（　）　e-mail
メモ

関係機関・施設名　担当者名
電話番号　（　）　FAX 番号　（　）
携帯電話　（　）　e-mail
メモ

関係機関・施設名　担当者名
電話番号　（　）　FAX 番号　（　）
携帯電話　（　）　e-mail
メモ

関係機関・施設名　担当者名
電話番号　（　）　FAX 番号　（　）
携帯電話　（　）　e-mail
メモ

関係機関・施設名　担当者名
電話番号　（　）　FAX 番号　（　）
携帯電話　（　）　e-mail
メモ

関係機関・施設名　担当者名
電話番号　（　）　FAX 番号　（　）
携帯電話　（　）　e-mail
メモ

関係機関・施設名　担当者名
電話番号　（　）　FAX 番号　（　）
携帯電話　（　）　e-mail
メモ

監修および執筆者略歴

高江洲義矩（たかえすよしのり）

１９６２年　東京歯科大学卒業
１９６６年　東京歯科大学大学院修了、歯学博士受領
１９６６年　東京歯科大学衛生学講座・講師
１９６９年　Forsyth Dental Center 研究員（U.S.A.）
１９７２年　東京歯科大学衛生学講座・助教授
１９７４年　岩手医科大学歯学部口腔衛生学講座・教授
１９８０年　東京歯科大学口腔衛生学講座・教授
１９９１年　東京歯科大学衛生学講座・教授

【主な著書】
「新衛生学・公衆衛生学」（共著、医歯薬出版）
「寝たきり者の口腔衛生指導マニュアル」（共著、新企画出版）
「唾液の科学」（共訳、一世出版）など

北原　稔（きたはらみのる）

１９７９年　東京医科歯科大学歯学部卒業
１９７９—９６年　同大学歯学部研究科（予防歯科学）、歯学博士受領
１９７９—８６年　神奈川県藤沢保健所勤務
１９８６—９０年　同県茅ヶ崎保健所勤務
１９８５—８７年　同県衛生部保健予防課、健康普及課兼務
１９９０—９５年　同県相模原保健所勤務
１９８９—９３年　鶴見大学女子短期大学部・非常勤講師
１９９５—９７年　神奈川県厚木保健所勤務
１９９４年　—　東京医科歯科大学歯学部附属歯科衛生士学校・非常勤講師
１９９７年　—　神奈川県秦野保健福祉事務所保健福祉課勤務

【主な著書】
「老人保健法に基づく歯の健康相談・健康教育の担当者となったら」（共著、日本歯科評論社）
「寝たきり者の口腔衛生指導マニュアル」（共著、新企画出版）、
「歯科衛生士による訪問歯科保健指導ガイドブック」（共著、医歯薬出版）など

白田チヨ（はくたちよ）

１９７２年　東京医科歯科大学歯学部附属歯科衛生士学校卒業
１９７２－７４年　企業診療所勤務
１９７４—７８年　東京医科歯科大学歯学部歯科保存学第２講座
１９７８—８６年　中野区中野北保健所勤務
１９８６—９３年　同区鷺宮保健相談所勤務
１９９３年　—　同区南部保健相談所勤務

【主な著書】
「老人保健法に基づく歯の健康相談・健康教育の担当者となったら」（共著、日本歯科評論社）
＜ごぞんじですか＞（デンタルハイジーン）、＜健康教育はアイデア次第＞（歯科衛生士）など雑誌連載多数

長島聡美（ながしまさとみ）

１９８４年　東京医科歯科大学歯学部附属歯科衛生士学校卒業
１９８４—９０年　神奈川県茅ヶ崎保健所勤務
１９９０—９７年　同県三崎保健所勤務
１９９７年　—　同県平塚保健福祉事務所勤務

茶山裕子（ちゃやまひろこ）

１９８０年　東京医科歯科大学歯学部附属歯科衛生士学校卒業
個人開業医勤務を経て、
１９８６—９４年　東京都老人医療センター歯科口腔外科勤務
１９９４年　—　中野区勤務　訪問歯科衛生士（非常勤）

植田耕一郎（うえだこういちろう）
１９８３年　日本大学歯学部卒業
１９８３年　日本大学大学院歯学研究科入学（歯科臨床系補綴学専攻）
１９８７年　日本大学大学院歯学研究科修了、歯学博士学位取得
１９８７年　日本大学歯学部補綴学教室歯学部・助手
１９９０年　東京都リハビリテーション病院歯科・医員
１９９９年　新潟大学歯学部加齢歯科学講座・助教授

現在、日本摂食・嚥下リハビリテーション学会監事、評議員および日本障害者歯科学会学術委員

【主な著書】
「脳卒中患者の口腔ケア」（医歯薬出版）、「高齢者に対するリハビリテーション歯科医療について」（共著、老年歯科医学雑誌）他多数

井下英二（いのしたえいじ）
１９８０年　大阪大学歯学部卒業
１９８０年　大阪大学歯学部予防歯科学講座・助手
１９８８年　歯学博士学位取得（大阪大学）
１９８９年　労働衛生コンサルタント試験合格
１９９３年　大阪大学歯学部を講師にて退官
１９９３年　滋賀県健康福祉部健康対策課・副参事

現在、滋賀県健康福祉部健康対策課・副参事、滋賀県教育委員会保健体育課（併）、滋賀県大津健康福祉センター技術専門員（兼）、大阪大学非常勤講師、滋賀医科大学非常勤講師、日本口腔衛生学会評議医員、滋賀県介護支援専門員指導者

石山直欣（いしやまなおよし）
１９８２年　東北歯科大学卒業
１９８２—８６年　東北歯科大学病理学教室・助手
１９８７年　東京都老人医療センター・歯科口腔外科